BARBARA BERGMANN

WILDKRÄUTER BUCH

Mit der Kraft der Natur Alltagsleiden natürlich lindern und ganzheitliche Gesundheit erlangen

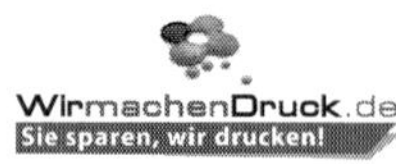

Email: info@edition-jt.de
www.edition-jt.de

JT Handels UG
Berumer Str. 44
26844 Jemgum

Inhalt

Die heilende Kraft der Natur

Es ist eine große Freude, zu sehen, wie viele Menschen sich wieder rückbesinnen und den Wert der Natur zu schätzen wissen und sie achten. Die heilenden Kräfte der Kräuter werden seit Urzeiten weltweit erfolgreich zur Behandlung von Krankheiten und zur Förderung der Gesundheit eingesetzt. Und auch die Volksmedizin will und kann nicht auf sie verzichten.

Ihre Entscheidung, mit Hilfe dieses umfangreichen Ratgebers Ihr Wissen über Wildkräuter und Wildpflanzen noch intensiver zu erweitern, zeigt, dass auch Sie Ihre Gesundheit und damit Ihr ganzes Leben bewusst in die Hand nehmen und Ihren Lebensstil ausgewogen gestalten.

Mithilfe der hier aufgeführten Informationen werden Sie in der Lage sein, bei Ihren Aufenthalten im Freien die wundervollen Kräuter zu erkennen und ihre wirksamen Inhaltsstoffe auf natürlichem Wege nutzen zu können. Zudem erfahren Sie Spannendes und Wissenswertes zu den Einsatzmöglichkeiten und der Verarbeitung dieser Wildkräuter.

Sollten Sie bereits dem Gärtnern nachgehen und sich selbst versorgen wollen, erwartet Sie in diesem Ratgeber ein Kapitel, in dem Sie erfahren, wie Sie Ihr ganz persönliches Wildkräuter-Beet einfach und sicher anbauen und davon profitieren können.

Aber auch die kulinarischen Eindrücke und Erfahrungen werden nicht außer Acht gelassen und so finden Sie einige wundervolle Rezeptideen im Zusammenhang mit den Wildkräutern, die Sie auch in Ihren Alltag integrieren können.

Die Welt der Wildkräuter

Kennen Sie das Gefühl? Es ist ein herrlich sonniger, lichtvoller Tag und es zieht Sie förmlich nach draußen in die Natur? Nichts kann Sie aufhalten und Sie wandeln gedankenversunken mit behutsamen Schritten, vielleicht sogar barfuß, durch das taufrische Gras und streichen sanft über die Gräser, die Ihre Hände berühren ...

Der Zauber, der der Natur innewohnt, begleitet die Menschheit seit Anbeginn ihres Lebens und lässt uns – mal bewusst, mal weniger bewusst – auf mannigfaltige Weise staunen. Dabei sind es oftmals nicht einmal die großen Dinge, die unsere Herzen und Sinne berühren. Es sind die kleinen, auf den ersten Blick vielleicht sogar unscheinbaren Begegnungen und Erlebnisse, bei denen wir uns frei und lebendig fühlen und die einen bleibenden Eindruck hinterlassen.

Das zarte Blau der Gundermann-Blüte, der betäubende Duft von Jasmin oder den Lindenbäumen, die strahlende Farbe der Ringelblumen oder der beruhigende, fast zeitlose Moment während eines Spaziergangs im Schatten eines tiefgrünen Kiefernhains, selbst das leise Plätschern eines kleinen Baches lädt Sie sanft ein, innezuhalten und den Moment zu genießen.

Ein jeder Spaziergang bringt Ihnen wieder ein wenig mehr Freiheit in Ihr Leben und wer achtsam die Natur auf sich wirken lässt, wird womöglich jedes Mal etwas Neues entdecken.

Ihre Augen wandern über den weichen Boden der Wiesen und schweifen umher, auf der Suche nach Wildkräutern, die Sie im Laufe der Zeit zu schätzen gelernt haben.

Sie kennen sich gar nicht so gut aus mit all den Pflanzen? Keine Sorge, mit diesem Ratgeber nehmen wir Sie an die Hand und gehen gemeinsam ein Stück des Weges. Öffnen Sie sich für den Zauber, der den Kräutern innewohnt, und lassen Sie uns – Schritt für Schritt – all die Möglichkeiten erkunden, die sie für Sie bereithalten.

Bevor wir uns jedoch den einzelnen Pflanzen zuwenden und uns den Perspektiven widmen, die sie uns offerieren, werfen wir einen kurzen Blick auf ihre Geschichte.

Bedeutung und Historik

Wildkräuter sind, wie der Name bereits verrät, wild wachsende Kräuter, die nicht von Menschen gezüchtet wurden, sondern ein Geschenk von Mutter Natur sind. Bedauerlicherweise hat der Beiname „Kraut" selbst in den mitteleuropäischen Ländern einen negativen Beigeschmack und wird immer noch mit dem unliebsamen Unkraut gleichgesetzt, da dieses Kulturpflanzen möglicherweise bedrängt oder sogar unterdrücken kann. Dabei eröffnet das Wildkraut (bei Naturgartenfans auch bekannt als „Beikraut") nicht nur eine abwechslungsreiche Ergänzung in den Getränken (wie Smoothies) und Speisen (Küchenkräuter und Wildgemüse), es trägt auch oftmals starke Heilkräfte in sich, auf die in diesem Buch zu einem späteren Zeitpunkt ebenfalls eingegangen wird.

Diese ursprünglichen Wildpflanzen spielen eine wichtige Rolle innerhalb des Ökosystems. Entstanden durch die natürliche fortwährende evolutionäre Entwicklung, bieten sie einen Lebensraum oder Zufluchtsort, dienen als Nahrungsquelle für viele pflanzliche sowie tierische Lebewesen und begünstigen sich gegenseitig. Selbst die Kulturpflanzen, bei denen die Menschen in die Entwicklung der Pflanze eingegriffen haben, stammen von ihren wilden Vorfahren ab. Sicher, durch manchen Eingriff in die Natur entstanden im Laufe der Jahrhunderte eine Vielzahl neuer Sorten, die unter Umständen auch farbenfroher und schmackhafter sein können als ihre Ahnen, doch die ursprünglichen, wilden Pflanzen wissen sich auf natürliche Weise besser gegen mögliche Krankheiten und Schädlinge zu wehren als die „kultivierten" Nachfahren. Auch dem derzeitigen Klima und den oft heftigen Temperaturschwankungen von -30 bis +45 Grad Celsius wissen sie zu trotzen. Sie passen sich immer wieder den hiesigen Wetterphänomenen an und überleben in der freien Natur weitaus länger als ihre Brüder und Schwestern in unseren heimischen Gärten.

Begleitet wurden die Wildpflanzen während der Evolution von vielen Insekten, Vögeln und Säugetieren. Der Boden und das Klima veränderten sich ebenfalls und so durfte sich die Pflanzen- und Tierwelt immer wieder neu den Gegebenheiten anpassen. Wussten Sie zum Beispiel, dass Schmetterlinge ganz bestimmte Pflanzen bevorzugen, die sich ihrerseits vollendet an diese fröhlichen Falter angepasst haben, damit die Bestäubung möglichst einwandfrei vonstattengehen kann?

Wildpflanzen stehen in besonders enger Verbindung zueinander und warnen andere Pflanzen vor Fressfeinden. Sie sind durch sekundäre Pflanzenstoffe in der Lage, Nützlinge herbeizurufen, und lassen sowohl ihre Blüten als auch ihre Düfte sprechen, um potentielle Bestäuber anzulocken. Zudem kommunizieren Pflanzen über spezielle Botenstoffe miteinander. Ein gutes Beispiel hierfür ist der Baldrian (Valeriana officinalis). Während die menschliche Nase auf seinen charakteristischen Geruch eher missachtend und rümpfend reagiert, wirkt der Duft für Schmetterlinge geradezu betörend und lockt diese zur Bestäubung an.

Alles in allem sind Wildpflanzen ein wichtiger Teil unseres Lebens und sollten vermehrt auch Einzug in unsere Gärten finden. Nicht nur die Bienen werden es Ihnen danken. Auch für unsere eigene Ernährung spielen gerade Wildkräuter eine immer größere Rolle. Während ein Teil der Menschen aus lauter Freude an der Natur besonders im Frühjahr regelmäßig unterwegs ist, um sich aus Gänseblümchen und Löwenzahn einen knackigen Salat anzufertigen oder aus Bärlauch, Brennnesseln, Giersch und Co. eine schmackhafte Suppe zu kochen, setzen andere ein besonderes Augenmerk auf die heilerischen Fähigkeiten ebendieser Pflanze. Doch soll an dieser Stelle noch nicht zu viel verraten werden. Alles kommt zu seiner Zeit und im richtigen Augenblick.

Die Historie der Wildkräuter begann tatsächlich schon mit der Menschheit selbst, boten sie ihnen doch die notwendige Nahrung und Würze. Spannenderweise wurden hierzu Schriften gefunden, die noch aus der Zeit der Sumerer stammten (ca. 5.000 vor Christus). Etwas später, im alten Ägypten (ca.

4.000 v. Chr.), war es Usus, die Toten mit Mischungen aus speziellen Kräutern einzubalsamieren.

Hippokrates, geboren um 460 v. Chr. auf Kos und verstorben 377 v. Chr. in Larisa, Thessalien, war ein griechischer Arzt und Lehrer, der sich ebenfalls eingehend mit der Verwendung von wilden Heilkräutern befasste. Er war Begründer der wissenschaftlich orientierten Medizin und wurde unter anderem bekannt als Erfinder der Viersäftelehre und wegen des Arztgelöbnisses „Eid des Hippokrates". Dieser Schwur gilt als erste grundlegende Formulierung einer ärztlichen Ethik und wird in der Regel von all jenen Menschen geleistet, die als Arzt tätig werden wollen. Damit verpflichten sie sich zur Verschwiegenheit über all das, was sie über ihre Patienten erfahren, und respektieren deren Autonomie. Weiter verpflichten sie sich dazu, ihr medizinisches Wissen zum Wohle der Patienten und zur Förderung der Gesundheitsversorgung zu teilen und für ihre eigene Gesundheit und ihr Wohlbefinden Sorge zu tragen, um eine Pflege ihrer Patienten auf höchstem Niveau gewährleisten zu können.

Übrigens waren es auch die Griechen, die ihren Göttern bestimmte Kräuter widmeten. So verband man die schöne Aphrodite beispielsweise mit Majoran, Rosmarin und Thymian.

In der Blütezeit der Traditionellen Chinesischen Medizin (206 v. Chr. bis 220 n. Chr.) wurden dann nachweislich die ersten Kräuteralmanache verfasst, die nicht nur die Wirkung eines jeden Krautes festhielten, sondern auch Angaben machten zum Anbau und der Ernte dieser Kräuter.

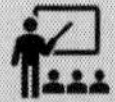

Exkurs: Traditionelle Chinesische Medizin
Die Traditionelle Chinesische Medizin (kurz TCM) hat, wie der Name bereits verrät, seinen Ursprung in China und ist ein Heilverfahren, das in der Alternativmedizin verwendet wird. Die TCM betrachtet den Patienten ganzheitlich. Sie sucht und behandelt den jeweiligen Ursprung der Erkrankung nicht nur im Körper, sondern auch im Geist.

Dank der mittelalterlichen Klostergärten (ca. 500 n. Chr.) wurde das Wissen über die Wildpflanzen und hier vor allem über die Heilkräuter weiter gepflegt, gefördert und verbreitet. Einige der Kräuter schafften es sogar, aufgrund ihrer hilfreichen Eigenschaften als Zahlungsmittel anerkannt zu werden. Langsam hielten sie dann später auch Einzug in die kräuterkundigen Apotheken und jeder Haushalt, der über einen eigenen Garten verfügte, erfreute sich nicht nur der selbst gesäten Pflanzen, sondern auch der Wildkräuter, die ihren Raum dort einnahmen. Im Laufe der Zeit gerieten sie immer mehr in den Hintergrund.

Erst in den 1980er Jahren erlangten Wildkräuter wieder mehr und mehr an Bedeutung, die Menschen legten vermehrt Wert auf ihre Umwelt, sehnten sich (zurück) nach einer Zeit, in der sie autark und frei Leben konnten, und ernährten sich immer seltener von Fleisch. Mittlerweile sind Vegetarier und Veganer auf dem Vormarsch. Mit der sich immer weiter entwickelten Lebenseinstellung kam es dann 1992 zu der sogenannten „Slow-Food-Bewegung" und heutzutage sind pflanzliche Nahrung und die beliebten Wildkräuter-Smoothies aus fast keiner Küche mehr wegzudenken. Nicht zuletzt verfügen Wildkräuter über eine enorme Geschmacksvielfalt. Sie schmecken normalerweise auch intensiver als gezüchtete Pflanzen und werden alleine aus diesem Grund als große Bereicherung empfunden.

Definition: Slow Food
Der Begriff „Slow Food" stammt aus dem Englischen und bedeutet so viel wie „langsam Essen". Er steht für ein bewusstes, genussvolles, regionales Essen und wird als Gegenbewegung zu dem globalisierten „Fast Food" (Schnellimbiss) bezeichnet.

Im Kapitel „Glossar botanischer Begriffe" finden Sie am Ende des Buches Erläuterungen zu den wichtigsten botanischen Fachausdrücken und ihrer Bedeutung, die hier noch im Laufe des Buches erwähnt werden.

Pflanzenkraft – Lebensenergie in Reinform

Wenn Sie zu Beginn dieses Buches dem kleinen Spaziergang aufmerksam und mit allen Sinnen gefolgt sind, werden Sie vermutlich gespürt haben, dass allein schon der Gedanke oder die Erinnerung an die herrliche Natur bei Ihnen ein wohliges Gefühl ausgelöst hat. Die Kraft der Pflanzen hat auf uns eine magische Anziehung und etwas in unserem Körper erinnert sich daran, wie wir im Kindesalter all das Leben da draußen begeistert in uns aufsogen und bereits ein Maikäfer auf einem Gänseblümchen uns regelrecht entzücken konnte. Auch wenn wir damals vielleicht noch nicht wussten, welche heilende Energie von all den Pflanzen ausgeht, so ahnte doch unser Herz, dass wir mit all diesem Leben aufs Tiefste verbunden sind.

Nach all den Anspannungen und Herausforderungen unseres bisherigen Lebens sehnen sich viele Menschen danach, sich wieder mit allem, was ist, zu verbinden. Selbst wenn der Spaziergang an einem sonnigen Nachmittag in den späteren Jahren eher verpönt war, so zieht es sie heute immer mehr zurück in die Natur. Menschen, die derart mit der Natur verbunden sind, schätzen die Blumen, Bäume und Gräser und genießen den Frieden um sich herum. Es ist wie ein heilsames Bad, das uns umhüllt und uns zudem tatsächlich gesundheitliche Vorteile bringt. Die Luft ist – im Vergleich zu den Städten – rein, das Singen der Vögel ist Musik für die Seele und das Wasser in den Bächen ist eine Gaumenfreude. Selbst wenn wir uns nur ins Gras legen und unsere Augen den kleinen weißen Wolken am strahlend blauen Himmel folgen, hat dies, therapeutisch gesehen, schon wertvolle Effekte auf uns. Die Natur ermöglicht uns, von dem Stress und Trubel, der uns im Alltag umgibt, loszulassen und uns von unserer geistigen Erschöpfung zu erholen. Unser emotionales Wohlbefinden wird gestärkt und die Bewegung an der frischen Luft unterstützt und verbessert zudem unsere körperliche Gesundheit und Fitness.

Nachfolgend finden Sie eine Übersicht, welche positiven Auswirkungen unsere Verbindung zur Natur auf unsere physische und psychische Gesundheit bietet:

Erhaltung und Stärkung des Wohlbefindens

Die Verbindung zur Natur wirkt sich positiv auf unsere Gemütsverfassung aus, mentaler Stress wird reduziert, unsere Konzentrationsfähigkeit und die Selbstdisziplin werden gefördert. Mögliche Gemütsschwankungen werden gemindert und Nervosität weicht einer inneren Ruhe und Entspannung. Des Weiteren verbessert die frische Luft spürbar Ihre Laune und Sie fühlen sich ausgeglichener und glücklicher.

Regulierung der Herzfrequenz, des Blutdrucks und des Cortisolspiegels

Verschiedene Studien haben gezeigt, dass der Aufenthalt in der Natur dazu führen kann, dass die dort empfundene Entspannung dazu beiträgt, dass der Blutdruck gesenkt und das Risiko einer Typ-2-Diabetes-Erkrankung vermindert wird. Abgesehen von der Stärkung des Herz-Kreislauf-Systems beruhigt die erholsame Zeit im Grünen zusätzlich das zentrale Nervensystem.

Stärkung unseres Immunsystems

Die Verbindung zur Natur wirkt auf uns wie ein Energieverstärker. Wir sind weniger anfällig für Krankheiten und unsere Atemwege erholen sich zunehmend an der frischen Luft. Auch muskuläre Leiden können bei einem entspannten Spaziergang gemindert oder sogar verhindert werden.

Die Natur als Mittel gegen seelische Unruhe und Depressionen

Wie bereits erwähnt, verringert der Aufenthalt in der Natur den Ausstoß des Stresshormons Cortisol in unserem Blut. Dadurch wird einer inneren Unruhe entgegengewirkt und unser Gemütszustand wird merklich verbessert. Übrigens hat eine Studie der Universität Michigan herausgefunden, dass bei Menschen mit Depressionen ein Aufenthalt in der Natur deren kognitive Fähigkeiten sowie ihr Selbstwertgefühl nachhaltig verbessert hat. Zusätzlicher Sport unter freiem Himmel verstärkte dieses Resultat noch. Ein dankbarer Nebeneffekt war und ist die Förderung der Schlafqualität.

Lebenserwartung steigern

Nachweislich haben Menschen, die sich in der Natur aufhalten, eine höhere Lebenserwartung, da eine „grüne Lunge", wie innerstädtische Grünflächen und Parks gern bezeichnet werden, dank des hohen Sauerstoffgehalts das Sterberisiko merklich verringert.

Stressreduzierung

Während eines Spazierganges, einer Wanderung oder eines Laufes in der freien Natur spenden uns die Bäume Schatten und ermöglichen einen Ausgleich der Temperatur. Mögliche Lärmbelästigungen sind reduziert, da die umliegenden Pflanzen die Geräusche der Straßen absorbieren. Wir sind schädlichen Stoffen in der Luft weniger ausgesetzt und werden mit frischem Sauerstoff versorgt. All dies wirkt sich positiv auf unser Stressempfinden aus.

Der Spaziergang als Lehrstunde und Chance zur Weiterentwicklung

Der Begriff „Weiterentwicklung“ mag Sie zunächst ein wenig irritieren, doch wenn Sie gleich erfahren, was eine Studie herausfand, die in der international einflussreichen wissenschaftlichen Fachzeitung „Journal of Personality and Social Psychology“ (Fachzeitschrift im Bereich der Persönlichkeitspsychologie und Sozialpsychologie) veröffentlicht wurde, verstehen Sie, welche positiven Auswirkungen unser Umgang mit und in der Natur auch auf unsere Persönlichkeit und auf die Gesellschaft als Kollektiv mit sich bringt. Bei besagter Studie wurde festgestellt, dass Menschen, die für eine Minute hohe Bäume betrachteten, weitaus eher dazu bereit waren, fremden Menschen in Notlagen zu helfen, als jene aus der Vergleichsgruppe, die für 60 Sekunden hohe Gebäude betrachteten. Letztere waren wenig hilfsbereit und agierten sogar noch überheblich, als sie in eine Situation gebracht wurden, in der es darum ging, dass ihnen fremde Personen Hilfe benötigten. In einer weiteren Studie wurde zudem belegt, dass ein Mangel an Kontakt mit Mutter Natur sich negativ auf das Wohlbefinden der Probanden auswirkte. Ihnen fehlte es an Empathie und einige verfielen sogar in Depressionen. Doch auch ein anderer Aspekt ist nicht zu unterschätzen: Menschen, die sich gerne in der Natur aufhalten, erholen sich weitaus schneller von geistiger Ermüdung. Sie sind kontaktfreudiger und weitaus aufmerksamer ihrem Umfeld gegenüber und eher bereit, Neues dazuzulernen und ihr Wissen weiterzuentwickeln.

Die oben erwähnten Punkte zeigen deutlich, dass die Natur vielschichtige, günstige Auswirkungen auf uns hat. Wen verwundert es da, dass es immer mehr Menschen in die Vororte oder gar ins „Nirgendwo“ verschlägt? Viele von ihnen ziehen aufs Land, in einen abgelegenen Wald oder wandern gleich ganz aus in ferne Länder, in denen der Fortschritt noch nicht so rasant um sich gegriffen hat und die Natur bislang weitestgehend erhalten ist. Sie suchen nach einer Rückverbindung zum Ursprung des Lebens, frei von dem übermäßigen Konsumverhalten. Es ist wie ein Sich-Besinnen auf die eigenen Wurzeln: back to the roots! Man tritt bewusst in Verbindung mit seiner Umwelt und lernt, die kleinen Dinge des Lebens wieder zu schätzen.

Nachdem auch in Asien die Kraft der Natur und deren wertvolle Auswirkungen auf die Menschen erkannt wurden, wird in Japan bereits seit über dreißig Jahren „**Shinrin yoku**“ praktiziert – das heilsame Waldbaden. Dies ist eine Praxis, bei der die Atmosphäre des Waldes vollständig in sich aufgesogen wird und sich effektiv sowohl auf die körperliche als auch auf die mentale Gesundheit auswirkt. Es dient als Erholungs- und Naturtherapie. Mittlerweile ist das Waldbaden, der bewusste und wiederholt durchgeführte Spaziergang durch den Wald, sogar eine anerkannte medizinische Therapie, um die Gesundheit nachhaltig zu verbessern.

Ein anderes Beispiel ist „**Tai-Chi-Chuan**“. Hierbei handelt es sich um eine chinesische Kampfsportart, die dem Schattenboxen sehr ähnelt und auch als

„Meditation in Bewegung" bezeichnet wird. Tai-Chi wird vorwiegend im Freien praktiziert und von vielen Unternehmen für deren Mitarbeiter gefördert. So kommt es regelmäßig vor, dass die Menschen sich bereits in den frühen Morgenstunden in Parks einfinden, gemeinsam diese Übungen vollziehen und im Anschluss gestärkt an die Arbeit gehen.

Kurzum: Menschen, die regelmäßig ihre Zeit in der freien Natur verbringen, sind nachweislich gesünder und glücklicher. Zusätzlich schenkt uns die Bewegung an der frischen Luft mehr Lebensenergie und wir unterstützen unsere Gesundheit durch vollwertige Ernährung, die vor allem nahrhafte Ingredienzien wie Wildkräuter enthält.

Ökologische Aspekte des Sammelns von Wildkräutern

Wenn Sie sich gezielt auf die Suche nach Wildkräutern begeben, sollten Sie verschiedene Fakten kennen und zum Schutz dieser besonderen Pflanzen bestimmte Vorschriften einhalten. In Deutschland gibt es ca. 500 verschiedene wilde Kräuter, die fast überall in der Natur zu finden sind. Man sollte jedoch ein Auge dafür haben, welche dieser Arten genießbar sind, eine heilende Wirkung besitzen und/oder unter Naturschutz stehen. Zum Erkennen dieser Kräuter werden wir später im Kapitel „Der große Blatt-Erkennungsguide" ausführlich darauf eingehen.

Wenngleich es eine so große Vielzahl an Wildkräutern gibt, werden – zumindest zu gewerblichen Zwecken – nur sehr wenige Arten gesammelt. Hierzu zählen die Lindenblüten (Tilia cordata und platyphyllos), Misteln (Viscum) und der Weißdorn (Crataegus). Zur Herstellung von homöopathischen Mitteln richten die Industrien ihr Augenmerk eher auf giftige Pflanzen wie den roten Fingerhut (Digitalis purpurea), der bei Herzschwäche, Herzrhythmusstörungen und Vorhofflimmern eingesetzt wird, oder die Herbstzeitlose (Colchicum autumnale) wegen ihrer antientzündlichen Wirkstoffe.

Naturfreunde, die noch nicht über ein umfangreiches Wissen verfügen, begnügen sich oftmals mit den „typischen Kräutern" wie Bärlauch (Allium ursinum), Brennnesseln (Urtica), Giersch (Aegopodium podagraria), Gundermann (Glechoma) und Knoblauchsrauke (Alliaria petiolata). Und als Teekräuter greifen noch nicht so Fachkundige lediglich auf Johanniskraut (Hypericum perforatum), Acker-Schachtelhalm (Equisetum arvense) oder Schafgarbe (Achillea) zurück. Dabei bietet uns die Natur so viel mehr!

So groß die Vielfalt an Wildpflanzen auch ist, ökologisch betrachtet sollten Sie stets nur die Mengen sammeln, die Sie für Ihren persönlichen Bedarf benötigen. Es ist in jedem Fall auch ein Augenmerk darauf zu richten, ob Sie sich bei Ihrem Spaziergang nicht gerade in einem Naturschutzgebiet befinden. Um sicherzugehen und diese Orte auszuschließen, stellt das Bundesamt für Naturschutz entsprechende Karten und Listen zur Verfügung. Diese können Sie über den untenstehenden QR-Code abrufen.

https://www.wisia.de/FsetWisia1.de.html

Um die natürlichen Lebensräume zu schützen, empfiehlt es sich, vor dem Sammeln sicherzustellen, dass der Sammelort sich nicht in einem Naturschutzgebiet befindet:
Die erste Regel beim Sammeln ist, nur kleine Mengen einer Sorte zu nehmen, maximal so viel, wie Sie tatsächlich benötigen. In der Regel reicht oft eine Handvoll an Kräutern aus, es sei denn, Sie planen zum Beispiel, verschiedene Kräuter für die Zubereitung von Tees zu pflücken und sich einen kleinen Vorrat anzulegen. Dennoch sollten Sie immer darauf achten, genügend Pflanzen stehen zu lassen, damit sie sich weiter vermehren können und der Kreislauf des Lebens erhalten bleibt. Auf diese Weise ist eine Überernte zu vermeiden. Sollten Sie nicht explizit die Wurzeln der Kräuter benötigen, so empfiehlt es sich, stets ein scharfes Messer mit sich zu führen. Ansonsten verwenden Sie zum Sammeln am besten einen luftigen Korb. Achten Sie stets darauf, dass Sie nur an Orten sammeln, die unbelastet sind, und meiden Sie Bahngleise, Gassi-Wege, Mülldeponien und Straßen. Nach dem Sammeln sollten Sie die Wildkräuter von Ungeziefer befreien und zuhause erst einmal vorsichtig waschen. Im Anschluss können Sie sie – je nach Gusto – beliebig weiterverarbeiten.

Doch bevor wir so weit sind, betrachten wir nun zunächst einmal die Vielzahl an heimischen Wildpflanzen hierzulande und wie wir diese anhand ihrer Blätter leicht unterscheiden können.

Der große Blatt-Erkennungsguide

Die Blätter der Wildkräuter sind so vielfältig wie die Natur selbst. Allerdings gibt es Merkmale, durch welche sie zu unterscheiden sind. Diese lernen Sie nachfolgend anhand der Abbildungen kennen. Anhand dieser Merkmale wird auch die Sortierung der Wildkräuter und Pflanzen im nachfolgenden Kapitel vorgenommen.

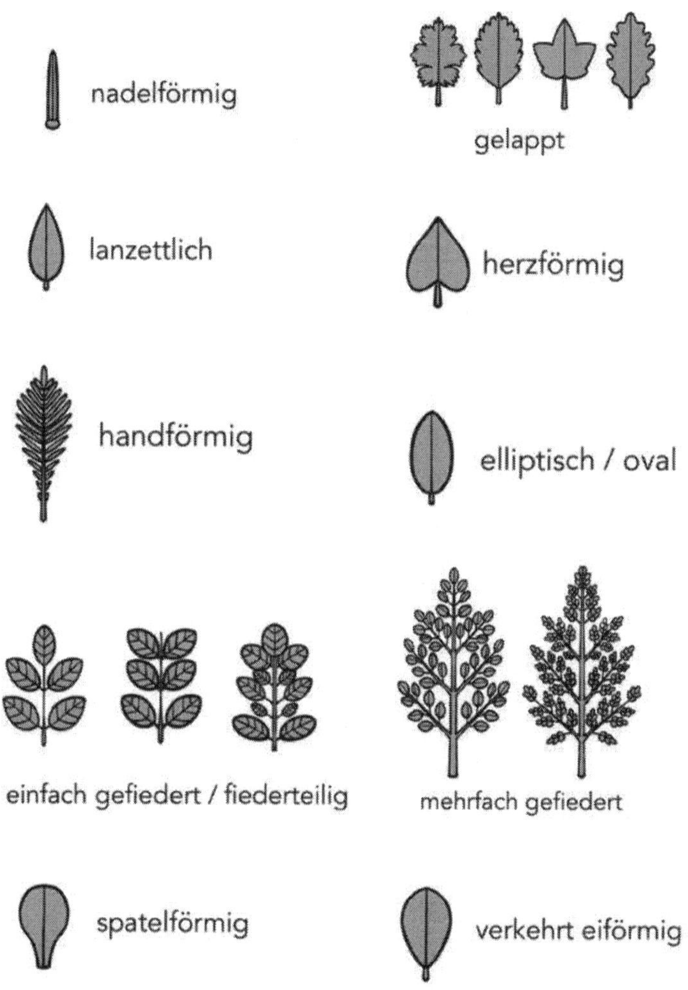

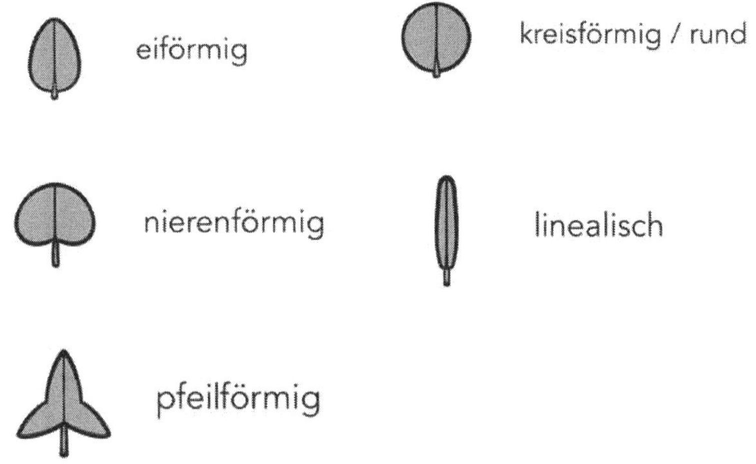

Damit Sie die für sich richtigen Wildkräuter sammeln können, erhalten Sie nachfolgend eine detaillierte Übersicht der einzelnen Wildpflanzen-Porträts mit allen wichtigen Informationen, die für die Bestimmung und das Ernten einer Pflanze relevant sind.

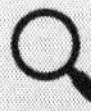

Sicherheitshinweise:
Aus Sicherheitsgründen finden Sie, wenn erforderlich, bei den entsprechenden Wildkräutern Hinweise dazu, ob diese eventuell einen „Zwilling" haben, dessen Blätter zwar ganz ähnlich aussehen, deren Inhaltsstoffe jedoch giftig für den menschlichen Organismus sein können. Soweit vorhanden, werden hier Unterscheidungsmerkmale aufgeführt, um die giftigen Pflanzen identifizieren zu können.

Generell gilt, zu beachten, dass Sie zunächst mit einem Arzt oder Apotheker Ihres Vertrauens Rücksprache halten, bevor Sie sich selbst mit Heilkräutern behandeln!

68 Wildkräuter und Pflanzen im Fokus

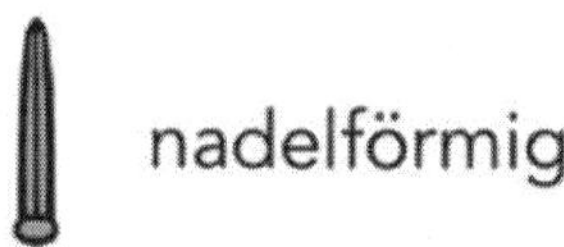

ACKERSCHACHTELHALM (EQUISETUM ARVENSE)

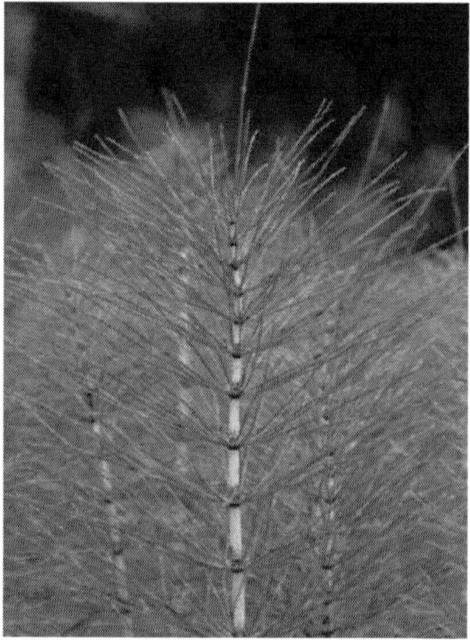

Der Ackerschachtelhalm ist auch als Zinnkraut bekannt, wächst in Europa, Neuseeland und Nordasien und gilt als Urkraut, da er schon seit über 400 Mio. Jahren auf der Erde wachsen soll. Damals erreichte das Kraut eine Höhe von bis zu 40 Metern, heute sind es gerade einmal 40 cm. Im Mittelalter wurde die Pflanze u. a. zum Putzen von Zinngeschirr verwendet, daher auch der Beiname. Botanisch gehört das Kraut zu den Farnen.

Ackerschachtelhalm bevorzugt einen sonnigen Standort und einen feuchten, humusarmen, lehmigen, schweren Boden. Er ist auf Äckern, Bahngleisen, Brachflächen, Feldern, Wiesen und an Wegrändern anzutreffen.

Die Blätter des Schachtelhalms sind hart, nadelförmig und stehen leicht buschig am Stängel. Sie erinnern ein wenig an einen borstigen Pferdeschweif, daher auch der lateinische Name „Equisetum" (Pferdeschwanz). Von März bis Mai erscheinen die sporangientragenden, hellgrünen Triebe. Sie sind regelmäßig quirlig verzweigt und tragen aufsteigende, abstehende Äste.

Da es sich bei dem Ackerschachtelhalm um ein klassisches Farngewächs, also eine Sporenpflanze, handelt, verfügt er auch nicht über Blüten. Stattdessen findet die Vermehrung durch Sporen statt. Seine bräunlichen Ähren (Sporentriebe) wachsen aufrecht, sind lang, stumpf und zapfenförmig. Diese Frühlingstriebe verfügen über kein Chlorophyll. Sie ernähren sich uneingeschränkt aus ihrem Wurzelgeflecht. Nach dem Ausstäuben der Sporen sterben sie ab. Die meist grünen Laubtriebe wachsen dann ab Mai und wirken wie kleine Tannenbäume. Sie haben einen Stängel, sind steril (enthalten also keine Sporen), verfügen über sogenannte Blattscheiden, tragen aber keine Äste. Die hellgelben Stängel bestehen aus bis zu 20 ineinander verschachtelten Abschnitten (Rippen), die entweder glatt sind oder Papillen tragen.

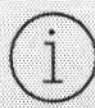

Achtung:
Gesunder Ackerschachtelhalm besitzt keine braunen Stellen. Sollten Sie dennoch einmal einen solchen finden, ist dies ein klarer Hinweis darauf, dass diese Pflanze giftig ist.

Tatsächlich handelt es sich bei dem Wurzelgeflecht des Ackerschachtelhalms nicht um eine Wurzel im herkömmlichen Sinne, sondern um ein behaartes Rhizom, das bis zu 1,5 Meter in den Boden reicht und stark verzweigt ist. Das ist auch der Grund, warum diese Pflanze Staunässe verträgt. Die Erntezeit ist von Mai bis August.

Typisch für dieses Wildkraut sind die geschachtelten Stängel, die sich ab Mai bilden. Verwendet werden können die Sommertriebe.

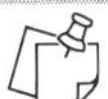

Verwechslungsgefahr:
Der Sumpf-Schachtelhalm ähnelt dem Ackerschachtelhalm und ist besonders für Kühe und Pferde sehr giftig, eignet sich jedoch ebenfalls als Heilmittel für die Menschen. Beide Schachtelhalme unterscheiden sich durch die Länge ihrer Sprossen und die Unterteilungen der Schachtelabschnitte. Beim Ackerschachtelhalm sind sie eher röhrenartig und grünlich gefärbt, während sie beim Sumpf-Schachtelhalm gezackt und von der Farbe her fast schwarz sind.

Anwendungsbereiche: Arthrose, Bänder- und Sehnenverletzungen, Blutungen, Bronchitis, Cellulite, Durchblutungsstörungen, Entzündungen (der Knochenhaut, im Mund- und Rachenbereich, in den Nebenhöhlen und Schleimbeuteln), Frostbeulen, Gelenkbeschwerden, Gicht, Hämorrhoiden (Afterjucken), Halsschmerzen, Harnwegserkrankungen (Blasenentzündungen und -schwäche), Hauterkrankungen (Akne, Bindegewebsschwäche), Husten, Knochenbrüche, schwache Menstruation, Nasenbluten, Nierenkrankheiten, Ödeme (Wassersucht), Rheuma, Stoffwechselstörungen, Wundheilung.

Anwendungsmöglichkeit: Das Schachtelhalmkraut wird medizinisch hauptsächlich als Tee eingesetzt. Allerdings wird dieser Tee wie eine Abkochung zubereitet, damit die enthaltende Kieselsäure sich aus der Pflanze lösen kann. Kochen Sie das Kraut also für mindestens 20 Minuten. Danach können Sie den Tee abseihen und genießen. Weiterhin unterstützt er noch die Heilung von Harnwegserkrankungen, den Stoffwechselprozess und das gesunde Wachstum Ihrer Haare, Nägel, Knochen und Zähne. Pro Tag sollten Sie jedoch nicht mehr als 2 Tassen zu sich nehmen. Dies gilt auch für Kinder ab 6 Jahren.

Leiden Sie an einer Nebenhöhlenentzündung, sollten Sie mit dem Tee gurgeln. Diesen Tee können Sie auch für eine Auflage bzw. einen Umschlag (bei Bindegewebsstörungen, Entzündungen und offenen Wunden), ein Bad oder einen Wickel (bei Ekzemen und Geschwüren) verwenden. Für ein Vollbad rechnen Sie am besten mit ungefähr 150 g Schachtelhalmkraut. Hierfür sollten Sie den Tee jedoch zuvor ca. 30 Minuten ziehen lassen. Eine weitere Zubereitungsmöglichkeit ist, dass Sie den Tee mit kaltem Wasser zubereiten und dann für 12 Stunden ziehen lassen. Wenn Sie eine Blutstillung vornehmen möchten, stellen Sie einen frischen Presssaft aus dem Kraut her. Bei Hautunreinheiten oder einer Blasenentzündung empfiehlt sich eine Tinktur aus dem Ackerschachtelhalm.

Heilwirkungen: beruhigend, blutreinigend, blutstillend, entzündungshemmend, harntreibend, reizlindernd

Olivenkraut (Santolina viridis)

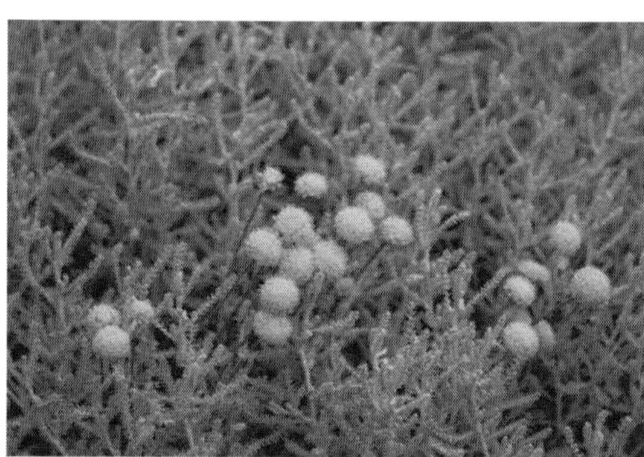

Olivenkraut ist auch als Grünes Heiligenkraut oder Zypressenkraut bekannt und gehört zu der Familie der Korbblütler. Es ist ursprünglich in den westlichen Mittelmeerländern beheimatet und liebt vollsonnige Standorte mit einem durchlässigen, kargen, nährstoffarmen, sandigen Boden.

Tatsächlich handelt es sich bei dem Olivenkraut nicht um ein Kraut, sondern um einen immergrünen Halbstrauch, der eine Höhe von bis zu 60 cm erreichen kann. Die Pflanze ist drüsig, klebt jedoch nicht.

Seine länglichen, dünnen Blätter sind nadelartig und erinnern an Rosmarin. Der Rand ist fiedrig und trägt eine dichte Beknospung. Die Blattfarben erstrecken sich von hell- bis dunkelgrün und sie sind feingefiedert. Die Oberfläche der Blätter sind mit kleinen wechselständigen Wülsten bewachsen und ähneln Knospen. Die Stängel des Olivenkrautes sind hellgrün, kahl und sechskantig.

Die Blütezeit beginnt Ende Mai und kann bis in den August hinein andauern. Seine strahlend gelben Blüten sind knopfförmig und ihr herrlicher Duft erinnert an Oliven. Auf jedem Stängel wächst immer nur eine Blüte direkt oben auf der Spitze. Sobald die Blüten zu welken beginnen, bilden sich die Früchte. Als typischer Korbblütler bildet das Kraut kurze Achänen aus. In diesem Fall sind es lange Früchte mit bräunlichen Samen.

Das Olivenkraut verfügt über ein dichtes Geflecht von feinen Wurzeln, die teilweise meterlang tief in die Erde wachsen.

Charakteristisch für die Pflanze ist ihr mediterraner Olivenduft und tatsächlich ähnelt der herbe Geschmack jenem von eingelegten Oliven sehr. Die Erntezeit ist von Juni bis September.

Verwendet werden können die Blätter. Wenn Sie das Olivenkraut in der Küche verwenden, sollten Sie es beim Erhitzen immer erst am Ende des Garvorganges dazugeben, damit das Aroma erhalten bleibt.

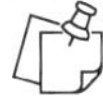

Verwechslungsgefahr:
keine bekannt

Anwendungsbereiche: Appetitlosigkeit, Atemwegserkrankungen (Asthma, Bronchitis, Heuschnupfen), Entzündungen (Hirnhaut), Gallenbeschwerden, Haarausfall, Harnwegsleiden (Blasenentzündung), Hauterkrankungen (Dermatitis), Infektionskrankheiten (Haut), Insektenstiche, Magen-Darm-Beschwerden (Krämpfe), Parasitenbefall (Würmer), Pilzbefall, Schmerzen (Bauch), Verdauungsbeschwerden (Blähungen, Verstopfung), Vergiftungen (Alkaloid, Schwermetall), Wundheilung.

Anwendungsmöglichkeit: Olivenkraut können Sie in Form von Tee, ätherischem Öl oder als Salbe verwenden. Der Tee wird vor allem bei Atemwegserkrankungen, Blasenentzündungen, Magen-Darm-Grippe sowie anderen Verdauungsproblemen genutzt. Hierfür übergießen Sie 2 TL Olivenkraut (gern auch mit den Blüten und Samen) mit 250 ml nicht mehr kochendem Wasser (ca. 80 Grad), da die im Kraut befindlichen ätherischen Öle hitzeempfindlich sind. Die Ziehzeit beträgt 5 Minuten.

Für äußerliche Anwendungen nutzen Sie die Pflanzentriebe für einen Ölauszug oder eine Tinktur. Sie können das Kraut auch in Essig einlegen, sollten jedoch bei diesem Verfahren darauf achten, dass Sie ein kaltes Extraktionsverfahren anwenden, damit das Aroma erhalten bleibt. Den Auszug können Sie – nach vorheriger Desinfektion – bei Hauterkrankungen, Insektenstichen, Juckreiz und Verletzungen einsetzen, die schlecht verheilen.

Das ätherische Öl des Olivenkrauts wird zur Aroma- und auch zur Inhalationstherapie verwendet. Sie können entweder das Öl, eine Handvoll Blätter oder einen Kaltauszug in Ihr Badewasser geben und damit entgiftende, reinigende Waschungen vornehmen.

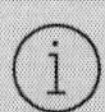

Achtung:
Sollten Sie generell auf Korbblütler allergisch reagieren, ist von der Nutzung dieses Wildkrautes abzuraten.

Schwangere und stillende Frauen sowie Kinder bis 12 Jahre sollten ebenfalls auf den Verzehr von Olivenkraut verzichten.

Heilwirkungen: adstringierend, antibakteriell, antifugal, antimykotisch, antimikrobiell, antioxidativ, antiparasitär, antiviral, appetitanregend, blutstillend, durchblutungsfördernd, entblähend, entgiftend, entkrampfend, entwässernd, entzündungshemmend, immunstärkend, infektionsabwehrend, krampflösend, sekretionsfördernd (Gallen- und Magensäfte), schmerzlindernd, verdauungsfördernd (erleichtert die Fettverdauung), wurmabtötend.

Rosmarin (Salvia rosmarinus)

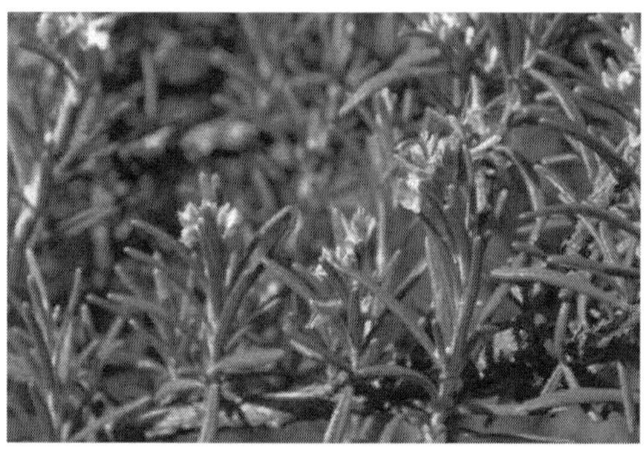

Der Rosmarin ist auch bekannt unter dem Namen Brautkraut, da er oft in Brautsträußen verwendet wird, ist ursprünglich in den Mittelmehrländern zuhause und gehört zu der Familie der Lippenblütler. Der wilde Rosmarin wächst vor allem auf Korsika. Tatsächlich zählt das würzige Kraut zu den Halbstauden und kann eine Wuchshöhe von bis zu zwei Metern und ein Alter von 50 Jahren erreichen. Rosmarin liebt das Licht und die wärmende Sonne und gedeiht am besten auf kalkreichen, sandigen Böden.

Die immergrünen Blätter sind nadelartig und sehr schmal. An der Oberseite sind sie glänzend und die Unterseite ist filzig und zart behaart. Die Blattränder sind nach unten hin abgerollt.

Die Blüten sind entweder meist weiß-violett oder rosa gefärbt und kelchartig geformt. An den verholzten Trieben ist die Farbe der Blüten eher hellblau. Sie verteilen sich über den gesamten Strauch. Die Hauptblütezeit ist in der Regel von März bis Juni. War der Winter zuvor sehr kalt, fördert dies jedoch die Blütezeit über den September hinaus. Die kleinen Früchte des Rosmarins sind längliche, ovale Nüsse.

Die vierkantigen Stängel sind zunächst grün, später verholzend. Die Wurzeln sind stark verzweigt und verholzend. Die jungen Triebspitzen können Sie das ganze Jahr über ernten, am besten ist der Geschmack jedoch vor der Blüte.

Typisch für Rosmarin ist sein aromatischer, harziger Duft. Dieser erinnert sehr an Kampfer, weshalb das Kraut auch mystifiziert wird. Der Geschmack ist leicht bitter.

Verwendet werden können die Blätter und Blüten.

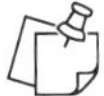

Verwechslungsgefahr:
besteht bei der extrem giftigen Rosmarinheide (Andromeda polifolia) aufgrund ihrer lanzettlichen, schlanken Blätter. Sie gehört zwar nicht zu den Lippenblütlern, sondern zu den immergrünen Heidekrautgewächsen, doch erst im Herbst ist die Verwechslungsgefahr gebannt, da sich dann ihre Blätter entweder in ein intensives Gelb oder ein leuchtendes Rot verwandeln.

Anwendungsbereiche: Alterserscheinungen, Appetitlosigkeit, Atembeschwerden, Durchblutungsstörungen (niedriger Blutdruck), Depressionen, Entzündungen (Mund und Rachen, Zahnfleisch) Erschöpfungszustände, Gicht, Haarausfall, Hämorrhoiden, Hauterkrankungen (hartnäckige Ausschläge, Ekzeme, Unreinheiten), Herzbeschwerden (Schwäche), Ischias, Kopfschmerzen, Krampfadern, Kreislaufstörungen (Schwächegefühl), Magen-Darm-Beschwerden, Menstruationsstörungen, Migräne, Müdigkeit, Muskelbeschwerden (Krämpfe, Verhärtungen), neuralgische Beschwerden (Entzündungen, Nervosität, Unruhe), Niedergeschlagenheit, psychische Verspannungen, Rheuma, Verdauungsbeschwerden (Blähungen, Durchfall, Reizdarm, Völlegefühl), Wechseljahresbeschwerden.

Anwendungsmöglichkeit: Rosmarin können Sie in Form von Tee, Bädern, Öl, als Tinktur oder als Tonikum anwenden. Seine Hauptwirkung ist die Beruhigung und Stärkung des Verdauungssystems, er wirkt belebend, schmerzlindernd und nervenstärkend, regt die Menstruationsblutung an und lindert Kopfschmerzen. Für einen Rosmarintee verwenden Sie 1 TL Rosmarinblätter auf 250 ml heißem, nicht mehr kochendem Wasser. Die Ziehzeit beträgt ca. 10 Minuten. Den Tee sollten Sie zwischen den Mahlzeiten einnehmen. Wenn Sie diesem Tee noch die Schale einer ½ Orange hinzufügen und alles zusammen aufkochen lassen, erhalten Sie ein Mittel gegen unreine Haut, welches Sie am besten am Abend vor dem Schlafengehen verwenden.

Bei nervösen Beschwerden, Bluthochdruck, Hautunreinheiten, Kreislaufschwäche und Stress nehmen Sie zur Entspannung ein Rosmarinbad. Hierfür kochen Sie 100 g Blätter mit 3 Litern Wasser auf, lassen es 15 Minuten ziehen und geben den Sud dann in Ihr Badewasser. Das Bad regt Ihren Kreislauf an, wirkt regulierend und ist ein wahres Geschenk für Ihre Seele.

Eine Rosmarin-Tinktur nutzen Sie für äußerliche Einreibung oder in verdünnter Form für Teilbäder. Diese wirken belebend und lindern Gelenk- und Nervenschmerzen.

Rosmarinöl wird vor allem bei Schmerzen, wie z. B. bei Migräneanfällen, verwendet. Verteilen Sie hierfür reines Rosmarinöl auf Ihren Handflächen und atmen Sie die Dämpfe ein. Das Öl hilft auch bei Hautproblemen, Krampfadern und rheumatischen Beschwerden. Reiben Sie das Öl in die Haut ein und es wird auch die Durchblutung steigern.

Zur Herstellung von **Rosmarin-Öl** zerstoßen Sie 6 Zweige Rosmarin in einem Mörser, geben diesen zusammen mit 10 Lorbeerblättern und 200 ml Olivenöl in ein Glas und erwärmen es für 1 Stunde im Wasserbad. Seihen Sie das Öl ab und bewahren Sie es in einer Braunglasflasche auf. Das ätherische Rosmarin-Öl sollten Sie ausschließlich äußerlich anwenden, da es ansonsten zu Magenreizungen kommen könnte. Zur Belebung können Sie es ebenso in einer Duftlampe verwenden.

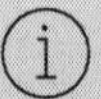

Achtung:
Menschen mit zu hohem Blutdruck und Schwangere sollten Rosmarinöl nicht verwenden, da Rosmarin den Blutdruck noch weiter erhöht sowie Reizungen im Verdauungstrakt und Schlafstörungen hervorrufen kann. Zudem kann eine Überdosis Krämpfe auslösen und eine berauschende Wirkung hervorrufen. Aus diesem Grund sollten Sie täglich nicht mehr als 20 Tropfen des ätherischen Öls zu sich nehmen.

Heilwirkungen: adstringierend, antibakteriell, aphrodisierend, appetitanregend, aufmunternd, belebend, beruhigend, blutdrucksteigernd, durchblutungsfördernd, entspannend, entzündungshemmend, krampflösend, magen-, kreislauf- und nervenstärkend, menstruationsfördernd, pilztötend, schmerzstillend, tonisierend, verdauungsfördernd.

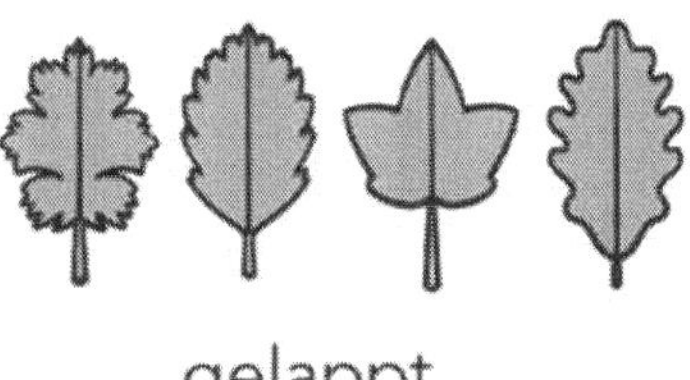

gelappt

Ackersenf (Sinapis arvensis)

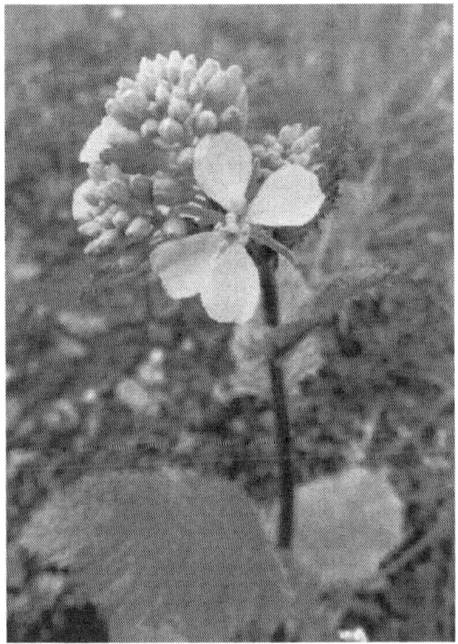

Der Ackersenf ist auch bekannt als „Hederich" oder „Wilder Senf", in Europa beheimatet und wächst bevorzugt auf Äckern, Feldern und an Wegrändern, vereinzelt auch auf Rasenflächen. In der Regel kann die Pflanze eine Höhe von 15 bis ca. 60 cm erreichen. An seinen Stängeln befinden sich feine, abstehende Haare.

Seine kurzstieligen Blätter sind lanzettlich zulaufend und fieder- bzw. leierförmig geformt und leicht eingebuchtet. Der Rand ist in der Regel gezähnt. Eine weitere Bezeichnung hierfür ist übrigens auch gezackt oder gesägt, da der Blätterrand hier ein wenig einem Sägeblatt ähnelt. Die Blätter sind behaart und mit feinen Drüsenhaaren versehen.

Der Ackersenf zählt zu den Kreuzblütlern. Die Blüten sind klein und leuchtend gelb und blühen von Mai bis Oktober. Das Kraut ist eine wichtige Nahrungsquelle für Bienen und Schmetterlinge. Die Pflanze riecht für die menschliche Nase aromatisch bis scharf nach Senföl.

Bei den Wurzeln handelt es sich um sogenannte Pfahlwurzeln, die wenige feine Seitenwurzeln ausbilden. Verwendet werden die Blätter, Blüten und Samen. Aus seinen schwarzen Samen kann ein senfähnliches Gewürz hergestellt werden. Die Erntezeit ist zwischen April und Mai.

Verwendet werden kann beim Ackersenf tatsächlich die komplette Pflanze: Blüten, Blätter, Samen, Stängel, Triebspitzen und Wurzeln.

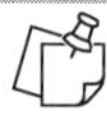

Verwechslungsgefahr:
Ackersenf wird oftmals mit Raps verwechselt. Da das Wildkraut raue Härchen aufweist, lässt es sich leicht vom Raps unterscheiden.

Anwendungsbereiche: Antriebslosigkeit, Appetitlosigkeit, Bronchitis, Depressionen, Halsschmerzen, Gelenkbeschwerden, chronische Müdigkeit, Rheuma, Schmerzen, Stoffwechselschwäche, Verdauungsbeschwerden.

Anwendungsmöglichkeit: Aus dem Ackersenf können Sie ein Senfpflaster zubereiten, das Sie als Breiumschlag nutzen. Dafür zerstampfen Sie einfach die Samen und tragen den Brei auf die entsprechende Hautfläche auf. Zum Schutz können Sie im Voraus eine fetthaltige Salbe auftragen, um Hautreizungen oder Rötungen zu vermeiden. Den Umschlag können Sie für 30 Minuten auf der Haut belassen, denn dieser Zeitraum reicht aus, um die Durchblutung zu verbessern.

Senfpflaster werden in der Regel zur Linderung von chronischen Beschwerden wie Hexenschuss, rheumatischen Schmerzen und Verspannungen eingesetzt, da hier die ausstrahlende Wärme beruhigend wirkt. Bei akuten Entzündungsschmerzen sollten Sie es jedoch nicht verwenden, da hier die aus dem Umschlag entstehende Hitze kontraproduktiv wäre. Auch auf den Augen, bei Kleinkindern oder offenen Wunden sollte das Senfpflaster nicht genutzt werden.

Heilwirkungen: durchblutungsfördernd, entzündungshemmend, wärmend, schmerzlindernd, stimmungsaufhellend.

GÄNSEFUß, WEIßER (CHENOPODIUM ALBUM)

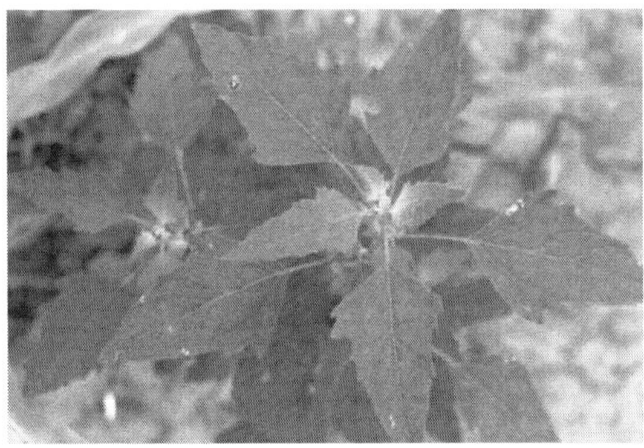

Auch bekannt als Melde, hat der Weiße Gänsefuß seinen Ursprung vermutlich im Himalaya und breitete sich im Laufe der Zeit weltweit aus. Er bevorzugt einen nährstoffreichen Boden, wie er auf Feldern und in Gärten vorkommt, ist aber auch auf Schuttplätzen, an Ufern oder Wegrändern zu finden. Seine Wuchshöhe kann bis zu drei Meter betragen.

Die Blätter sind im oberen Bereich eiförmig-rhombisch bis schmal-lanzettlich und unten gelappt. Sie verfügen über unregelmäßig gezähnte, schwach gesägte Ränder. Während die Oberseite eher dunkelgrün und mehlig bestäubt erscheint, sind die Blätter an der Unterseite kahl und weißlich.

In einigen Fällen sind die Blätter auch ganzrandig. Ihre Form erinnert, wie der Name es bereits verrät, an Gänsefüße.

Die grün-weißen, zwittrigen Blüten sind eher unscheinbar und wirken ebenfalls weißlich bemehlt. Sie stehen in ährenartigen Rispen (sogenannten Scheinähren) in den Blattachsen und sehen aus wie zahlreiche, kleine Knäuel. Vorblätter sind keine vorhanden. Sie enthalten fünf Staubblätter sowie einen Fruchtknoten, auf dem sich zwei Narben befinden. Die dunklen Samen sind glänzend. Die Blütezeit ist von Juli bis Oktober.

Der gelbliche oder rötliche Stängel des Gänsefußes ist meistens aufrecht, grün gestreift und oft stark verzweigt. Im Blütenstand wirkt er ebenfalls mehlig bestäubt und im Herbst bekommt er teilweise rote Flecke in den Blattachseln. Er verfügt über wechselständige Laubblätter, die gestielt sind. Die komplette Pflanze ist mit Mehlstaub belegt und erscheint entweder blau-, grau- oder weiß-grün.

Die kräftige Wurzel reicht tief in den Boden hinein und kann eine Länge von bis zu einem Meter erreichen. So kann der Weiße Gänsefuß auch Trockenperioden sehr gut überstehen.

Die Erntezeit beginnt im April mit den jungen Trieben und Blättern. Während der Blütezeit im Sommer können die Blüten gesammelt werden.

Verwendet werden können die Blätter, Blüten, Knospen, Samen und Triebe.

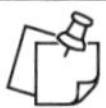

Verwechslungsgefahr:
Sein ungefährlicher Doppelgänger ist der Beifuß. Unterscheiden können Sie die Pflanzen an den Blättern, da der Beifuß gefiederte und der Gänsefuß ungeteilte Blätter trägt.

Anwendungsbereiche: Atemwegserkrankungen, Blasenprobleme, Ekzeme, Entzündungen (im Darm oder Mundraum), Insektenstiche, Magenschwäche, Rheuma, Sonnenbrand, Verdauungsprobleme (Blähungen, Verstopfungen), Wechseljahresbeschwerden, Wundheilung, Wurmbefall, Zahnbeschwerden (Karies).

Anwendungsmöglichkeit: änsefußtee wird getrunken bei Blähungen, Darmentzündungen oder Würmern, da er leicht abführend und entzündungshemmend wirkt. Auch als Mundspülung können Sie den Tee z. B. bei entzündlichen Prozessen und Zahnschmerzen verwenden.
Geschwollene Füße, Insektenstiche, Rheuma und Sonnenbrand können Sie durch Auflegen zerquetschter Blätter behandeln bzw. die Beschwerden lindern und bei Blasenproblemen kauen Sie einfach eine Weile auf den Samen des Gänsefußes.
Ein Aufguss kann bei Gelenkentzündungen, geschwollenen Füßen und gegen Ekzeme, Insektenstiche und Sonnenbrand helfen.

Heilwirkungen: abführend, entzündungshemmend, hemmt den weiblichen Zyklus, wundheilend.

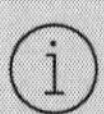

Achtung:
Da Weißer Gänsefuß über einen hohen Anteil an Oxalsäure (diese beeinträchtigt die Aufnahme von Eisen) und Saponine (sind Substanzen, die in wässrigen Lösungen schäumen) verfügt, sollten Sie dieses Kraut nur in geringen Mengen verwenden. Falls Sie den Gänsefuß vor der Verwendung abkochen, ist eine Menge von unter 400 g noch nicht gesundheitsschädlich.

LIEBSTÖCKEL (LEVISTICUM OFFICINALE)

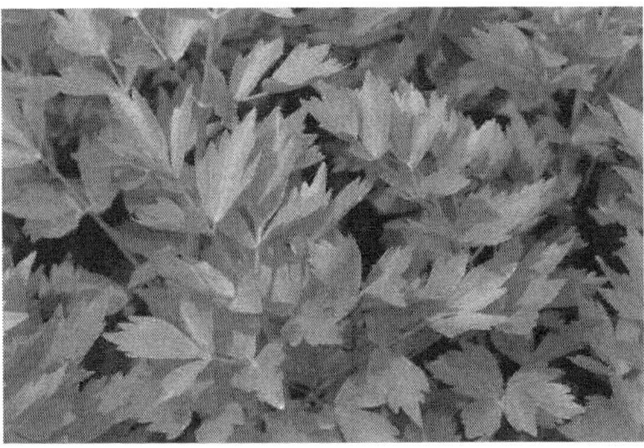

Auch bekannt als Sellerie- oder Maggikraut, gelangte der Liebstöckel vermutlich im 14. Jahrhundert aus dem Mittelmeerraum nach Europa, besonders in Sachsen-Anhalt und Thüringen ist er zuhause. Diese stattliche Pflanze zählt zu den Stauden und gehört der Familie der Doldenblütler an. Sie verfügt über einen buschigen, enormen Wuchs und kann innerhalb kürzester Zeit eine Höhe von bis zu zwei Metern erreichen. Liebstöckel bevorzugt sonnige bis halbschattige Standorte und liebt einen gut gedüngten, leicht feuchten, kalkhaltigen, nährstoffreichen, sandigen Boden.

Die meist hellgrünen, großen, weichen Blätter sind gelappt, gefiedert, glänzend, grob gesägt und glatt, wobei die Blätter im oberen Bereich der Pflanze weniger stark gefiedert sind und über keinen Stiel verfügen. Die Unterseite der Blätter ist glänzend. Ihre Form erinnert an Ahornblätter. Die Laubblätter sind lang gestielt und die Blattspreite ist bis zu dreifach gefiedert.

Die blassgelben bis gelbgrünen Blüten wachsen in Doppeldolden, auf denen sich jeweils etwa zehn Blüten befinden. Aus ihnen entwickeln sich die gelbbraunen Früchte, die jeweils aus zwei längs gerippten Teilfrüchten bestehen (ähnlich dem Kümmel). In ihnen befinden sich die bräunlichen, flachen, deutlich strukturierten Samen.

Die Blütezeit ist von Juli bis August.

Die aufrecht stehenden, weichen Stängel sind gerippt, röhrenförmig, hohl und verzweigt.

Die ausdauernden Wurzeln des Liebstöckels sind dicht, knollig und kurz. Sie sind unterirdische Verlängerungen der Sprossachse und bilden bereits sehr früh kraftvolle, rötliche Triebe, die sich dann später grün verfärben. Die 4–5 cm dicken Rhizome dienen als Überdauerungsorgane und sind reich an ätherischen Ölen.

Die Erntezeit ist von April bis September. Ab dem Frühjahr können Sie bereits die jungen Blätter sammeln, im Spätsommer die reifen, braun gefärbten Samen und die Wurzeln ernten Sie entweder im zeitigen Frühjahr oder auch im Spätherbst, noch vor dem Frosteintritt. Wollen Sie das ganze Jahr über frische Blätter ernten, so sollten Sie die Pflanze vor der Blüte zurückschneiden.

Charakteristisch für Liebstöckel ist sein kräftiges, würziges Aroma. Wenn Sie seine Blätter in der Hand zerreiben, duften diese unverkennbar nach Sellerie. Sein einzigartiger Geschmack erinnert an Maggi, daher auch der Beiname Maggikraut.

Verwendet werden können die jungen Blätter, die Samen und die Wurzeln. Um die Blätter haltbar zu machen, trocknen Sie sie an einem gut belüfteten Ort und geben sie danach in ein Schraubglas. Die Wurzeln (maximal von dreijährigen Pflanzen) sollten Sie zunächst gut reinigen, ebenfalls trocknen und in einer gut verschließbaren Dose aufbewahren.

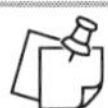

Verwechslungsgefahr:
Sowohl die Blätter als auch der Geruch erinnern sehr an Staudensellerie, wobei Liebstöckel intensiver und würziger duftet. Er kann optisch auch mit dem giftigen Schierling verwechselt werden. Sie können Liebstöckel jedoch an seinem typischen Geruch erkennen und somit unterscheiden.

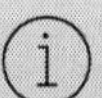

Achtung:
Während der Schwangerschaft oder bei faktischem Nierenleiden sollte der Verzehr von Liebstöckel vermieden werden. Einer der Inhaltsstoffe dieses Krautes ist das Furocumarine, das bei übermäßiger Sonnenstrahlung Hautreizungen hervorrufen kann.

Anwendungsbereiche: Abmagerung, Appetitlosigkeit, Atemwegserkrankungen (Halsschmerzen, Kehlkopfentzündung, Verschleimungen), Bauchschmerzen, Blasen- und Nierenleiden (Entzündung, Steine), Bronchitis, Ekzeme, fieberfreie Erkältungskrankheiten (Husten), nervöse Erschöpfungszustände, Frauenbeschwerden (Ausfluss, Menstruationsbeschwerden), Furunkel, Gelbsucht, Gicht, Harnwegserkrankungen (Blasenschwäche, Entzündung, Grieß, Infektion), Herzleiden, Hysterie, Kopfschmerzen, Krämpfe, Leberleiden, Lungenerkrankungen, Magen-Darm-Erkrankungen (Aufstoßen, Mangel an Magensäure, Koliken, Sodbrennen, Völlegefühl), Malaria, Nervenschwäche, Nervosität, Nierenleiden (Steine), Ödeme, Ohrenerkrankungen (Mittelohrentzündung, Schmerzen), Pickel, Rheuma, Rippenfellentzündung, Schweißfüße, Sodbrennen, Stoffwechselstörungen, Übelkeit, Verdauungsstörungen (Blähungen, Verstopfung), Vergiftungserscheinungen (Alkohol, Nikotin), Wundheilung.

Anwendungsmöglichkeit: Liebstöckel wird hauptsächlich in Form von Tee angewendet. Hier gibt es drei verschiedene Zubereitungsmöglichkeiten:

- 2 TL getrocknete **Samen** mit 250 ml kochendem Wasser aufgießen und 10 Minuten ziehen lassen.

- 2 TL getrocknete **Blätter** mit 250 ml nicht mehr kochendem Wasser übergießen – auch hier beträgt die Ziehzeit 10 Minuten.
- 1 EL klein gehackte **Wurzel** zusammen mit 250 ml Wasser kurz aufkochen und dann für 15 Minuten ziehen lassen.

All diese Tees wirken harntreibend, krampflösend und reinigend (Blase, Herz, Leber, Magen, Milz und Nieren), spülen die Harnwege (und somit auch möglichen Grieß) aus, lindern Magen-Darm-Beschwerden, beugen Nierensteinen vor und kurbeln die Verdauung an.

Wenn Sie Liebstöckelblätter roh verzehren, wirken diese appetitfördernd und können Verstopfungen beheben. Bei Entzündungsherden im Mund oder bei Halsschmerzen können Sie den Tee auch gurgeln. Der Tee ist übrigens auch für Kinder ab 3 Jahren geeignet.

Bei Rötungen der Augen oder Nachtblindheit soll es helfen, etwas von dem Liebstöckelsamen-Tee in die Augen zu träufeln.

Gegen Hautausschläge und Hautunreinheiten wie Akne, Ekzeme, Furunkel oder Pickel können Sie zerquetschte Liebstöckelblätter in Schmalz aufkochen und als Salbe auf die Hautpartien auftragen. Oder Sie setzen aus Blättern und Wurzeln einen Aufguss an (ca. 200 g Liebstöckelwurzel auf 1 Liter Wasser), den Sie auch in Ihr Badewasser geben können. Dieser wirkt zudem sehr entspannend und kräftigend, pflegt die Haut und lindert Bauch-, Kopf- und Gliederschmerzen. Es wird behauptet, dass ein solches Bad zudem die Libido steigere.

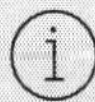

Achtung:
Liebstöckel sollten Sie keinesfalls bei Herz- und Nierenerkrankungen oder in der Schwangerschaft verwenden, es sei denn, der Geburtsvorgang selbst soll unterstützt werden. Bei Fieber sollte er ebenfalls nicht zur Anwendung kommen, da das Fieber dann sogar noch steigen könnte. Auch für Allergiker ist dieses Kraut ungeeignet, da es Schwindelgefühle auslösen kann. Sollten Sie eine sensible Haut besitzen, so kann es bei der Berührung mit Liebstöckel zu Bläschenbildung kommen. Bei starker Sonneneinstrahlung kann der Verzehr von Liebstöckel Hautreizungen auslösen.

Heilwirkungen: anregend, antibakteriell, antimykotisch, appetitsteigernd, auswurffördernd, blähungsfördernd, blutstillend, entgiftend, entkrampfend, entwässernd, entzündungshemmend, harntreibend, hormonsteigernd, krampflösend, magenstärkend, menstruationsfördernd, reinigend, schleimlösend, schweiß- und wassertreibend, stärkend, Stoffwechsel anregend, verdauungsfördernd.

Odermennig, Gemeiner (Agrimonia eupatoria)

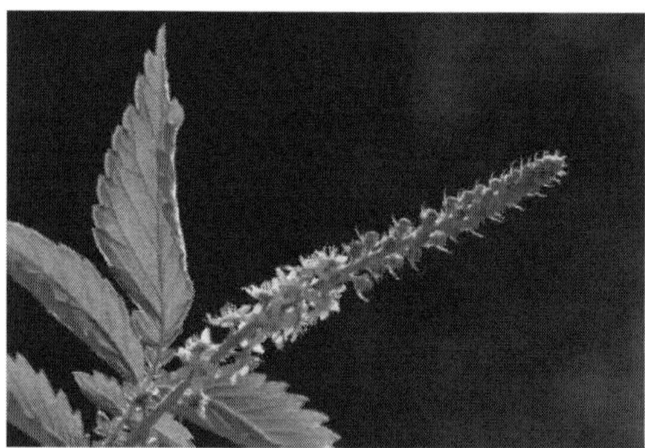

Der Gemeine Odermennig ist auch bekannt als Acker-, Kletten- oder Magenkraut und gehört zu der Familie der Rosengewächse (Rosaceae). Seine Heimat ist Europa und Kleinasien. Er liebt sonnige bis halbschattige Standorte, wächst am Feld, auf Magerwiesen und an Waldrändern und bevorzugt einen gut durchlüfteten, lehmigen, nährstoffarmen, kalkhaltigen Boden. Daher dient er auch als Zeigerpflanze für ebendiese Böden. Odermennig ist eher anspruchslos und kann eine Wuchshöhe von ca. 1,5 Meter erreichen, in der Regel ist er jedoch nur 15 cm hoch.

Seine Blätter haben eine längliche Form, sind gefiedert und wechselständig angeordnet. Ihre Farbe reicht von hell- bis dunkelgrün. Die Unterseite ist graufilzig und behaart. Die Ränder der größeren Blätter sind grob gezähnt und wechseln sich immer mit den kleineren Blättern ab. Je höher die Blätter wachsen, desto größer sind sie. Am Boden stehen die Blätter dermaßen eng beieinander, dass sie eine Blattrosette bilden. Von dort aus wächst dann ein langer, verzweigter Blütenstand.

An sehr kurzen Stielen sitzen gelbliche, kleine Blüten, die ährenförmig am oberen Teil sitzen und bis zu 12 Staubblätter ausbilden können. Der Fruchtkelch besteht aus vielen hakigen Borsten. Bienen und Hummeln werden besonders von ihrem intensiven Duft angezogen. Blütezeit ist von Juli bis September. Die Erntezeit beginnt bereits kurz vor der Blüte im Mai und Juni. Im Sommer, zur Zeit der Fruchtreife, bildet der Odermennig Klettfrüchte (sogenannte Sammelnussfrüchte), die gefurcht sind. Ihre Form ist verkehrt kegelförmig und sie verfügen über einen mehrzeiligen Kranz mit Stacheln und kleinen Widerhaken. Auf diese Weise werden die Samen mit Hilfe der Wildtiere (Rehe, Wildschweine etc.) schnell verbreitet.

Die späteren klettenartigen Früchte sind sogenannte Sammelnussfrüchte.

Dieses Wildkraut verfügt über eine tiefreichende Pfahlwurzel, aus der die Stängel erwachsen. Charakteristisch für den Odermennig ist, dass sowohl die Blätter als auch der Stängel nur spärlich behaart sind und die Haare an den Stängeln unterschiedliche Längen aufweisen. Der Stängel selbst ist nur leicht verzweigt.

Verwendet werden können die Blätter und Blüten. Die Sammelzeit beginnt vielerorts bereits im Juni.

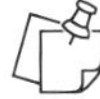

Verwechslungsgefahr:
Der vermeintliche Doppelgänger des Gemeinen Odermennigs ist der Große Odermennig (Agrimonia procera). Bei ihm sind die Blüten jedoch größer und die Stängel sind drüsig behaart. Aus diesem Grund ist diese Pflanze klebrig, riecht jedoch aromatisch. Die Blätter des „großen Bruders" sind nicht filzig.

Anwendungsbereiche: Angstzustände, Appetitlosigkeit, Atemwegsbeschwerden, Bindegewebsschwäche, Blutarmut, Entzündungen (Haut, Kehlkopf, Mund und Rachen, Zahnfleisch), Erkältungsbeschwerden (Fieber, Halsbeschwerden, schwerer Husten, Schnupfen), Gallen- und Lebererkrankungen (Koliken), Geschwüre, Harnwegserkrankungen (Blasenentzündung, Blasenschwäche, Steine), Hautbeschwerden (Cellulite, Ekzeme), Heiserkeit, Hexenschuss, Krebs, Lebererkrankungen, Magen-Darm-Beschwerden (Bauchspeicheldrüse, Entzündung, Erbrechen, Krämpfe), Milzerkrankungen, Mundfäule, Nierenleiden (Steine), Ödeme, Rheuma, Schlafstörungen, Stimmbandreizung und -entzündung, Traumatherapie, nervöse Unruhezustände, Verdauungsbeschwerden (Durchfall), Wundheilung.

Anwendungsmöglichkeit: Odermennig kann als Tee, Tinktur oder für Umschläge verwendet werden. Für den Tee übergießen Sie 1 EL blühendes Kraut mit 250 ml kochendem Wasser. Die Ziehzeit beträgt 10 Minuten. Aufgrund des hohen Anteils an Gerbstoffen sollten Sie nicht mehr als drei Tassen täglich trinken (pro Tag nicht mehr als 6 Gramm des Krautes). Der Tee hilft bei Erkältungsbeschwerden, Blasen- und Nierenentzündungen, Leberbeschwerden, zur Reinigung der Milz und der Nieren. Er unterstützt bei der Ausscheidung von Nierensteinen und stärkt das Immunsystem.

Bei Entzündungen im Mund- und Rachenraum sollten Sie mit dem Odermennig-Tee gurgeln. Dieser Tee ist besonders gut für Redner und Sänger geeignet (z. B. bei Stimmbandreizungen).

Wenn Sie unter Entzündungen im Mund- oder Rachenbereich leiden oder Verdauungsbeschwerden haben, sollten Sie auf eine Tinktur zurückgreifen, für die Sie das ganze Kraut verwenden. Bei Verstopfung sollten Sie allerdings auf Odermennig verzichten. Falls Sie einmal keinen Alkohol zur Hand haben, können Sie einen Auszug auch mit einem Bio-Essig ansetzen.

Zur Kräftigung Ihres Bindegewebes und bei Ekzemen, Geschwüren oder schlecht verheilenden Wunden können Sie einen starken Tee aufbrühen, ihn etwas abkühlen lassen, ein Baumwolltuch damit tränken und dieses auf die entsprechenden Hautpartien auflegen. Diese Umschläge schaffen auch Linderung bei Juckreiz.

Sollten Sie einmal einen langen Fußmarsch planen, legen Sie ein paar frische Blätter des Odermennigs in Ihre Schuhe. Dies verhilft Ihnen zu mehr Ausdauer.

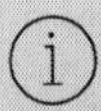

Achtung:
Da Odermennig über einen hohen Anteil an Gerbstoffen verfügt, sollten Sie die Einnahme nicht überdosieren, da es sonst zu Magenbeschwerden und Übelkeit führen kann.

Da die Einnahme von diesem Wildkraut zu Wechselwirkungen mit anderen Medikamenten führen bzw. deren Wirkung beeinflussen könnte, sollten Sie sich zuerst mit Ihrem Arzt oder einem Apotheker besprechen.

Für Kinder ist die Einnahme erst ab dem vollendeten 12. Lebensjahr ratsam.

Heilwirkungen: adstringierend, antibakteriell, antioxidativ, antiviral, appetitanregend, entwässernd, entzündungshemmend, harmonisierend, harntreibend, kräftigend, leberschützend, nervenstärkend, schleimlösend, stoffwechselanregend, wundheilend, zusammenziehend.

Schöllkraut, Großes (Chelidonium majus)

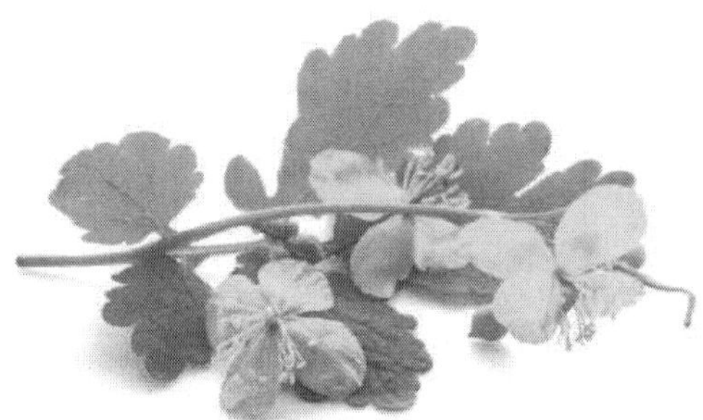

Auch bekannt als Warzenkraut, ist das Große Schöllkraut hauptsächlich in Nord- und Mitteleuropa sowie Westasien in Ländern mit gemäßigten Klimazonen beheimatet und gehört zur Familie der Mohngewächse. Es gedeiht besonders gut an sonnigen und halbschattigen Standorten mit lockeren, nährstoffreichen Böden, vorzugsweise an Bach- oder Flussläufen, auf feuchten Wiesen und Schuttplätzen und in der Nähe von Wohngebieten an den Mauern, und kann eine Höhe von 50 cm erreichen.

Die hellgrünen Blätter sind geschwungen, leicht behaart und fieder-, sogar fast nierenförmig. Sie sind weich und ähneln Eichenblättern. Ihre Ränder sind eingekerbt und am Stängel sind sie wechselseitig angeordnet.

Die goldgelben, zwittrigen Blüten besitzen jeweils nur vier Blütenblätter, was dieses Kraut besonders macht. Aus den Blüten selbst erwachsen später längliche Schoten, die kleine, dunkle Samen enthalten. Die Blütezeit ist von Mai bis Oktober.

Die auffällig behaarten, runden Stängel sind mit feinen Milchröhren durchsetzt und mehrmals verzweigt. Charakteristisch für diese Pflanze ist, dass beim Abbrechen des Stiels ein darin befindlicher gelber Milchsaft austritt. Dieser hat eine ätzende Wirkung, weshalb er als giftig eingestuft wird. Das Schöllkraut wird, obwohl es offiziell nicht genießbar ist, trotzdem in diesem Ratgeber aufgeführt, da diese besondere Flüssigkeit über sehr starke Heilwirkungen verfügt, auf die wir später im Kapitel „Medizinische Anwendungen von A–Z" noch eingehen werden.

Die Wurzeln des Schöllkrauts sind eher flach. Sie bilden ein dichtes Netz von Wurzelhaaren, welche gelblich bis braun gefärbt sind. Diese entspringen einem sehr dunklen Rhizom, das unterirdisch stark verdickt ist.

Erntezeit ist von Mai bis September, in milden Wintern auch ganzjährig.

Charakteristisch für Schöllkraut ist, dass die Blüten jeweils nur über vier Blütenblätter verfügen.

Verwendet werden können – in kleinen Mengen – das blühende Kraut, der gelbliche Milchsaft und die Wurzeln. Allerdings sollten Sie mit diesem Wildkraut nur arbeiten, wenn Sie sich auch tatsächlich mit dem Umgang der darin befindlichen, in hoher Dosierung giftigen Alkaloide auskennen. Es ist hier anzuraten, dass Sie sich hier mit fertigen homöopathischen Präparaten aus dem Handel begnügen. Wird Schöllkraut getrocknet, verliert es im Übrigen seine Giftigkeit. Es handelt sich jedoch nicht um ein herkömmliches Würzkraut.

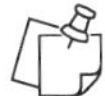

Verwechslungsgefahr:
Durch das sehr ähnliche Aussehen der Blüten ist das Echte Johanniskraut ein würdiger Doppelgänger, aber nicht gefährlich. Unterscheiden lassen sich beide aufgrund der Blattanzahl und des gelblichen Milchsafts, der beim Johanniskraut nicht existiert. Schöllkraut besitzt nur vier Kronblätter, jedoch zahlreiche Staubblätter. Der Ackersenf verfügt ebenfalls über vier gelbe Blütenblätter, diese sind allerdings gefiedert und spitz zulaufend.

Anwendungsbereiche: Allergien, Arteriosklerose, Asthma, Augenerkrankungen, Entzündungen (Augen, Leber, Mundschleimhäute), Gallenbeschwerden (Grieß, Steine), Gelbsucht, Geschwüre, Gicht, Hauterkrankungen (Akne, Ekzeme, Fisteln, Flechten, Hühneraugen, Kontaktdermatitis, Krätze, Nesselsucht, Schwielen), Immunsystem, Krämpfe, Leberbeschwerden, Magen-Darm-Erkrankungen (Reizdarm), Menstruationsbeschwerden, Milzerkrankungen, Ödeme, Reiz- und Krampfhusten, Rheuma, Tuberkulose, Tumore, Unruhezustände, Verdauungsbeschwerden (Verstopfung), Warzenbefall.

Anwendungsmöglichkeit: Als reiner Tee wird das Schöllkraut nur selten verwendet, es kommt jedoch in Teemischungen vor. Der Schöllkrauttee hilft bei Gallenbeschwerden, Magenkrämpfen und Menstruationsbeschwerden. Hierfür übergießen Sie 1 TL frisches oder 2 TL getrocknetes Schöllkraut mit 250 ml kochendem Wasser. Die Ziehzeit beträgt 10 Minuten.

Sowohl der Tee als auch eine Tinktur (des blühenden Krautes) kann äußerlich z. B. für Kompressen oder Umschläge bei Hautproblemen genutzt werden.

Ein Presssaft wirkt besonders stark und sollte nur in kleinen Mengen (maximal 20 Tropfen täglich) eingenommen werden.

Zur Behandlung von Hühneraugen, Schwielen und vor allem Warzen tupfen Sie vorsichtig den gelblichen (ätzenden) Pflanzensaft aus dem Stängel direkt auf die betroffene Stelle. Wiederholen Sie dies mehrere Tage, bis die ungebetenen Gäste verschwinden. Achten Sie unbedingt darauf, dass die umliegende Haut nicht mit dem Saft benetzt wird.

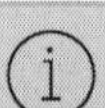

Achtung:
Schwangere und stillende Frauen sowie Kinder unter 12 Jahren sollten Schöllkraut-Präparate nicht verwenden.

Die giftigen Inhaltsstoffe des Schöllkrauts können Allergien auslösen und Hautreizungen hervorrufen. Zudem kann der Saft bei Überdosierung die Leber schädigen.

Heilwirkungen: antibakteriell, antimykotisch, antiviral, abschwellend, beruhigend, blutreinigend, entzündungshemmend, fungizid, gallenflussfördernd, hautreizend, immunstärkend, krampflösend, menstruationsregelnd, schmerzstillend, schweißtreibend, tumorhemmend, verdauungsfördernd, wundheilend, zellwachstumshemmend.

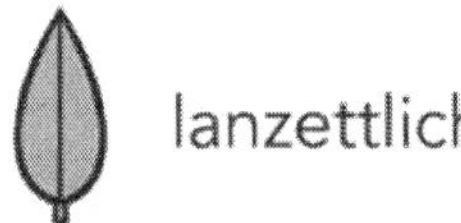

lanzettlich

Acker-Skabiose (Knautia arvensis)

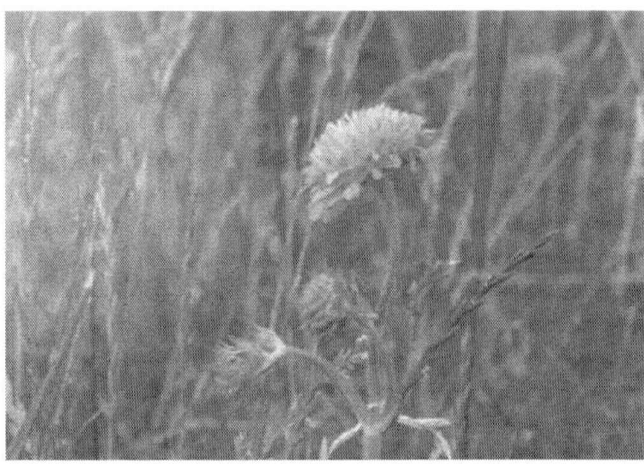

Die Acker-Skabiose ist auch bekannt als Witwenblume, Feld-Krätze oder Grindkraut und eine häufig anzutreffende Wiesenpflanze in Mitteleuropa, aber auch in Asien beheimatet. Sie gehört zu der Familie der Kardengewächse, ist eine sogenannte Halbrosettenpflanze und kann eine Höhe von 30 bis 80 cm erreichen.

Die Witwenblume wächst bevorzugt auf kalkhaltigen, nährstoffreichen, trockenen Böden auf Äckern, an Wegesrändern und auf Wiesen.

Die länglichen grau-grünen Blätter sind fiederspaltig, lanzettlich, ganzrandig, leicht gezahnt und wachsen gegenständig an kurzen Stielen, an denen sich keine Nebenblätter befinden.

Die rosa- bis fliederfarbenen, duftenden Blüten sind korbförmig, symmetrisch, vielzählig und die Kronen wachsen trichterförmig und vierzipfelig. Der kleine Kelch ist vielteilig. Die köpfchenförmigen Blütenstände sind rau behaart und leicht gewölbt. Sie umgibt eine Hülle, die insgesamt etwa 50 Blüten enthält. Ihre Pollen sind rötlich und der Griffel besitzt zwei Narben. Der Boden der Blütenkörbchen ist steif behaart. Ihre Achänen besitzen jeweils einen behaarten Außenkelch. Die Blüten sind eine wichtige Nahrungsquelle für Bienen und Schmetterlinge, während die Samen den Finken und Spatzen Nahrung bieten. Die Blütezeit ist von Mai bis September.

Auf dem Stängel der Acker-Skabiose stehen steife Härchen.

Als Wurzel besitzt die Pflanze ein Rhizom, das als Überdauerungsorgan dient. Die Erntezeit ist von Juli bis August.

Charakteristisch für die Blume sind ihre bizarr aussehenden Knospen. Diese unterscheiden sich sehr von anderen Pflanzen.

Verwendet werden kann das frische Kraut. Da die jungen Blätter etwas bitter schmecken, können Sie sie vor dem Verzehr für zwei Stunden in lauwarmes Wasser legen, um den Geschmack zu mildern.

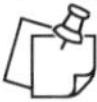

Verwechslungsgefahr:
Die Acker-Skabiose kann mit anderen Scabiosa-Arten verwechselt werden, sie lässt sich jedoch daran unterscheiden, dass die hier vorgestellte unterhalb der Blüte behaart und ihre Krone vierzipfelig ist.

Anwendungsbereiche: Appetitlosigkeit, Bronchitis, Epilepsie, Entzündungen, Flechten, Geschwüre, Halsentzündung, Hauterkrankungen (Ekzeme, Furunkel, Grind, Milbenbefall, Pickel), Husten, Infektionen, Krätze, Kurzatmigkeit, Lungenerkrankungen, Seitenstechen, Verstopfung, Wurmbefall.

Anwendungsmöglichkeit: Als Tee zubereitet, hilft die Skabiose gegen Entzündungen in der Kehle und gegen Husten. Auflagen und Umschläge können Sie äußerlich anwenden bei Analfissuren (rissige Haut um den After herum), Juckreiz, Ekzemen, Hautproblemen, Prellungen, Quetschungen, Schnittwunden, Schwellungen und Verbrennungen oder zur Reinigung. Als Tinktur ist dieses Wildkraut ebenfalls einsetzbar.

Heilwirkungen: adstringierend (zusammenziehend), blutreinigend, harntreibend, schmerzlindernd.

Arnika (Arnica montana)

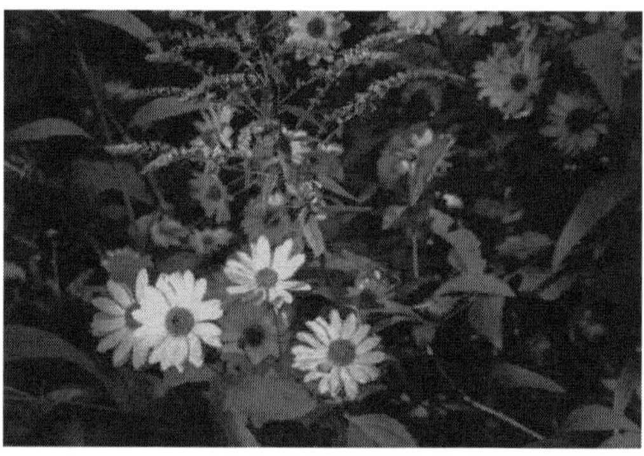

Unter anderem bekannt als Bergwurz, wächst Arnika vorwiegend in den Bergen, vor allen Dingen im Hochschwarzwald und in den Vogesen. Ihre Blätter wachsen in Paaren und sind lanzettlich (spitz zulaufend) geprägt. Sie bilden eine Blattrosette aus, aus der sich im Folgejahr der Stängel und die Blüte entwickeln. Die jeweils untersten Blattpaare sind gewellt und leicht gezahnt.

Arnika gehört zu der Gattung der Korbblütler. Ihre Blüten sind goldgelb. Die Blütezeit ist von Mai bis August. Die Sammelzeit ist im Juli und August. Aber seien Sie achtsam: Da die Arnika vom Aussterben bedroht ist, steht sie in Europa größtenteils unter Naturschutz.

Haben Sie schon gewusst, dass diese Pflanze damals im getrockneten Zustand als Schnupftabak und zum Rauchen verwendet wurde? Aus diesem Grund wird Arnika im Englischen auch als „Mountain tobacco" bezeichnet.

Verwendet werden die Blüten, seltener das Kraut selbst oder die Wurzel.

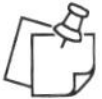

Verwechslungsgefahr:
Arnika kann mit Alant, Habichtskraut (orangerot), Ochsenauge und Wiesen-Bocksbart verwechselt werden. Unterscheiden lassen sie sich durch die behaarten, gegenständigen Blätter, den aromatischen Duft sowie die vielnervigen Zungenblüten (14 bis 17 Blüten).

Anwendungsbereiche: Aphten, Atemwegserkrankungen, Blutergüsse, Bronchitis, Entzündungen (Haut, Mund- und Rachenraum, Gelenke, nach Insektenstichen), Erkältung, Fieber, Frostbeulen, Gicht, Grippe, Heiserkeit, Herzbeschwerden (Herzschwäche), Husten, Krampfadern, Muskelzerrungen, Neuralgien, Prellungen, Quetschungen, rheumatische Beschwerden, Schmerzen, Schwellungen, Sehnenzerrungen, Stoffwechselerkrankungen, Venenentzündungen, Verdauungsbeschwerden (Durchfall, Magenkrämpfe, Seekrankheit), Verrenkungen, Verstauchungen, Wundheilung, Zerrungen.

Anwendungsmöglichkeit: Arnika-Salbe ist Ihnen sicher schon bekannt. Diese können Sie bei Blutergüssen, Gelenk- und Muskelschmerzen sowie Quetschungen, Verstauchungen und Zerrungen nehmen. Gegen unreine Haut können Sie Gesichtsdampfbäder mit den Blüten durchführen und das Arnikaöl können Sie als heilendes Massageöl nutzen. Arnika-Tinktur kann für Umschläge eingesetzt werden, um gegen Schmerzen und Schwellungen vorzugehen. Wie Sie eine Tinktur selbst herstellen können, erfahren Sie im Pflanzenporträt der „Alantwurzel". Zudem können Sie den Absud von Arnika als Badezusatz, Gurgelmittel oder für Umschläge verwenden.

Absud herstellen:
Zerkleinern Sie die Pflanzenteile und geben Sie sie in kaltes Wasser. Die Mischung wird dann erhitzt, sodass die Pflanzenteile für ca. 10 Minuten darin sieden, aber nicht kochen. Nehmen Sie den Topf vom Herd und lassen Sie die Mischung nochmals für weitere 10 Minuten abgedeckt ziehen. Durch dieses Verfahren hat der entstandene Absud die heilenden Wirkstoffe der Pflanze konzentriert übernommen und kann zu medizinischen Zwecken genutzt werden.

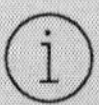

Achtung:
Arnika kann Allergien auslösen. Eine falsche Dosierung kann zudem zu Vergiftungen führen!

Übrigens steht Arnika unter Naturschutz, sodass Sie nur selbst angebaute Pflanzen sammeln und verarbeiten dürfen. Allerdings ist die Aufzucht nicht ganz einfach, denn Arnika muss immer gut feucht gehalten werden und darf nicht gedüngt werden.

Heilwirkungen: antibakteriell, blutreinigend, entzündungshemmend, harntreibend, hautreizend, krampflösend, kreislaufstärkend, schmerzstillend, schweißtreibend.

Beinwell (Symphytum officinale)

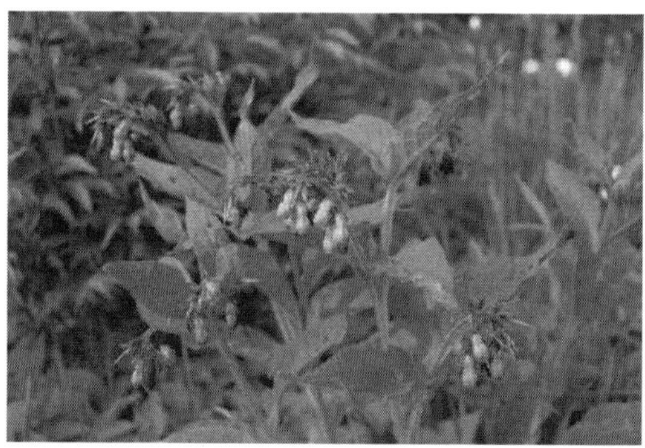

Der Beinwell wird auch als Beinwurz oder Wallwurz bezeichnet. Seinen Namen hat das Kraut erhalten, da seine Inhaltsstoffe, entsprechend verarbeitet, den Beinen gut (well) tun. Er ist vorwiegend in lichten Auwäldern, auf lehmigen Feuchtwiesen oder an Ufern zu finden und ist ein guter Stickstoffanzeiger.

Sein äußeres Erscheinungsbild ist eher rau und spitz und er wächst vorzugsweise an feuchten Plätzen. Seine Blüten sind violett und oft nicht gleich zu erkennen.

Die Blattform ist lanzettlich bis zungenförmig und die Blätter sind behaart, tragen ein wabenförmiges Muster und laufen spitz zu. Die Ränder der Blätter sind glatt und leicht gewellt. Die unteren Blätter sind langstielig und können bis zu 25 cm lang werden. Die Blütenstände sind ebenfalls gestielt.

Die violetten Blüten sind glocken- oder röhrenförmig und werden als zwittrig bezeichnet. Aus der Blüte selbst ragt jeweils ein Griffel heraus. Blütezeit ist Mai bis Juli. Beinwell verfügt über Drüsenhaare (Trichome), die der Pflanze zum Fraßschutz dienen. Der Stängel ist kantig, sein Rand geflügelt. Der Geruch von Beinwell ähnelt dem einer Gurke.

Verwendet werden können die Blüten, Blätter und Wurzeln.

Verwechslungsgefahr:
Tatsächlich ist der stark giftige Rote Fingerhut (Digitalis purpurea) optisch dem Beinwell sehr ähnlich, da auch er über behaarte Blätter verfügt und die Blüten die gleiche Farbe besitzen. Allerdings sind die Blätter beim Fingerhut an der Unterseite grau und filzig, die Blüten beim Beinwell sind eingerollt und hängen nach unten, während die Blüten des Fingerhuts nah beieinanderstehen und wie Glocken wirken. Auch kann Beinwell mit Borretsch oder Natternkopf verwechselt werden, beide Pflanzen sind gesundheitlich gesehen jedoch weniger gefährdend.

Anwendungsbereiche: Arthritis, Arthrose, Asthma, Blutarmut, Bluterguss, Bronchitis, Diabetes, Durchfall, Gastritis, Gelenkschmerzen, Gichtknoten, Grippe, Hämorrhoiden, Hautbeschwerden (Abszesse, Ekzeme, Furunkel, Geschwüre, Geschwulste, Schuppenflechte), Hornhaut, Husten, Insektenbisse und -stiche, Juckreiz, Knochenbrüche, Knochenhautentzündung, Krampfadern, Lungenentzündung, Magenschleimhautentzündung, Muskelkater, Narbenschmerzen, Nasennebenhöhlenentzündung, Nierenerkrankung, Phantomschmerzen, Prellungen, Quetschungen, Rheuma, Schleimbeutelentzündung, Schmerzen, Sehnenscheidenentzündung, Verdauungsprobleme, Verletzungen des Bewegungsapparates, Verspannungen, Verstauchungen, Wundheilung (eitrig, Brand- und Schnittwunden), Zerrungen.

Anwendungsmöglichkeit: Am häufigsten wird Beinwellsalbe bei Verletzungen verwendet, indem diese auf der betroffenen Stelle eingerieben wird. Selbstverständlich können Sie Beinwell auch in Form von Tee oder als Tinktur für Umschläge verwenden. Hierfür tränken Sie ein sauberes Baumwolltuch mit Beinwelltee oder -tinktur und legen es auf das verletzte Körperteil auf. Möchten Sie einen Breiumschlag verwenden, zerkleinern Sie zunächst die frische Beinwellwurzel, bis ein Brei entsteht. Dieser wird auf die betroffene Stelle aufgetragen und mit einem Tuch zugedeckt. Ist keine Wurzel zur Hand, können Sie auch einfach auf Blätter zurückgreifen, ohne diese vorher zerkleinern zu müssen. Derlei Umschläge können Sie für ein paar Stunden dort belassen, um Schmerzen zu lindern und die Wundheilung zu fördern. Während der Schwangerschaft darf Beinwell weder innerlich noch äußerlich verwendet werden.

Heilwirkungen: adstringierend, beruhigend, blutbildend, blutreinigend, blutstillend, entzündungshemmend, erweichend, kühlend, lindernd, reizlindernd, schmerzstillend, wundheilend.

Brennnessel, Große (Urtica dioica)

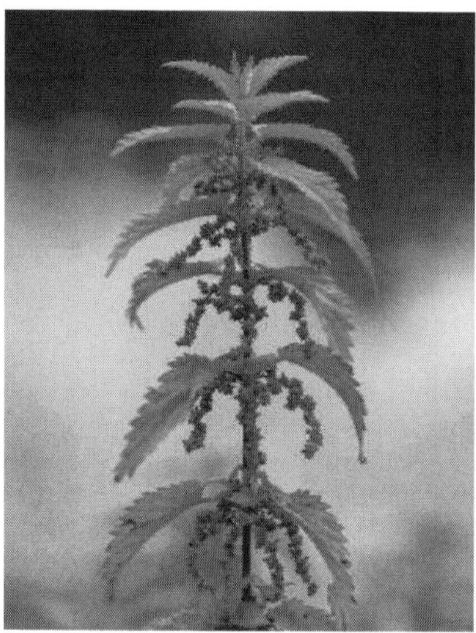

Sie hat ihren Ursprung in Mitteleuropa und gilt als sehr anspruchslos. Die Brennnessel wächst in Gruppen und bevorzugt ausreichend feuchte, nährstoff- und stickstoffreiche Böden, weshalb sie auch als Stickstoffanzeiger gilt. Oftmals ist sie auch in der Nähe von Flussrändern und Gewässern wie Teichen oder Tümpeln zu finden.

Brennnesseln können normalerweise eine Höhe von bis zu einem Meter erreichen und sind vor allem in der Nähe von Siedlungen und am Waldrand anzutreffen. Die kreuzgegenständig gesägten Blätter sind mit kleinen Brennhaaren versehen. Sie sind entweder eiförmig, elliptisch oder kreisförmig, meistens jedoch lanzettlich geformt. Die an der Sprossachse sitzenden Laubblätter sind in Blattspreite und Blattstiel gegliedert. Die Blattränder sind in der Regel grob gezähnt.

Ihre gelblichen Blüten sind eher unscheinbar und hängen als Rispen von den oberen Blattständen herab. Der vierkantige Stängel ist aufrecht, mit Borstenhaaren besetzt und teilweise verzweigt. Die Brennnessel verfügt über ein kräftiges, meist rotbräunliches Rhizom, von dem viele kleine, verzweigte Wurzeln abgehen. Die Blütezeit ist von Juni bis Oktober. Geerntet werden können die Blätter der Brennnessel fast das ganze Jahr über, die beste Zeit ist jedoch von Juni bis September.

Die Brennnessel ist bekannt für ihre brennenden Eigenschaften und wird daher bedauerlicherweise von vielen Menschen immer noch als lästiges Unkraut abgetan.

Warum es brennt:
Brennnesseln verfügen über sogenannte Brennhaare, die schon bei einer leichten Berührung abbrechen und ihr Nesselgift auf der Haut entleeren. Die Brennhaare dienen zum Schutz gegen Fressfeinde und befinden sich hauptsächlich an der Blattoberseite. Unter dem Mikroskop betrachtet, sind die Härchen im oberen Bereich durch eingelagerte Kieselsäure gehärtet und spröde. Dadurch können sie schnell brechen. Der untere Teil ist flexibel und stark angeschwollen. Er ist mit Brennflüssigkeit gefüllt und sein zur Seite gerichtetes Köpfchen verfügt über eine sehr dünne Wand, die als Sollbruchstelle dient. Nach einer Berührung bricht besagtes Köpfchen sofort ab und hinterlässt eine scharfe, schräge Schnittstelle, die sehr an eine Spritzenkanüle erinnert. Das spitze Härchen sticht förmlich wie eine Nadel in die Haut des Berührenden und sein Inhalt (Acetylcholin, Ameisensäure, Histamin, Natriumformiat und Serotonin) wird mit Druck in die kleine Wunde hineinbefördert. Dies verursacht direkt den brennenden Schmerz und die Haut rötet sich. Das injizierte Nesselgift kann zusätzlich zu Juckreiz und auch zu Quaddeln (Schwellungen) führen.

Übrigens: Aus diesem Grund ist die Brennnessel der Namensgeber für die Nesselsucht (Urtikaria), auch wenn das Kraut selbst nicht die Ursache für die Symptome dieser Krankheit ist.

Um Ihr Wissen zu vervollständigen, wird nun im Folgenden erläutert, was bei einem schmerzhaften Kontakt mit Brennnesseln zu tun ist. Zur Linderung des brennenden Gefühls und der Hautreaktionen dienen folgende Tipps:

- Sie sollten an der betroffenen Stelle keinesfalls kratzen und die Haut in den ersten Minuten möglichst nicht berühren. Ansonsten würden Sie die abgebrochenen Brennhaare noch weiter in die Haut reiben und die Brennflüssigkeit zusätzlich verteilen.
- Im nächsten Schritt sollten Sie die betroffene Hautfläche mit lauwarmem Wasser und Seife vorsichtig waschen und mit kaltem Wasser abspülen. Dies sorgt in der Regel dafür, dass mögliche Quaddeln zeitnah verschwinden.
- Wenn die Haut noch weiter brennt, kühlen Sie die Kontaktstelle zum Beispiel mit einer Kältekompresse oder einem Kühlpack.
- Sollte alles Bisherige nicht ausreichend lindern, behelfen Sie sich mit einem Klebeband, das Sie behutsam auf die betroffene Hautfläche legen und dann vorsichtig wieder abziehen. Unter Umständen müssen Sie diesen Vorgang einige Male wiederholen.
- Im letzten Schritt ist eine hydrocortisonhaltige Creme zu empfehlen, die Sie rezeptfrei in einer Apotheke erhalten.

Um gar nicht erst in diese missliche Lage zu geraten, erfahren Sie nun, wie Brennnesseln „gefahrlos" zu pflücken sind. Wichtig zu wissen ist, dass die Brennhaare immer in eine bestimmte Richtung wachsen: An den Blättern wachsen sie von der Pflanze weg und am Stängel wachsen sie nach oben. Daher können Sie die jeweiligen Pflanzenteile am besten von unten nach oben anfassen. Auf diese Weise können die fiesen, kleinen Härchen nicht brechen und bleiben somit inaktiv. Natürlich braucht dies ein wenig Übung, aber mit etwas Geduld wird es Ihnen sicher gelingen. Sollte es nicht klappen, können Sie immer noch zu dicken Gartenhandschuhen greifen.

Der Geschmack der Brennnessel erinnert übrigens an Spinat, ist jedoch aromatischer und würziger. Die Samen der Brennnessel schmecken dagegen eher nussartig.

Verwendet werden können die Blätter, Blütenknospen, Samen und Wurzeln.

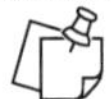

Verwechslungsgefahr:
Die kleine Brennnessel (Urtica urens) ist der großen Brennnessel sehr ähnlich und wird ebenfalls als Heilpflanze und zum Verzehr verwendet. Der markante Unterschied beider Pflanzen liegt darin, dass die Brennflüssigkeit der „kleinen Schwester" deutlich schmerzhafter ist.

Anwendungsbereiche: Appetitlosigkeit, Blasenbeschwerden, Bluthochdruck, senkt den Blutzuckergehalt, Diabetes, Durchblutungsstörungen, Durchfall, Erkältungsbeschwerden (Husten, Schnupfen), Frühjahrsmüdigkeit, Gelenkbeschwerden, Gicht, Harnwegserkrankungen, Juckreiz, Magenerkrankungen, Menstruationsbeschwerden, Nierenleiden, Reizblase, Rheuma, Schuppen, Stoffwechselerkrankungen, Verdauungsprobleme (regt Ausscheidungen an), Verstopfung.

Anwendungsmöglichkeit: Brennnesseltee reinigt das Blut, regt den Stoffwechsel an und spült die Giftstoffe aus dem Körper, was bei Gicht- und Rheumaerkrankungen besonders wichtig ist. Hier ist eine 6-wöchige Kur (3 x täglich 1 Tasse Tee – dies gilt auch für Kinder ab 6 Jahren) zu empfehlen. Zudem fördert er die Entschlackung des Körpers. Brennnesselsaft wirkt harnlösend (gut für Ihre Nieren) und baut die Harnsäure im Körper ab (ebenfalls gut bei Gicht und Rheuma).

Brennnesselsaft herstellen:
Zunächst zerschneiden Sie die ganze Pflanze in kleine Stücke und legen diese für 24 Stunden in reines (gefiltertes) Wasser ein. Am darauffolgenden Tag pressen Sie die Pflanzenteile gut aus und fangen den Saft durch ein Sieb auf. Nun können Sie den Saft genießen und sogar noch einer Frühjahrsmüdigkeit entgegenwirken.

Brennnessel-Haarwasser:
Hierfür zerkleinern Sie 250 g Brennnesselwurzeln, geben diese in ein großes Gefäß und füllen es mit 1 Liter Wasser und 0,5 Liter Weinessig auf. Danach kochen Sie die Mischung für eine halbe Stunde und schon können Sie

Ihr Haarwasser benutzen. In der Regel sollte dies mindestens einmal pro Woche in die Kopfhaut einmassiert werden. Dadurch soll altersbedingter Haarausfall reduziert werden.

Bei Nasenbluten können Sie getrocknete Blätter schnupfen, das stoppt die Blutung. Wenn Sie unter Haarausfall oder Schuppen leiden sollten, können Sie die Brennnessel auch als Haarwasser einmassieren. Eine Tinktur aus Brennnesseln (1 kg Brennnesseln + 2 Liter 70-prozentigen Alkohol acht Tage ziehen lassen) hilft gegen Schuppen. Ein Aufguss (500 g Brennnesseln + 2 Liter Wasser) reicht als Badezusatz für ein Vollbad, um gegen Gliederschmerzen und Hautprobleme vorzugehen. Sollten Sie sich erschöpft fühlen, geben Ihnen die Brennnesselsamen wieder Kraft.

Sollten Sie jedoch unter Ödemen (Wasseransammlungen) leiden, ist von Brennnesselanwendungen abzusehen.

Heilwirkungen: aphrodisierend, blutreinigend, blutbildend, blutdrucksenkend, blutzuckersenkend, blutstillend, durchblutungsfördernd, entwässernd, entzündungshemmend, gefäßerweiternd, unterstützt den Haarwuchs, harntreibend, reinigend (Magen), milchtreibend, schleimlösend, stoffwechselfördernd.

Galgant, Echter (Alpinia officinarum)

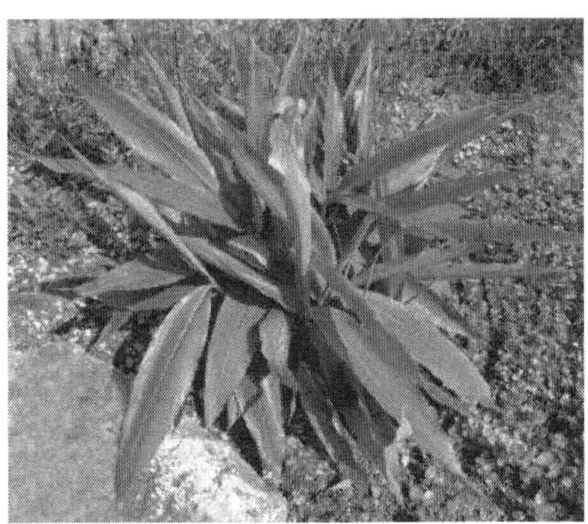

Auch bekannt als Galgantwurzel, Fieberwurzel oder Laos-Pulver, kam der Echte Galgant im 8. Jahrhundert ursprünglich aus Asien nach Europa und wurde auch gern von Hildegard von Bingen als Heilmittel genutzt. Er gehört zu den Ingwergewächsen. Obwohl der Echte Galgant vorwiegend in Indonesien vorkommt, findet er nun auch im deutschsprachigen Raum viel Anklang. Seine Blätter, die als Staude wachsen, werden bis zu 1,5 m hoch.
Galgant bevorzugt einen nährstoffreichen, möglichst trockenen Waldboden. Wenn Sie ihn selbst kultivieren möchten, muss der Boden oft gedüngt werden, da die Wurzeln diesen sehr beanspruchen.

Die schilfähnlichen, dicklichen Blätter wachsen als Staude, wirken lanzettlich und können bis zu 30 cm lang und bis zu 2,5 cm breit werden. Die Laubblätter sind ganzrandig, zweizeilig angeordnet und ungestielt.

Die weißen, zwittrigen Blüten tragen rötliche Linien, die in traubenförmigen Blütenständen zusammenstehen, die kleine Hochblätter tragen. Die Kelchblätter sowie die Kronblätter sind verwachsen. Ihr Fruchtknoten ist behaart und entwickelt sich später zu einer roten, rundlichen Kapselfrucht. Die Blütezeit ist von April bis September. Die roten Früchte werden von Mai bis November gebildet.

Die Galgantwurzeln sind weiß, haben eine bräunliche Schale und ähneln der Ingwerwurzel. Die Rhizome wachsen horizontal, schlank-zylindrisch in der Erde und können bis zu einem Meter lang und 2 cm dick werden.

Die Erntezeit variiert stark. In Asien wird die Galgantwurzel oftmals erst verwendet, wenn sie mindestens sieben Jahre alt ist. In Europa wird die Wurzel bereits nach neun oder zehn Monaten ausgegraben, gereinigt, in 10 cm lange Stücke geschnitten, getrocknet und zu Pulver vermahlen.

Charakteristisch für Galgant ist der holzig-würzige Geruch. Zudem schmeckt die Wurzel bitter aromatisch und scharf wie die Ingwerwurzel.

Verwendet werden können die Wurzeln.

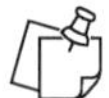

Verwechslungsgefahr:
nicht bekannt

Anwendungsbereiche: Appetitlosigkeit, depressive Verstimmungen, Erschöpfung, Entzündungen, Fieber, Frauenleiden (Menstruation, Wechseljahresbeschwerden), Herzprobleme, Gliederschmerzen, grippale Infekte (Schüttelfrost), Immunschwäche, Krämpfe, Krebs, Magen-Darm-Beschwerden (geringe Magensäfte, Reisekrankheit, Sodbrennen, Übelkeit, Völlegefühl), Schmerzen (Rücken), Schwächeanfälle, Verdauungsbeschwerden.

Anwendungsmöglichkeit: Schon Hildegard von Bingen bezeichnete Galgant als „das Gewürz des Lebens". In der Regel wird Galgant als Tee zubereitet. Hierfür schneiden Sie ein daumengroßes Stück der frischen oder getrockneten Wurzel in kleine Stücke (wahlweise 1 TL gemahlenes Galgantpulver) und übergießen die Wurzel oder das Pulver mit kochendem Wasser. Die Ziehzeit beträgt 10 Minuten. Der Tee (maximal 3 Tassen pro Tag) sollte in kleinen Schlückchen lauwarm getrunken werden. Für Kinder ist der Tee ab 6 Jahren geeignet. Bei Fieber bietet sich der Tee besonders an, denn da Galgant wärmend wirkt, produziert der Körper weniger Hitze und das Fieber kann sinken. Galganttee ist aufgrund seiner belebenden Wirkung auch ein ausgezeichneter Ersatz für den Morgenkaffee.
Falls Sie an einer Erkältung oder an Halsschmerzen leiden, können Sie ein kleines Stück der Wurzel, wenn sie Ihnen nicht zu scharf ist, auch im Mund lutschen und auf diese Weise die ätherischen Öle über die Mundschleimhäute wirken lassen. Auf diese Weise werden Bakterien besonders schnell abgetötet.

Galgant-Öl hilft u. a. bei Erschöpfungszuständen und Stimmungsschwankungen.

Heilwirkungen: anregend, antiviral, belebend, beruhigend, energetisierend, entschlackend, entzündungshemmend, gefäßöffnend, krampflösend, regt die Magensäure, den Speichelfluss und die Verdauungssäfte an, schmerzlindernd, stärkend, verdauungsfördernd, wärmend.

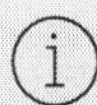

Achtung – Nebenwirkungen:
Bei zu hoher Dosierung können Magenschmerzen auftreten. Zudem sollten Sie Galgant aufgrund der krampflösenden Eigenschaften nicht während der Schwangerschaft einnehmen, da es ansonsten zu verfrühten Wehen kommen kann.

Goldrute, Echte (Solidago virgaurea)

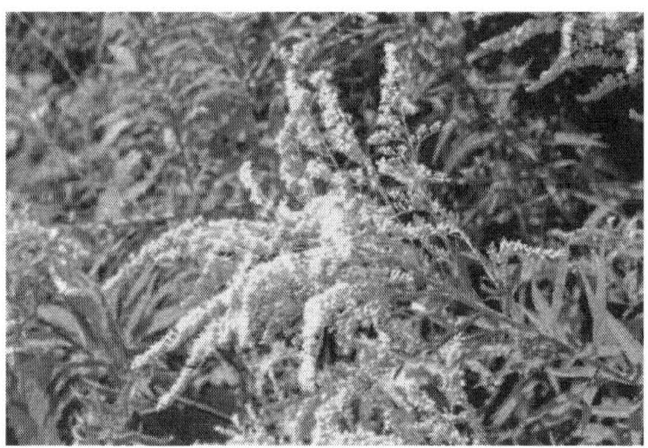

Die Echte Goldrute ist auch bekannt als Gewöhnliche Goldrute, Goldraute oder Solidago, gehört zur Familie der Korbblütler und kann eine Höhe von 60 bis 100 cm erreichen. Zuhause ist sie in allen asiatischen und europäischen Ländern sowie in Nordafrika. Ihr bevorzugter Standort sollte sonnig und trocken sein und über einen kalkhaltigen, eher lehmigen, schweren Boden verfügen. Die Goldrute finden Sie, meist in größerer Anzahl, in Gräben, Waldlichtungen, an Wegrändern und auf Schotterplätzen, trockenen Wiesen und Weiden. Sie ist aufgrund ihrer starken Nektarbildung ein beliebtes Bienen- und Insektenkraut und gilt als ökologisch besonders wertvoll.

Die Goldrute verfügt über langstielige Grundblätter sowie kurzstielige Laubblätter. Diese können entweder glatt oder behaart sein und stehen wechselständig am Stängel. Die Blätter sind länglich lanzettlich und können eine Länge von 10 cm erreichen. Sie sind nach oben hin zugespitzt und haben eine große, unbehaarte Blattoberfläche. Der Blattrand ist oftmals fein gezähnt und die Blattnerven ähneln größeren Zellstrukturen.

Die kleinen, gelben Blüten wachsen in körbchenförmigen Blütenständen, die an Rispen erinnern. Die glockenförmigen, manchmal auch zylindrischen Blütenkörbchen stehen nur selten einzeln da. Außen befinden sich Zungenblüten (sogenannte Strahlenblüten) und in der Mitte Röhrenblüten. Ihr Boden ist von vielen Hüllblättern umgeben, die in drei bis fünf Reihen stehen. In jedem Blütenkorb können sich 20 Einzelblüten befinden, die locker angeordnet sind. Nach der Befruchtung erwachsen aus den Blüten kleine, behaarte Nussfrüchte. Die Blütezeit ist von Juni bis August.

Der meist aufrechte, rundliche Stängel ist in der Regel glatt, nur selten fein behaart und nicht verzweigt (Ausnahme: im oberen Bereich). Entweder ist er grünlich oder rötlich gefärbt.

Die Goldrute bildet Rhizome, die als Überdauerungsorgane dienen. Der Wurzelstock ist buschig, wirkt knotig und teilweise auch walzenähnlich. Die dunkelbraunen Ausläufer tragen gröbere Wurzelhaare.

Die Erntezeit ist, wie die Blütezeit, von Juli bis September. Hierfür wird das obere Drittel der blühenden Pflanze geerntet.

Charakteristisch an der Goldrute ist der aromatisch herbe, honigartige Geschmack der Blüten. Die jungen Triebe erinnern geschmacklich dagegen eher an grüne Bohnen.

Verwendet werden die Blätter, die Blüten und die Samen.

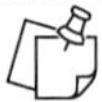

Verwechslungsgefahr:
Die Riesen-Goldrute kann hier als Doppelgänger genannt werden, ihre Wuchshöhe ist jedoch viel größer. Zudem unterscheiden beide Pflanzen sich dadurch, dass die Echte Goldrute einzelnstehende, größere Blüten und längere Zungenblüten besitzt.

Anwendungsbereiche: Asthma, Darmerkrankungen, Diabetes, Fisteln, Geschwüre, Gicht, Harnwegserkrankungen, Insektenstiche, Nieren- und Blasenbeschwerden (Entzündungen, kleine Nierensteine, Koliken), Ödeme, Prostatavergrößerung, Rheuma, Stoffwechselerkrankungen, Verdauungsprobleme (Blähungen, Durchfall), Wundheilung, Zahnfleischerkrankungen.

Anwendungsmöglichkeit: Als Nierenheilmittel ist die Goldrute besonders hervorzuheben. Hierfür können Sie die Blüte als Tee aufbrühen, eine Tinktur oder auch einen Kräuterwein verwenden. Bei einer Harnwegsinfektion, Blasen- oder Nierenleiden werden für den Tee 2 TL des Krautes pro Tasse mit kochendem Wasser aufgegossen und in kleinen Schlückchen getrunken. Der Tee stärkt zudem das Gewebe und baut es neu auf. Auch kann er als Mund- oder Vaginalspülung eingesetzt werden. Durch seine entwässernde Wirkung ist er auch ein guter Begleiter bei Fastenkuren. Statt eines heißen Tees können Sie aus der Goldrute auch einen Kaltansatz erstellen. Diesen sollten Sie vor der Nutzung jedoch ca. 12 Stunden ziehen lassen.

Bei Insektenstichen oder stumpfen Wunden zerstampfen Sie die Goldrutenpflanze und legen sie auf die Stichstelle auf. Sie können hierfür natürlich auch einen Umschlag mit dem Tee tränken. Bei Halsentzündungen kauen Sie die Blüten.

Bei Geschwüren und Wunden wird die getrocknete Goldrute zunächst pulverisiert, auf die betreffende Hautpartie gestreut und sanft eingerieben. Bei Entzündungen im Rachenraum oder bei Zahnschmerzen wird mit dem Goldrutentee gegurgelt oder der Mund ausgespült. Sie können jedoch auch das Kraut in Wasser oder Rotwein erhitzen (nicht kochen) und dann trinken oder damit gurgeln.

Sie können das frische, blühende Kraut aber auch als Tinktur zubereiten. Hier sollten Sie jedoch darauf achten, dass Sie bei der Einnahme reichlich Wasser dazu trinken.

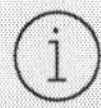

Achtung:
Bei Nierenentzündung oder -versagen sollten Sie keinesfalls die Goldrute anwenden, da sie die Niere reizen könnte.

Heilwirkungen: adstringierend, antibakteriell, antifungizid (gegen Pilzerkrankungen), ausschwemmend, blutreinigend, entzündungshemmend, harntreibend, immunstärkend, krampflösend, ödemhemmend, schmerzlindernd, steigert die Harnmenge (beugt so einer Steinbildung vor), wundheilend.

Habichtskraut, Kleines (Hieracium pilosella)

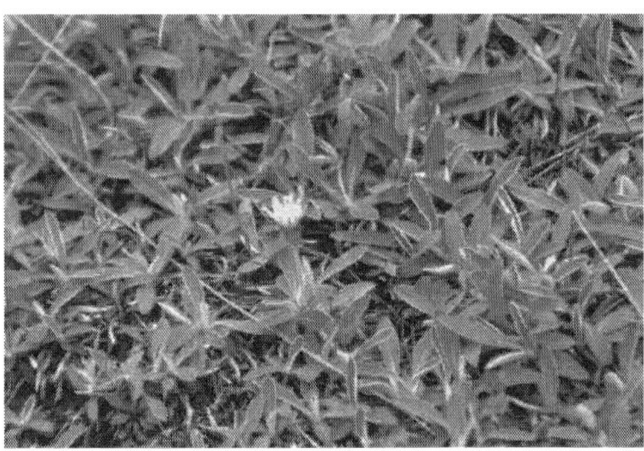

Auch bekannt als Mausohr oder Ohrenkraut, ist das Kleine Habichtskraut in ganz Europa weit verbreitet und gehört zu der Familie der Korbblütler. Ein Volksglaube besagt, dass Habichte dieses Kraut fressen würden, um ihre Sehstärke zu schärfen. Da es sehr viel Licht zum Wachsen benötigt, wächst es gern an Feldrändern, in Waldlichtungen und auf trockenen Wiesen und erreicht durchschnittlich eine Höhe von bis zu 30 cm. Man kann es auch auf felsigem, trockenem Boden, auf Geröllfeldern oder auf Heiden antreffen. Das Kleine Habichtskraut ist ein Stickstoffanzeiger.

Am Boden bildet es eine Blattrosette mit lanzettlichen bis schmal-elliptischen, fein gezähnten Blättern, die an der Oberseite hellgrün bis blaugrün und an der Unterseite weißfilzig sind. Sie sind vereinzelt mit Borsten besetzt, ansonsten behaart. Die Blattspreiten sind in der Regel fiederteilig, die Ränder sind teilweise glatt, meistens jedoch gezähnt.

Seine Blüten sind meistens leuchtend gelb, manchmal orange- bis rotfarben, und erinnern, grob betrachtet, an Löwenzahn. Oft stehen die körbchenförmigen Blütenstände in verzweigten Gesamtblütenständen. Die Hüllblätter stehen in zwei Reihen und der Blütenstandsboden ist eher flach. Ihre Blütenkörbe tragen diverse, meist gelbe Zungenblüten, die fünfzipfelig sind. Die Achänen besitzen oftmals zehn Rippen in rotbrauner bis schwarzer Färbung, der Pappus selbst besteht aus bis zu 80 weißen Borstenhaaren, die in mehreren Reihen stehen können. Die Blütezeit ist von Mai bis August. Je nach Wärme- und Lichteinwirkung kann sie aber auch bis in den Oktober gehen. Die Erntezeit ist ebenfalls von Mai bis Oktober.

Das Kleine Habichtskraut hat fein behaarte Stängel und teilweise lange, beblätterte Ausläufer. Seine Wurzeln bilden oftmals eine Pfahlwurzel oder auch Ausläufer.

Charakteristisch für das Kleine Habichtskraut ist, dass es leicht psychoaktiv wirkt und daher sicher auch den weniger bekannten Beiname „der kleine Bruder des Hanfs" trägt.

Verwendet werden kann das komplette Kraut einschließlich der Wurzeln.

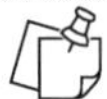

Verwechslungsgefahr:
Eine Verwechslung mit dem ebenfalls genießbaren Löwenzahn ist möglich wegen der gelben Korbblüten, doch beim Habichtskraut sind die Blüten kleiner. Im Übrigen sind die Blätter anders geformt und sein Stängel ist rauer.

Anwendungsbereiche: Atemwegserkrankungen (Asthma), Entzündungen (Mund- und Rachenraum, Darm- und Magenschleimhaut), grippale Infekte, Halsschmerzen, Heiserkeit, Herzschwäche, Husten, Krämpfe, Kreislauferkrankungen, Leber-, Nieren- und Blasenleiden (Steine), Menstruationsbeschwerden, Ödeme, Sehschwäche, Verdauungsbeschwerden (leichter Durchfall), Wundheilung.

Anwendungsmöglichkeit: Sie können Habichtskraut als Tee zum Gurgeln, Spülen und Trinken verwenden, wenn Sie z. B. unter Entzündungen im Mund- und Rachenraum leiden. Bei Durchfall trinken Sie am besten eine Tasse Tee und verwenden dafür 2 TL des Krautes pro Tasse. Aufgrund der Bitterstoffe ist der Tee für Kinder nicht geeignet.

Abgekühlten Tee können Sie für Augenspülungen verwenden. Und ein Sud (Aufguss) aus dem Habichtskraut hilft gegen Atemwegserkrankungen, Darmbeschwerden, Durchfall und Hauterkrankungen und -geschwüre.

Aufgrund seiner psychoaktiven Wirkstoffe wird das Habichtskraut auch zu Rauschzwecken eingesetzt.

Heilwirkungen: adstringierend, antioxidativ, beruhigend, blutbildend, entzündungshemmend, harntreibend, krampflösend, schleimlösend, schweißtreibend, tonisierend und stärkt das Herz und die Sehkraft.

Kerbel, Wilder (Anthriscus cerefolium)

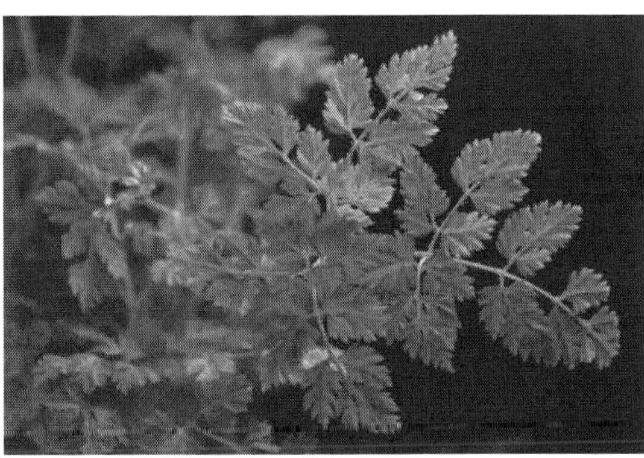

Der Wilde Kerbel ist auch bekannt als Suppenkraut, kommt ursprünglich aus dem Mittelmeerraum und Osteuropa, ist mittlerweile jedoch weltweit daheim. Er gehört zu den Doldenblütlern. Er bevorzugt offene, halbschattige Standorte wie Brachflächen, Waldränder und lichte Wälder, liebt einen durchlässigen, humosen Boden und kann eine Wuchshöhe von 60 cm erreichen.

Die hellgrünen, zarten Blätter sind zwei- oder dreifach gefiedert und ausgesprochen weich. Sie besitzen einen dreieckigen Umriss.

Ihre eiförmigen Fiederblättchen sind fiederspaltig. Die Blattform ist breit lanzettlich und länglich. Der Geschmack der Blätter ist aromatisch fein und erinnert an Anis oder Petersilie. In der Natur gibt es vom Wilden Kerbel sowohl glatte wie auch gekräuselte Sorten.

Die kleinen, weißen Kerbelblüten sind eher unscheinbar und wachsen an Dolden. Sie besitzen am Rand kleine, gefranste Hüllen, die Trageblätter der Dolden. Ihre Kronblätter sind gekerbt, besitzen jedoch keinen Kelch. Die Form der Blüten ist strahlenförmig. Die Blütezeit ist von April bis Juli. Der Fruchtknoten trägt jeweils zwei kurze Griffel. Die späteren dunklen Spaltfrüchte sind länglich und glänzend und werden als Doppelachänen bezeichnet. Sie riechen ebenfalls nach Anis.

Die runden, hohlen Stängel sind ästig, behaart und fein gerillt. Im Übrigen sind die Stängel von Kerbel nicht gefleckt.

Die dünnen, weißlichen Wurzeln sind flachwachsend und spindelförmig. Jene Pflanzenteile, die oberhalb der Erde wachsen, sind – bis auf die Frucht selbst – behaart. Das Wuchsverhalten des Kerbels ist horstbildend.

Die Erntezeit beginnt mit der Blütezeit im April und läuft bis zum September. Kerbel sollten Sie immer frisch verzehren, da er im getrockneten Zustand schnell an Aroma verlieren kann. Falls Sie ihn dennoch konservieren möchten, sollten Sie ihn bestenfalls tiefgefrieren oder, nachdem Sie ihn kleingehackt haben, im Eiswürfelbehälter einfrieren.

Typisch für Kerbel ist die würzig-lauchige Note. Zudem duften alle Pflanzenteile nach Anis und der leicht süßliche Geschmack erinnert an Anis, Fenchel oder Petersilie.

Verwendet werden können die Blätter, Blüten, Früchte und Wurzeln.

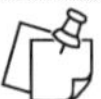

Verwechslungsgefahr:
Zum Verwechseln ähnlich sind Kerbel und der hochgradig giftige Gefleckte Schierling *(CONIUM MACULATUM)*. Zu unterscheiden sind sie an ihren Stängeln. Während der Stängel beim Gefleckten Schierling mit rotbraunen bis violettfarbenen Flecken versehen ist (daher auch die Bezeichnung „gefleckt“), ist der Stängel von Kerbel nicht gefleckt. Ein weiteres markantes Unterscheidungsmerkmal ist der Geruch: Während Kerbel aromatisch duftet, erinnert der Geruch des Gefleckten Schierlings an den Urin von Nagetieren.

Ein weiterer Doppelgänger ist der ebenfalls giftige Wasserschierling (Cicuta virosa). Dieser ist nicht gefleckt und sein Geruch erinnert eher an Sellerie. Wenn Sie nicht sicher sein sollten, um welche Pflanze es sich nun genau handelt, wäre es ratsam, den vermeintlichen Kerbel am Ufer stehen zu lassen.

Anwendungsbereiche: Augenentzündungen, Blutgerinnsel, Hauterkrankungen (Abszesse, Ekzeme), Erkältungsbeschwerden (Verschleimungen), Fieber, Galle-, Leber- und Nierenbeschwerden, Gedächtnisstörungen, Gicht, Hautunreinheiten, Kopfschmerzen, Kreislaufschwäche, Ödeme, Schlafstörungen, Verdauungsstörungen.

Anwendungsmöglichkeit: Als Tee zubereitet, unterstützt Kerbel bei der Blutreinigung, fördert den Harndrang, regt den Stoffwechsel an und ist aus diesen Gründen durchaus zum Entschlacken bei einer Frühjahrskur geeignet. Der Tee kann auch für Augenkompressen genutzt werden oder bei Blutgerinnseln.

Das ätherische Öl sowie die im Kerbel befindlichen Bitterstoffe unterstützen die Nierentätigkeit sowie die Verdauung und ein frisch gepresster Kerbelsaft dient als Tonikum (zur Stärkung).

Ein Absud aus dem Kraut hilft Frauen, die in den Wehen liegen, indem sie darin baden. Und bei Schluckauf genügt es, einige Samen zu kauen, um das Zwerchfell zu beruhigen.

Heilwirkungen: blutbildend, blutreinigend, entgiftend, entschlackend, entwässernd, harntreibend, kreislauf-, stoffwechsel- und verdauungsfördernd, schleimlösend, schweißtreibend, tonisierend.

Kletten-Labkraut (Galium aparine)

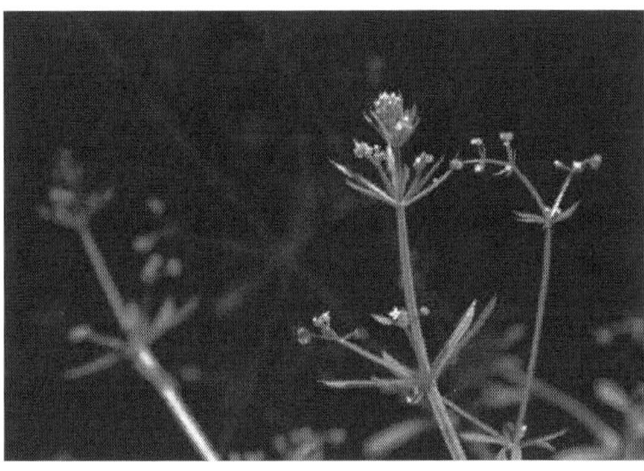

Dieses Wildkraut ist Ihnen sicherlich bereits bekannt, da es sich gern bei Spaziergängen an der Kleidung festsetzt. Volkstümlich wird es auch Klebgras oder Klimme genannt. Ursprünglich kommt das Kletten-Labkraut aus Europa und dem westlichen Asien und lebt bevorzugt in Auwäldern, auf nährstoffreichem Brachland, landwirtschaftlichen Flächen und an Waldrändern. Es wächst gern an anderen Pflanzen und Zäunen hoch und kann eine Höhe von bis zu einem Meter erreichen. Bei dem Labkraut spricht man jedoch nicht von Ranken, sondern es verfügt über winzig kleine Stacheln, die sich leicht überall einhalten können. Aus diesem Grund erhalten Sie den Eindruck, dass es an Ihnen „festklebt".

Die einadrigen Blätter des Kletten-Labkrautes sind schmal, lanzettlich bis elliptisch und mit kleinen Drüsenhaaren besetzt. An den Sprossachsen sind sie ebenfalls behaart und stehen als Quirle von dem Stängel ab. In der Regel besitzt eine Pflanze zwischen sechs bis neun Quirle. An der Oberseite der Blätter befinden sich Borsten und am Rand rückwärts gerichtete Stacheln. Die Blattspitze selbst trägt eine Stachelspitze, um sich ebenfalls anheften zu können.

Die Blütenstände bestehen aus bis zu fünf Blüten, die eine sogenannte Trugdolde bilden. Die Blüten sind vierzählig und zwittrig. Ihre Blütenkrone verfügt über vier Kronlappen und vier Staubblätter. Die zwei Griffel sind miteinander verwachsen. Die Blütezeit ist von Juni bis September.

Die aufrechten Stängel sind lang, vierkantig, verzweigt und mit Borsten versetzt. Seine kleinen, weißen Blüten sind sternförmig, aus ihnen entstehen später die Kletten. Das Labkraut blüht über den ganzen Sommer. Die bräunlichen Wurzeln sind bei dieser Wildpflanze nur schwach ausgebildet. Sie reichen ca. 35 cm in die Tiefe. Die Erntezeit ist von Mai bis September.

Verwendet werden können das blühende Kraut und die Samen.

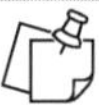

Verwechslungsgefahr:
Die Blätter-Quirle ähneln denen des Waldmeisters, lassen sich jedoch durch die klettigen Drüsenhaare gut unterscheiden. Auch das Echte Labkraut gehört zu den Doppelgängern. Bei ihm sind die Blüten jedoch gelb und sie haben umgerollte Blätter.

Anwendungsbereiche: Appetitlosigkeit, Blasenerkrankungen, Entzündungen (Blase, Darm, Magen, Zunge), Erschöpfung, Geschwüre (Fingernagel), Harnwegsbeschwerden (Blasengrieß, Blasensteine), Hauterkrankungen (Ekzeme, Flechten, Hautunreinheiten), Krebserkrankungen, Lymphbeschwerden (Knoten), Magenerkrankungen, Müdigkeit, Nierenbeschwerden (Nierengrieß, Nierensteine), Ohrenschmerzen, Schlangenbisse, Verdauungsstörungen (Durchfall), Übergewicht, Wasserstauungen.

Anwendungsmöglichkeit: Das Kletten-Labkraut sollten Sie möglichst immer frisch verwenden. Am besten entfaltet es seine heilende Wirkung im frischen Presssaft oder in Tee. Der Labkraut-Tee hilft vor allem bei Abnehmkuren, bei der Blutreinigung, vorbeugend bei epileptischen Anfällen, bei Harnwegs- und Nierenbeschwerden sowie zur Stärkung des Immunsystems. Übergießen Sie hierfür 2 TL des Krautes mit 250 ml kochendem Wasser, lassen Sie es ca. 8–10 Minuten ziehen und trinken Sie den Tee bis zu dreimal täglich vor den Mahlzeiten.

Innerlich und äußerlich können Sie diesen Tee bei Hauterkrankungen anwenden. Der frische Presssaft hat eine noch stärkere Heilkraft als der Tee und wird als Getränk u. a. zum Hemmen entarteter Zellen eingesetzt (Krebs) und bei Hautproblemen träufeln Sie den Saft auf die entsprechenden Stellen und lassen den Saft antrocknen. Ist kein Presssaft greifbar, können Sie die Hautpartien auch mit Tee spülen oder diesen auf eine Kompresse geben und selbige auflegen. Dies wird besonders bei Ohrenschmerzen empfohlen.

Äußerlich unterstützt der Tee, wenn Sie ihn als Gesichtswasser (z. B. gegen Sommersprossen) nutzen oder in Form von Umschlägen zur Straffung der Haut.

Heilwirkungen: antibakteriell, antioxidativ, blutstillend, cholesterinregulierend bzw. -senkend, entgiftend, harntreibend, pilzhemmend, wassertreibend.

KORNBLUME (CENTAUREA CYANUS)

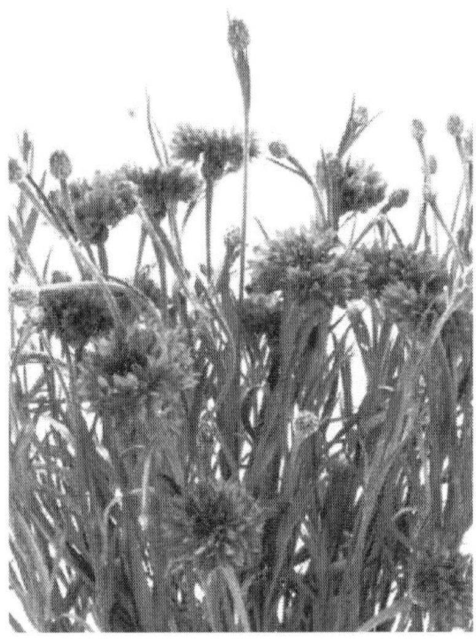

Die Kornblume ist auch bekannt als Zyane und heißt korrekterweise Korn-Flockenblume. Ursprünglich wurde sie vom östlichen Mittelmeergebiet erst nach Mitteleuropa und Westasien gebracht, ist mittlerweile jedoch weltweit zu finden. Da sie unter ganz ähnlichen Bedingungen wie Getreide am besten heranwächst, war sie, bis vor einigen Jahren, oft in der Nähe von Getreide zu finden. Daher auch der Name „Korn"-blume.

Die Kornblume gedeiht am besten an offenen, sonnigen Standorten oder im Halbschatten mit durchlässigem, humusreichem, leicht kalkhaltigem, lockerem Boden, wie z. B. auf Äckern, Brachflächen, im Ödland, aber auch als Zierpflanze in Beeten oder Parks.

Sollten Sie diese Pflanze im Garten ziehen, verzichten Sie besser auf Dünger, da die Nährsalze ihre Wurzel schnell angreifen können.

Kornblumen gehören zu den Korbblütlern und können eine Größe von bis zu 80 cm erreichen.

Die grüngrauen, behaarten Blätter sind lanzettlich und leicht spießförmig. Sie stehen wechselständig an den Stängeln und sind filzig behaart. Zum Boden hin sind die Blätter größer und leicht gesägt und haben seitliche Ausbuchtungen. Im oberen Bereich sind sie länglich, schmaler und meist ganzrandig. Die auffällige Behaarung der Kornblume fühlt sich flaumig an.

Die blauen oder auch violettfarbenen Korbblüten stehen einzeln und sind stark ausgefranst. Die ca. 30 blauen Röhrenblüten, auch Scheibenblüten genannt, stehen am Rand der Blüte und können einen Durchmesser von bis zu 5 cm erreichen. Die Blütenstände wirken körbchenförmig und schön gezeichnet. Im Inneren befinden sich dunklere Hüllblätter. Sie sind schuppenförmig angeordnet. Im Herbst entwickeln sich aus den Korbblüten die Achänen. Jede dieser weißlichen Früchte verfügt über einen behaarten Pappus, der dazu dient, dass die Samen über den Wind verbreitet werden können. Die Blütezeit beginnt Ende Mai und geht bis zum September. Mittlerweile gibt es Züchtungen, die auch weiße und rosafarbene Kornblumen hervorbringen. Wenn die abgeblühten Blüten regelmäßig abgepflückt werden, erblüht die Kornblume für Monate.

Der aufrecht stehende, dünne Stängel ist filzig behaart, kantig und kaum verzweigt. Die schlanken Wurzeln sind oft spindelförmig und reichen bis zu 30 cm tief in die Erde.

Die Erntezeit ist von Juni bis Oktober. Allerdings stehen die Kornblumen unter Naturschutz, weshalb sie in der freien Natur nicht gesammelt werden dürfen, wohl aber im eigenen Garten. Sammeln sollten Sie nur Blüten, welche sich gerade erst geöffnet haben. Verwenden sollten Sie jedoch nur die Röhrenblüten, denn die Blütenkelche enthalten sehr viele Bitterstoffe.

Typisch für Kornblumen ist die intensive, blaue Farbe der Blüten. Daher wurde sie teilweise auch zum Färben von Stoffen genutzt.

Verwendet werden können die Blätter, vor allem jedoch die Blüten.

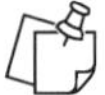

Verwechslungsgefahr:
Aufgrund ihrer auffallenden blauen Blüten wird die Echte Kornblume oftmals mit der ungiftigen Wegwarte verwechselt, allerdings besitzt die Wegwarte Zungenblüten und die Kornblume Röhrenblüten.

Anwendungsbereiche: Appetitlosigkeit, Augenerkrankungen (gerötete Augen, Tränensäcke), Ausfluss (Genitalbereich), Blasenbeschwerden, Entzündungen (Augen und Augenlider, Bindehaut, Mundschleimhaut), Fieber, Gallenleiden, Gelbsucht, Geschwüre (Hornhaut), Gicht, Harnwegserkrankungen, Hautbeschwerden (Akne), (chronischer) Husten, Insektenbisse oder -stiche (Skorpione, Spinnen), Juckreiz, Konzentrationsschwäche, Kopfschmerzen, Leber- und Nierenschwäche, Magen-Darm-Erkrankungen, Menstruationsbeschwerden, Mundfäule, Nervosität, Nierenerkrankungen, Ödeme, Pilzerkrankungen, Quetschungen, Rheuma, Schuppen, Stress, Unruhezustände, Verdauungsstörungen (Blähungen, Durchfall, Verstopfung), Wundheilung.

Anwendungsmöglichkeit: Die Kornblumenblüten werden vorrangig für die Teezubereitung genutzt, in seltenen Fällen auch für Tinkturen oder Umschläge. Für den Tee übergießen Sie 1 EL der Blüten mit 250 ml heißem, nicht mehr kochendem Wasser und lassen ihn 10 Minuten ziehen. Dieser Tee stärkt Ihre Galle, die Leber und den Verdauungstrakt, wirkt zudem ausschwemmend, entzündungshemmend sowie harntreibend und sollte vor den Mahlzeiten getrunken werden.
Für Kompressen (Auflagen) können Sie diesen Tee ebenfalls nutzen. Dies ist vor allem interessant bei geröteten oder geschwollenen Augen, aber auch bei Tränensäcken, Entzündungen der Bindehaut oder der Augenlider und Juckreiz. Leiden Sie jedoch unter Ödemen, so nehmen Sie zweimal täglich Fußbäder mit diesem Tee. Und bei Hautproblemen, Juckreiz und Pilzerkrankungen kann ein (Sitz-) Bad helfen.

Ein Tee aus den Blättern der Kornblume wirkt lindernd bei Husten.

Wollen Sie Ihre Gehirnleistung oder die Verdauung verbessern, essen Sie einfach ein paar junge, frische Blütenblätter, z. B. als Beigabe in einen Salat.

Bei Geschwüren oder schlecht heilenden Wunden zerquetschen Sie frische Blüten und legen den Blütenbrei für ca. 30 Minuten auf die betroffene Hautpartie. Diesen saftigen Brei können Sie äußerlich auch gegen Kopfgrind, Schuppen und zur Wundheilung einsetzen.

Eine Tinktur aus Kornblumenblüten wirkt belebend und hilft bei Konzentrationsschwäche.

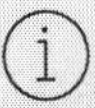

Achtung:
Kornblumen sollten, unabhängig von der Darreichungsform, nicht von schwangeren oder stillenden Frauen eingenommen werden.

Pflanzen der Familie der Korbblütler können generell allergische Reaktionen hervorrufen.

Bitte prüfen Sie, ob diese Pflanze in Ihrem Sammelgebiet unter Naturschutz steht.

Heilwirkungen: adstringierend, antibakteriell, antirheumatisch, antiseptisch, appetitanregend, ausschwemmend, blähungslindernd, blutreinigend, entwässernd, entzündungshemmend, harntreibend, hustenstillend, juckreizstillend, kühlend, schleimlösend, schmerzlindernd, tonisierend, verdauungsfördernd, wassertreibend, wundheilend.

Nachtkerze, Gemeine (Oenothera biennis)

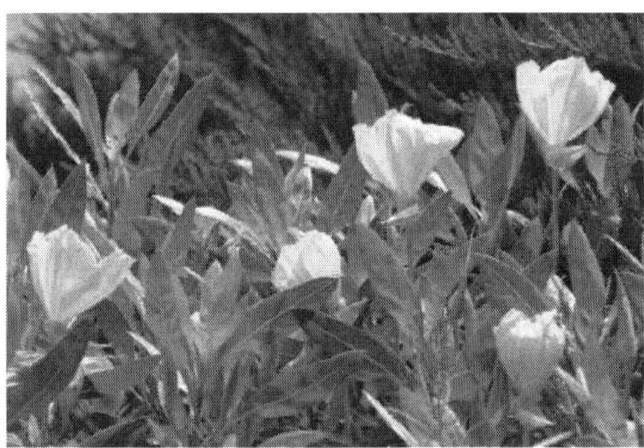

Die bezaubernde Nachtkerze wird u. a. als Frauenkraut bezeichnet und ist besonders in Amerika, Asien und Europa anzutreffen. Wie ihr Name verrät, blüht sie auch in der Dunkelheit. Sie ist eine aufrecht wachsende Pflanze und kann eine Wuchshöhe von bis zu zwei Metern erreichen.

Ihr bevorzugter Standort ist halbschattig bis sonnig und ein kalkhaltiger, nährstoffarmer, sandiger Boden. Sie überrascht die Menschen gern, da sie in Böschungen, Kiesgruben, auf Schuttplätzen und in Steinbrüchen, im Ödland und an anderen steinigen Stellen und Wegrändern wächst.

Im ersten Wuchsjahr bildet die Nachtkerze eine Blattrosette, die am Boden aufliegt. Die Blätter sind zu diesem Zeitpunkt noch verkehrt eiförmig und können bis zu 30 cm lang werden. Während des zweiten Jahres wachsen die Blätter wechselseitig am Stiel, haben eine länglich-lanzettliche Form und verfügen über einen lang gewellten Rand.

Die Blüten sind strahlend gelb, stehen aufrecht in meist dichten Blütenständen und tragen jeweils vier zurückgeschlagene Kelchblätter und vier Kronblätter. Sie können eine Größe von bis zu 8 cm erlangen. Der Duft der Blüte ist prägnant und entfaltet sich besonders stark in der Nacht. Er ist blumig, oft mit einer Beinote von frisch gemahlenem Pfeffer, und die Blüte ist nicht nur für Insekten und Nachtfalter eine beliebte Nahrungsquelle. Die Blütezeit ist von Juni bis in den September hinein.

Die langen Stängel sind behaart und kantig. Die ca. 5 cm breite, rötliche Pfahlwurzel der Nachtkerze kann bis zu 20 cm lang werden.

Die Erntezeit der Blätter ist von Juni bis Oktober. Im Spätsommer und Herbst können Sie Samen sammeln und im Spätherbst die Wurzeln.

Typisch für die Nachtkerze ist der Geschmack ihrer Wurzel, der in gekochter Form an Schwarzwurzel erinnert. Die Wurzel kann übrigens auch roh verzehrt werden.

Verwendet werden können die Blätter, Blüten, Knospen, Samen und Wurzeln. Während die Blätter, Blüten und Knospen zwischen April bis Juni gesammelt werden können, sollten die Wurzeln jedoch bereits vor dem ersten Blütentrieb geerntet werden.

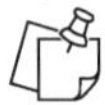

Verwechslungsgefahr:
Die Rotkelchige Nachtkerze (Oenothera glazioviana) ähnelt der Gemeinen Nachtkerze sehr. Zu unterscheiden sind beide dadurch, dass letztere Pflanze weder rot getupfte Blütenstiele noch Stängel besitzt. Zudem sind die Kelche und Knospen der Gemeinen Nachtkerze eher gelblich bis grün statt rötlich wie bei ihrem Doppelgänger. Essbar sind beide Pflanzen. Auch die Königskerze wird oftmals mit der Nachtkerze verwechselt. Die Blätter der Nachtkerze sind jedoch schmaler als die der Großblütigen Königskerze.

Anwendungsbereiche:
Arteriosklerose, Arthritis, Asthma, Bindegewebsschwäche, Blasenleiden, Bluthochdruck, Bronchitis, Brustschmerzen, erhöhter Cholesterinspiegel, Darmbeschwerden, Diabetes, Durchfall, Entzündungen (Hals, Gelenke), Gicht, Hauterkrankungen (Akne, Ekzeme, rissige, schuppige und trockene Haut, Neurodermitis), Husten, Hyperaktivität, Immunschwäche, Juckreiz, Keuchhusten, Krämpfe, Leberschäden, Magen-Darm-Erkrankungen, Menstruationsbeschwerden, Multiple Sklerose, Muskelschwäche, Nervensystem, Neurodermitis, prämenstruelles Syndrom (Müdigkeit, Unterleibsschmerzen),

Rheuma, Schleimhäute, Sehschwäche, Stoffwechselerkrankungen, Typhus, Unfruchtbarkeit, Verletzungen (Prellungen, Quetschungen), Wechseljahresbeschwerden, Zuckungen.

Anwendungsmöglichkeit: Der Nachtkerzen-Tee, hergestellt aus den getrockneten Blättern, wirkt beruhigend sowie entspannend und wird vor allem bei Bluthochdruck, Durchfall, Husten oder Beschwerden im Magen-Darm-Trakt eingenommen. Hierfür übergießen Sie 1 TL der Blätter mit 250 ml kochendem Wasser und lassen den Tee dann für 10 Minuten ziehen.

Äußerlich können Sie einen Tee als Kompresse verwenden. In diesem Fall verwenden Sie 3 Gramm der getrockneten Sprossspitzen und übergießen diese mit 100 ml kochendem Wasser. Die Ziehzeit beträgt wiederum 10 Minuten. Danach können Sie den Tee abseihen, den Umschlag damit tränken und 30 Minuten auf der betroffenen Hautpartie einwirken lassen.

Wenn Sie unter Hautbeschwerden oder Juckreiz leiden, können Sie entweder aus den Sprossspitzen einen Aufguss bereiten (15 Gramm auf 250 ml kochendes Wasser) oder Sie fertigen aus den frischen Samen einen Breiumschlag an. Bei einer Bronchitis hilft es, 2 TL der Samen mit etwas Joghurt einzunehmen. Die Samen sollten Sie vorher im Mörser zermalmen. Sie können sie aber auch pur verzehren, was besonders bei Menstruationsbeschwerden zu empfehlen ist.

Falls Sie über längere Zeit krank sein sollten, kochen Sie sich aus den Wurzeln der Nachtkerze ein Gemüse. Dieses kann Ihnen neue Kraft verleihen und die Zeit der Genesung verkürzen.

Das **Nachtkerzenöl** wird aus den Samen hergestellt und ist wegen seiner Wirkstoffe (Gamma-Linolensäure) besonders gut für die Hautpflege geeignet. Hier benötigen Sie 1 Handvoll frischer Blüten und einen halben Liter Bio-Olivenöl oder ein anderes gesundes Öl Ihrer Wahl. Die Blüten sollten zwar von Tierchen befreit, jedoch nicht gewaschen werden. Geben Sie die Blüten in ein Schraubglas und gießen Sie sie mit dem Öl auf, bis die Blüten bedeckt sind. Dann lassen Sie das Öl für mindestens 2 Wochen im Dunklen ziehen und seihen es anschließend ab. Abgefüllt in eine Braunglasflasche hält das Nachtkerzenöl etwa einen Monat.

Das Öl hilft bei Entzündungen und Verschleimungen der Bronchien. Sie können dreimal täglich ein paar Tropfen auf ein Stück Würfelzucker geben und diesen einnehmen. Dieses Heilmittel ist auch für Kinder ab 3 Jahren geeignet.

Kräuterbäder mit diesem Öl straffen die Haut und schenken ihr Elastizität und Feuchtigkeit.

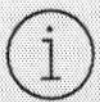

Achtung:
Epileptiker sollten dieses Nachtkerzenöl nicht einnehmen, da die Gamma-Linolsäure die Anfälle noch steigern kann.
Schwangere und stillende Mütter sollten vor dem Verzehr ihren Arzt des Vertrauens zu Rate ziehen.

Heilwirkungen: adstringierend, beruhigend, blutreinigend, cholesterinspiegelsenkend, entspannend, entzündungshemmend, gefäßerweiternd, immunstärkend, juckreizlindernd, kräftigend, krampflösend, regulierend (weibliche Sexualhormone), steigert die Hautfeuchtigkeit, muskelaufbauend, schleimlösend, stärkend.

RINGELBLUME (CALENDULA OFFICINALIS)

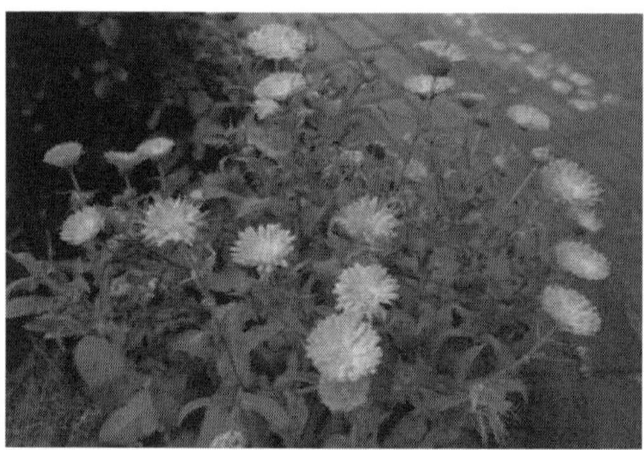

Die Ringelblume ist auch bekannt als Warzenkraut, kommt ursprünglich aus Asien, ist mittlerweile jedoch weltweit verbreitet und kann eine Höhe von bis zu 60 cm erreichen. Besonders wohl fühlt sie sich in Südeuropa, wo es möglichst sonnig ist und ein lockerer, nährstoffreicher Boden auf sie wartet. Diese Pflanze gehört zu der Familie der Korbblütler.
Die Blätter der Ringelblume sind behaart und lanzettlich. Im unteren Bereich sind sie eher spatelförmig, nach oben hin werden sie dann immer kleiner und auch schmaler.

Die Blüten sind auffallend gelb-orange und – je nach Sorte – entweder gefüllt oder auch ungefüllt. Blütezeit ist von Juni bis Oktober. Allerdings sind die Blüten nur tagsüber geöffnet, denn am Abend schließen sie sich wieder. Wenn der Spätherbst und der Winter sehr mild sind, können Ringelblumen Sie sogar zu Weihnachten mit ihren Blüten überraschen. Aus den Blüten entwickeln sich dann später bräunliche, sichelförmige Samen, die Widerhaken ähneln. Damit hängen sie sich im Fell von vorbeilaufenden Tieren fest, um sich entsprechend weit zu verbreiten. Die Ringelblume verdankt ihren Namen übrigens dieser gebogenen Form der Samen.

Die hellgrünen, aufrecht wachsenden Stängel sind, wenn genügend Platz zum Wachstum vorhanden ist, vielfach verzweigt. Die Wurzeln sind spindelförmig.

Die Erntezeit ist von Juli bis Oktober.

Charakteristisch für die Ringelblume ist das strahlend leuchtende Orange ihrer Blüten.

Verwendet werden können die Blätter, vor allem die Blüten, aber auch die Stängel.

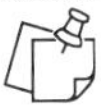

Verwechslungsgefahr:
Fälschlicherweise ist einer der Beinamen der Ringelblume „Dotterblume". Dies ist jedoch irreführend, zumal die eigentliche Sumpfdotterblume sehr giftig ist. Sie können sie daran unterscheiden, dass die Sumpfdotterblume über je fünf glänzend-gelbe Blütenblätter und zahlreiche Staubblätter verfügt.

Anwendungsbereiche: Angstzustände, Arteriosklerose, Asthma, Augenbeschwerden, Blutergüsse, Blutkreislauf, Entzündungen (Brustwarzen, Haut, Schleimhäute), Frauenleiden, Gelenkbeschwerden, Geschwüre, Gürtelrose, Hämorrhoiden, Hauterkrankungen (Akne, Ausschläge, Ekzeme, Erfrierungen, Frostbeulen, Furunkel, Gelbsucht, Hautreizungen, aufgesprungene Lippen, Narbenwucherungen, Pickel, Warzenbefall, Windeldermatitis), Herzklopfen, Husten, Insektenstiche, Infektionskrankheiten (Bakterien, Viren), Krämpfe, Krampfadern, Krebs, Kreislaufbeschwerden, Leber- und Gallenbeschwerden, Lymphknotenerkrankungen, Magen-Darm-Leiden (Brechreiz, Geschwüre, Krämpfe), Menstruationsbeschwerden, offenes Bein, Panikattacken, Pilzerkrankungen, Schlaflosigkeit, Schmerzen (Kopf, Zähne), Schwindel, Sonnenbrand, Stoffwechselerkrankungen, Tumore, Verdauungsbeschwerden (Verstopfung), Vergiftungen, Verletzungen (Prellungen, Quetschungen, Risse, Schnittverletzungen, Stauchungen, Verbrennungen), Wechseljahresbeschwerden, Wundheilung (Abschürfungen, Biss- und Brandwunden), Zerrungen.

Anwendungsmöglichkeit: Die Ringelblume wird hauptsächlich äußerlich – vor allen Dingen bei Hautproblemen – in Form von Hautölen, Salben, Tinkturen und Umschlägen angewendet. Für die innerliche Anwendung bei Darmstörungen, Entzündungsherden, Gallen-, Leber- und Nierenleiden, Kopf- und Magenschmerzen, Krämpfen, Lymphbeschwerden, geschwollenen Mandeln oder bei Menstruations- und Verdauungsbeschwerden wird ein Tee zubereitet. Zudem unterstützt Ringelblumentee bei Entgiftungskuren und die Blutreinigung. Hierfür übergießen Sie 2 TL getrocknete Blüten (oder 3 frische Blüten) mit 250 ml kochendem Wasser. Die Ziehzeit beträgt 8–10 Minuten.
Bei Hauterkrankungen und Verletzungen kann Ringelblumentee äußerlich auch für Bäder, Kompressen, Umschläge und Waschungen verwendet werden.

Wollen Sie einen Absud herstellen, um den Tee äußerlich anzuwenden, lassen Sie den Aufguss für 15–20 Minuten ziehen.

Bei akuten Kopfschmerzen, Panikattacken, Schlafstörungen, Schwindelanfällen und offenen Wunden empfiehlt sich eine Tinktur. Diese soll u. a. Blutungen stillen und einem möglichen Wundbrand vorbeugen und kann in verdünnter Form für Einreibungen verwendet werden.

Hühneraugen und Warzen können mit dem frisch gepressten Saft der Ringelblume (Blätter und Blüten) mehrmals täglich betupft werden, damit diese sich schnell wieder entfernen. Dieser Presssaft hilft auch bei Brechreiz, Magenkrämpfen und wenn die Leber oder die Milz verstopft sind.

Die bekannte **Ringelblumensalbe** dient vor allem der Wundheilung, Entzündungen, Muskelzerrungen, Schmerzen sowie zur Pflege der Haut und sollte regelmäßig aufgetragen werden. Diese Salbe ist auch für Säuglinge geeignet.

Geben Sie für die Zubereitung 500 ml Olivenöl in ein größeres Gefäß im Wasserbad und lösen Sie 60 g Bienenwachs darin auf. Rühren Sie nach und nach 300 g frische (oder 120 g getrocknete) Blütenblätter in die heiße Flüssigkeit und lassen Sie alles zugedeckt bei etwa 50 Grad ziehen. Im Anschluss geben Sie alles durch ein feines Sieb oder Tuch und füllen die Salbe sofort in ein dunkles Cremedöschen oder Glas, da die Masse sehr schnell fest wird. Die Haltbarkeit beträgt 3 Monate.

Heilwirkungen: abführend, abschwellend, adstringierend, anregend, antibakteriell, antiseptisch, antiviral, bakterizid (tötet Bakterien ab), beruhigend (Haut), blutreinigend, senkt die Blutfettwerte, fördert die Blutgerinnung und die Durchblutung, entgiftend, entzündungshemmend, galletreibend, immunstärkend, krampflösend, Leber und Galle stärkend, Lymphfluss fördernd, menstruationsfördernd, pilzhemmend, reinigend, schweißtreibend, stimulierend, stoffwechselanregend, tumorhemmend, verdauungsfördernd, wundheilend.

Spitzwegerich (Plantago lanceolata)

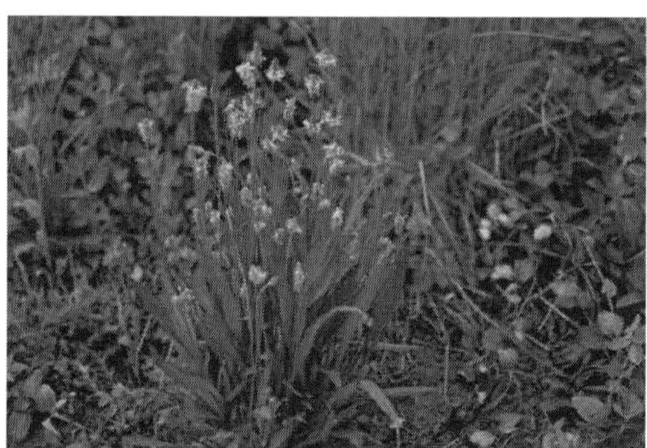

Auch bekannt als Heilwegerich, Lungenblatt oder Spießkraut, gehört der Spitzwegerich zu den Wegerichgewächsen und kann eine Größe von 10 bis 50 cm erreichen. Er ist in Europa weit verbreitet und wächst vor allen Dingen an Gräben, in Parks, an Wegrändern und auf wilden Wiesen, ist jedoch auch in Höhenlagen bis zu 1.900 Metern zu finden.

Seine langen, schmalen Blätter sind lanzettlich, verfügen über fünf Blattadern und haben einen glatten, leicht behaarten Rand. Vorne laufen sie spitz zu. Sie sind gestielt, bilden eine Rosette und wachsen direkt vom Boden aus nach.

Bei der Blüte handelt es sich um eine ährenförmige, bräunliche Blütensammlung. Sie verfügen über lange Staubfäden, an deren Ende die gelben Staubbeutel sitzen. Da diese weit herausragen, wird der Blütenstaub leicht vom Wind übertragen, ansonsten haften sie, weil feucht, auch schnell an den Sohlen, wenn Spaziergänger darüber laufen.

Ihr Blütenstand ist länglich, bis zu 5 cm lang und trägt weiß-braune Blüten. Diese entwickeln sich später zu kapselartigen Früchten mit je zwei Samen. Die Blütezeit ist von Mai bis September.

Seine senkrecht wachsenden Stängel sind gefurcht und kantig und wachsen ohne Verzweigung direkt nach oben. Er verfügt über einen kurzen, ausdauernden Wurzelstock mit teils sehr feinen Faserwurzeln. Die Erntezeit für Spitzwegerich ist ganzjährig, wobei die Blätter am besten von Mai bis August, die Wurzeln ab Ende August bis Oktober und die Samen von August bis September gesammelt werden sollten.

Der typische Geruch von Spitzwegerich ist erdig, heuartig bis pilzig. Sein Geschmack ist leicht bitter und etwas salzig. Der Geschmack der grünen Knospen erinnert ebenfalls an Pilze.

Verwendet werden können die Blätter, Samen und Wurzeln. Es ist zu empfehlen, den Spitzwegerich bereits vor der Blüte zu ernten, da er dann die stärkste Heilwirkung hat.

Verwechslungsgefahr:
Doppelgänger sind der ebenfalls essbare Strandwegerich und auch der Schlangenwegerich.

Anwendungsbereiche: Appetitlosigkeit, Atemwegserkrankungen (Asthma, Halsschmerzen, Heiserkeit, Katarrhe, Keuchhusten, Reizhusten), Augenleiden, Blasen- und Nierenbeschwerden, Blutergüsse, Bronchitis, Entzündungen (Augen, Bindehaut, Darm, Eierstöcke, Harnwege, Mandeln, Schleimhäute), Fallsucht (Epilepsie), Kopfhaut, Magen, Mund- und Rachenraum, Erkältungsbeschwerden (Halsschmerzen, Husten, Verschleimung), Fettsucht, Fieber, Hämorrhoiden, Hautunreinheiten (Akne, Ekzeme, Furunkel, Schuppen), Immunsystem, Insektenstiche, Juckreiz, Leberschwäche, Lungenerkrankungen (Schwindsucht), Magenleiden (Krämpfe, Schmerzen), Ödeme, Pilzerkrankungen (Candida, Mundfäule, Soor), Verbrennungen, Verdauungsstörungen (Durchfall, Verstopfung), Verletzungen (Fußblase, Prellungen, Quetschungen, Schwellungen), Wundheilung (Schnitt- und Schürfwunden), Zahnschmerzen.

Anwendungsmöglichkeit: In erster Linie gilt Spitzwegerich als Hustenmittel sowie als natürliches Antibiotikum, da er bei Infektionen und Verletzungen schützt und Wunden heilt. Weitere Einsatzmittel sind Tees, Aufgüsse, Bäder, Inhalationen, Ölauszüge, Saft, Salben, Sirup, Schnaps, Umschläge und Tinkturen.

Besonders bei Hustenbeschwerden aller Art ist ein entzündungshemmender, schleimlösender Spitzwegerichtee zu empfehlen. Hierfür übergießen Sie 1 EL getrocknete Blätter (oder 3–5 frische Blätter) mit 250 ml nicht mehr kochendem Wasser (80 Grad). Die Ziehzeit beträgt 5 Minuten. Bevorzugen Sie eine beruhigende und reizlindernde Wirkung, setzen Sie die Blätter mit kaltem Wasser an und lassen alles für 30 Minuten stehen. Nach dem Abseihen ist der Tee trinkfertig. Warmen Tee können Sie auch zum Gurgeln verwenden (bei Hals- oder Mandelentzündungen), für Sitzbäder (bei Hämorrhoiden), als Spülung bei Augenleiden oder für Waschungen (Hautunreinheiten).

Zur Vorbeugung gegen Erkältungsbeschwerden können Sie einen **Spitzwegerich-Sirup** ansetzen. Hierfür sammeln Sie 4 Handvoll Blätter, waschen diese gründlich, trocknen sie und zerschneiden sie quer zur Längsfaser. Kochen Sie die Blätter für 60 Minuten in 1 Liter Wasser auf, gießen Sie das Kochwasser ab und geben Sie 250 g Bio-Honig und 750 g braunen Rohrohrzucker zu den Blättern in den Topf. Kochen Sie alles noch einmal kurz auf und füllen Sie den fertigen Sirup dann sofort in sterile, gut verschließbare Flaschen. Der Sirup hält mindestens 6 Monate, dennoch sollten Sie die Flaschen auch mit dem Herstellungsdatum beschriften. Der Sirup ist besonders bei Kindern beliebt.

Auch ein frischer Presssaft ist ein gutes Mittel gegen Atemwegs- und Hauterkrankungen sowie Darmentzündungen, Magenschmerzen und Verdauungsbeschwerden sowie zur Blutreinigung. Zudem können Sie den Saft auf frische Schnitt- und Schürfwunden geben für eine medizinische Erstversorgung, um Blutungen zu stillen und einer Entzündung vorzubeugen.

Ein **Ölauszug** dient zum Einreiben der Bronchien. Schneiden Sie hierfür eine Handvoll Blätter und geben Sie sie in ein Schraubglas. Übergießen Sie sie mit einem guten Bio-Öl, bis die Blätter bedeckt sind, und lassen Sie alles für ca. 3 Wochen ziehen. Danach können Sie das Öl abseihen und in eine Braunglasflasche abfüllen.

Um den Stuhlgang zu regulieren, können Sie die nussartigen Früchte des Spitzwegerichs kauen oder diese mit Wasser trinken. Ihre Wirkung ist vergleichbar mit der von Flohsamen. Bei Soor können Sie die Samen in einem Glas Wasser aufquellen lassen, abkochen und dann trinken. Dieser Trank ist auch für Kleinkinder geeignet (evtl. noch mit etwas Honig süßen).

Insektenstiche aller Art, Blutergüsse, Prellungen und Verbrennungen können Sie behandeln, indem Sie Spitzwegerichblätter zwischen Ihren Fingern zermalmen und die betroffene Hautpartie damit einreiben.

Eine Tinktur schenkt Linderung bei Verstauchungen und Zerrungen und mildert ebenfalls den Juckreiz bei Insektenstichen.

Bei langen Fußmärschen legen Sie einige Blätter in die Schuhe oder reiben Ihre Füße damit ein. Und bei Zahnschmerzen kauen Sie einfach eine frische oder abgekochte Spitzwegerichwurzel.

Heilwirkungen: adstringierend, antibakteriell, antibiotisch, antiviral, appetitanregend, auswurffördernd, beruhigend, blutreinigend, blutstillend, entzündungshemmend, erweichend, harntreibend, immunstärkend, leberschützend, reizlindernd, schleimlösend, stuhlgangregulierend, wundheilend.

WALDMEISTER (GALIUM ODORATUM)

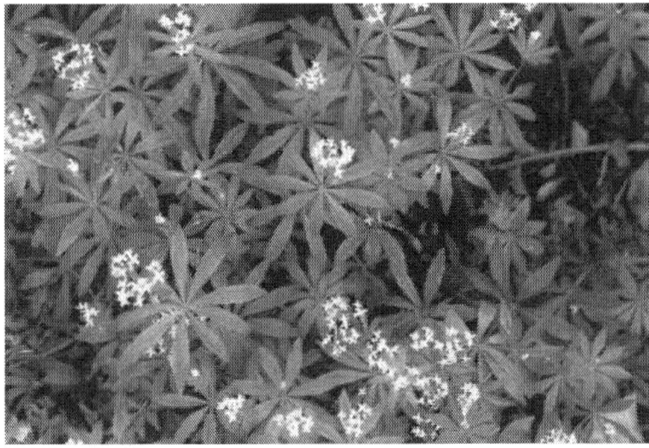

Bekannt ist die Pflanze auch als „Maikraut" oder „Wohlriechendes Labkraut", sie wächst auf der gesamten Nordhalbkugel, vorzugsweise in Buchen- und lichten Laubwäldern, und kann eine Höhe von bis zu 30 cm erreichen. Der Waldmeister bevorzugt gemäßigte und vor allem kühle Zonen.

Die meist dunkelgrünen, schmalen Blätter sind länglich eiförmig bis lanzettlich. Ihre Oberfläche ist glatt, der Rand fühlt sich jedoch etwas rau an. Sie stehen als sogenannte Blätterquirle (oder Scheinwirteln) über mehrere Etagen rund um den Stängel und erinnern an kleine Schirme.

Die meist kahlen Blätter sind lang gestielt und ihre einadrige Blattspreite ist entweder länglich lanzettlich oder schmal und elliptisch. Die Blattspreite wird zum Boden hin spitz bis keilförmig und der Rand der Blätter ist flach und rau. Ihre Oberseite sowie die Mittelrippe der unteren Seite können jedoch Mikrohaare tragen, die vorwärtsgerichtet sind. Der aufrecht wachsende, vierkantige, unverzweigte Stängel ist glatt und kahl. Lediglich die an ihm befindlichen Knoten sind kurz behaart.

Die zierlichen, weißen und sternförmigen Blüten bestehen aus vier Blütenblättern, blühen in einer Trugdolde, sind trichterförmig und zugespitzt. Sie bilden später behaarte, kleine, stachelige Kügelchen, aus denen kleine Nüsschen werden, welche die Samen in sich tragen. Durch die hakenförmigen Haare werden die Samen über die vorbeilaufenden Tiere verbreitet.

Dieses Wildkraut blüht von April bis Mai. Geerntet werden sollte der Waldmeister (nur die oberen Blätter) jedoch bereits vor der Blüte im März, denn der typische zarte Duft, der dem Waldmeister eigen ist, entfaltet sich erst dann richtig, wenn Sie die Blätter vorher einige Tage anwelken lassen. Beim Trocknen werden sie dann papierartig.

Ein besonderes Merkmal des Waldmeisters ist, dass er als Hemikryptophyt zu den Pflanzen zählt, die unterirdisch dünne, meist lange, kriechende Rhizome bilden, die als Überdauerungsorgane dienen. Auf diese Weise kann das Kraut sich ebenfalls leicht vermehren. An den Wurzeln bilden sich dann neue Triebe.

Verwendet werden können die Blätter, Blüten und Triebe. Vor der Verarbeitung sollten Sie das Wildkraut jedoch erst einmal anwelken lassen, denn auf diese Weise entwickelt sich erst das unverwechselbare Waldmeisteraroma. Für die Zubereitung von Süßspeisen oder der bekannten Waldmeister-Bowle sollten Sie das Kraut vor der Blüte ernten.

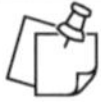

Verwechslungsgefahr:
besteht mit essbarem Waldlabkraut. Beide unterscheiden sich anhand der Blütezeit, da das Waldlabkraut erst ab Juni zu blühen beginnt. Zu identifizieren ist der Waldmeister ganz einfach, indem Sie die gesammelten Pflanzenteile etwas trocknen lassen, denn dann ist sein Duft unverkennbar.

Anwendungsbereiche: Blutgerinnsel, Durchblutungsstörungen, Frühjahrsmüdigkeit, Hauterkrankungen (Ausschläge, Ekzeme, Furunkel, Geschwüre, Herpes), Herzerkrankungen (Schwäche), Kopfschmerzen, Leber- und Gallenbeschwerden (Entzündungen, Gallensteine), Magen-Darm-Erkrankungen, Menstruationsbeschwerden (Krämpfe), Migräne, Nervenschmerzen, Nieren- und Blasenleiden (Steine), Ödeme, Schlafstörungen, Schwellungen (Füße), Stress, Unruhezustände, Venenerkrankungen, Verdauungsbeschwerden, Verkrampfungen (Unterleib), Verletzungen, Wundheilung (Brandwunden).

Anwendungsmöglichkeit: Waldmeister wird zu Heilungszwecken meist in Form von Tee verarbeitet und zur Blutreinigung, bei Durchblutungs- und Herzrhythmusstörungen, gegen Kopf- und Magenschmerzen, Leber-, Nieren- und Gallenleiden sowie bei Migräne eingesetzt. Hierfür übergießen Sie 1 TL frisches oder angewelktes Kraut mit 250 ml nicht mehr kochendem Wasser. Die Ziehzeit beträgt 5–7 Minuten. Süßen können Sie den Tee mit Honig, dann ist er auch für Kinder ein Hochgenuss. Mehr als 2 Tassen täglich sollten jedoch weder von Kindern noch von Erwachsenen getrunken werden.

Als Badezusatz (bei ermüdeten Füßen oder Gliedern) oder für Umschläge können Sie den Tee äußerlich anwenden.

Schlecht heilende Wunden können Sie mit frischen, zerdrückten Waldmeisterblättern belegen, um die Heilung zu beschleunigen. Die Waldmeisterwurzel steigert im Übrigen die Libido.

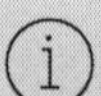

Achtung:
Durch den im Waldmeister enthaltenen Wirkstoff Cumarin-Glykosid kann eine überhöhte Einnahme Kopfschmerzen und Schwindel auslösen. Schwangere sowie Menschen, die unter Hämophilie (Bluterkrankheit) leiden, sollten wissen, dass Cumarin die Blutgerinnung vermindert, und daher auf den Verzehr verzichten.

Heilwirkungen: anregend, antibakteriell, antientzündlich, antioxidativ, antiviral, ausgleichend, beruhigend, blutreinigend, vermindert die Blutgerinnung, entzündungshemmend, gefäßstärkend, hautregenerierend, herzstärkend, krampflösend, leber- und nierenstärkend, Libido steigernd, schlaffördernd, schmerzlindernd, schweißtreibend, stärkt Adern und Venen, verdauungsfördernd, wundheilend.

WEGWARTE, GEMEINE (CICHORIUM INTYBUS)

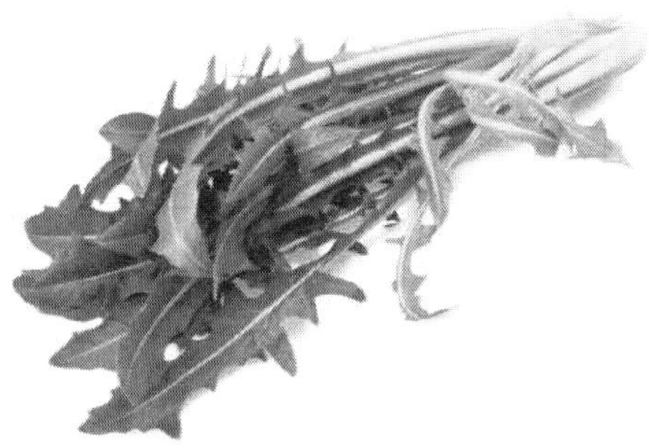

Die Gemeine Wegwarte ist auch bekannt als Zichorie, in Europa zuhause und zählt zu den Stauden. Sie bevorzugt trockene, sonnige bis halbschattige Standorte und ist, wie ihr Name verrät, vor allem an Wegrändern, aber auch an Ackern, Bahndämmen, auf Brachland, Feldern, Weiden und Ödland anzutreffen. Der optimale Boden ist durchlässig, kalkhaltig, lehmig, nährstoffreich und trocken. Sie gehört zu der Familie der Korbblütler und kann eine Wuchshöhe von bis zu einem Meter erreichen.

Die Blätter sind zu unterscheiden in Grundblätter (in diesem Fall Rosettenblätter) und Stängelblätter. Die gestielten Grundblätter sind fiederspaltig, gesägt, teilweise gelappt (ähnlich den Blättern des Löwenzahns) und auf der Unterseite rau behaart. Die ungestielten Stängelblätter haben eine lanzettliche Form, ihr Rand ist glatt und sie sind merklich kürzer und schmaler als die Grundblätter.

Die strahlend blauen Blüten setzen sich aus bis zu 20 Zungenblüten zusammen. Sie sind jeweils am Rand in fünf Zacken unterteilt. Ihre Köpfe stehen verzweigt in den Blattachseln. Staubbeutel und Narbe sind ebenfalls blau. In seltenen Fällen können die Blüten auch violett, blassrosa oder weiß ausfallen. Charakteristisch für die Blüten ist, dass sie sich morgens zum Sonnenaufgang hin öffnen und nach den Mittagsstunden bereits wieder schließen.

Im frühen Herbst erwachsen aus den Blüten langgezogene Achänen- bzw. Nussfrüchte, die gerippt sind.

Die Blütezeit ist von Juni bis Oktober.

Der aufrecht wachsende Stängel ist leicht rau behaart, hohl, kantig und unregelmäßig sparrig verzweigt. Aus seinen Blattachseln wachsen die typisch blauen Blüten.

Die Wegwarte verfügt über eine lange, spindelförmige Pfahlwurzel, die tief in den Boden reicht. Durch Teilung dieser Wurzel kann die Pflanze vermehrt werden. Die Wegwartenwurzel ist übrigens zum Verzehr für Diabetiker geeignet.

Die Erntezeit für die Wurzeln ist einmal von März bis April und dann wieder ab September bis November. Die Blätter und Stängel können ab Juni und die Blüten ab Juli bis in den September gesammelt werden.

Die Wegwarte hat einen kaum wahrnehmbaren Geruch, jedoch ist ihr Geschmack dafür besonders bitter. Wegen ihrer Bitterstoffe wird die Wurzel (geröstet) dieses Heilkrautes auch zur Herstellung von Kaffee verwendet.

Verwendet werden können die Blätter, die Blüten und die Wurzeln. Die jungen Grundblätter sollten jedoch bereits vor der Blüte geerntet werden.

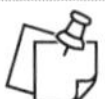

Verwechslungsgefahr:
Der Doppelgänger der Wegwarte ist die harmlose Kornblume. Ihre Blüte ist jedoch etwas kleiner.

Anwendungsbereiche: Appetitlosigkeit, Augenleiden (Entzündung, gerötete Augen), Blutarmut, erhöhter Cholesterinspiegel, Diabetes, Gallenbeschwerden (gestörter Gallenabfluss, Steine), Gefühlsschwankungen, Gelbsucht, Geschwüre, Gicht, Hämorrhoiden, Hautbeschwerden (Abszesse, Ekzeme), Kopfschmerzen, Krampfadern, Lebererkrankungen, geschwollene oder schwache Milz, Pankreasinsuffizienz, Rheuma, Stoffwechselstörungen, Verdauungsbeschwerden (Blähungen, Verstopfung, Völlegefühl), Vergiftungen (Schwermetallbindung), Wundheilung.

Anwendungsmöglichkeit: Die Wurzel der Wegwarte können Sie als Tee oder als Tinktur verwenden. Diese wird hauptsächlich bei Verdauungsbeschwerden und Stoffwechselerkrankungen eingenommen. Für diesen Wegwarten-Tee benötigen Sie 1–2 TL getrocknete Wurzelstücke und 200 ml kochendes Wasser. Die Ziehdauer liegt bei 5–7 Minuten. Sind die Verdauungsprobleme stärker oder leiden Sie unter Appetitlosigkeit, so sollten Sie den Tee bereits eine halbe Stunde vor den Mahlzeiten einnehmen. Aufgrund der Bitterstoffe sollten Sie jedoch nicht mehr als 2 Tassen pro Tag trinken.

Wenn Sie vorhaben, mögliche Gifte, Pestizide und Schwermetalle aus Ihrem Körper auszuleiten, sollten Sie auf eine Wegwarten-Teekur zurückgreifen. Hier werden zusätzlich die Blätter verwendet. Die Teekur wirkt anregend auf die Galle, die Leber und die Milz und hilft zusätzlich bei rheumatischen Beschwerden. Für einen Becher Tee (250 ml) gießen Sie 1 EL Blätter und Wurzelstücke mit kochendem Wasser auf, lassen ihn 10 Minuten ziehen und seihen ihn dann ab.

Bei Hautunreinheiten verwenden Sie 2 EL Wurzelstücke und Blüten sowie 300 ml kochendes Wasser für einen Teeaufguss und nutzen diesen dann für Kompressen. Die Ziehzeit beträgt ebenfalls 10 Minuten.

Auflagen oder Umschläge aus dem Sud der Wurzel helfen gegen Hautunreinheiten und entzündete oder überanstrengte Augen. Die Umschläge werden auf die geschlossenen Augen gelegt und dort für ca. 15 Minuten belassen.

Falls Sie an Leberbeschwerden oder an Verstopfung leiden, können Sie die Blätter der Wegwarte auch roh verzehren oder einen Aufguss daraus herstellen. Zudem soll der frisch gepresste Saft dieses Wildkrautes sich positiv auf die Bauspeicheldrüse auswirken. Der Saft sollte allerdings nur löffelweise eingenommen werden, da er einen extrem bitteren Geschmack hat. Sowohl der Wurzelsaft als auch eine Abkochung unterstützen auch bei der Reinigung der Nieren.

Bei Blutarmut reicht es oft schon, wenn Sie ein paar Blüten verzehren, da diese sehr eisenhaltig sind.

Heilwirkungen: adstringierend, antibakteriell, appetitanregend, ausleitend, blutbildend, blutgerinnungsfördernd, blutreinigend, cholesterinsenkend, entschlackend, entzündungshemmend, gallenflussanregend, kräftigend, leberschützend, reinigend, schmerzlindernd, schweißtreibend, verdauungsfördernd, wundheilend.

Wiesen-Schaumkraut (Cardamine pratensis)

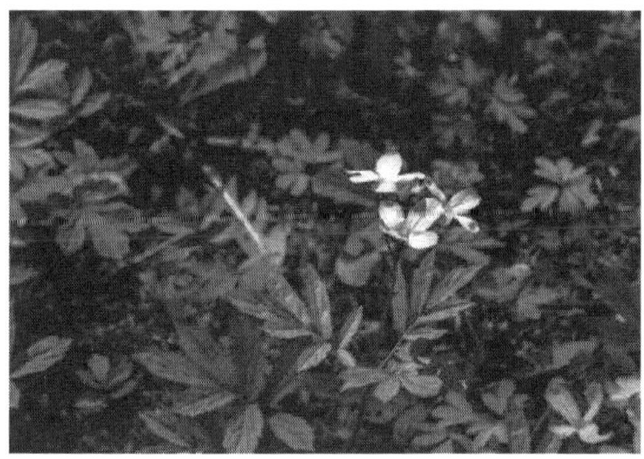

Das Wiesen-Schaumkraut ist auch bekannt als Kuckucksblume oder Wilde Kresse, vor allem im deutschsprachigen Raum heimisch, aber auch in Afrika, Nordasien und -amerika anzutreffen und zählt zu der Familie der Kreuzblütler. Die Pflanze liebt einen durchlässigen, nährstoffreichen Boden, feuchte Gebiete und sonnige bis halbschattige Standorte und kann eine Wuchshöhe bis zu einem halben Meter erreichen. Sie wächst bevorzugt in Auenwäldern, an Flüssen, Seen und Ufern, an Wald- und Wegesrändern, auf Weiden und feuchten, sumpfigen Wiesen. Das nektarreiche Wiesen-Schaumkraut gilt als ökologisch wertvoll, da es vielen Insekten eine Nahrungsquelle bietet, besonders Aurorafaltern und Schaumzikaden.

Das Wiesen-Schaumkraut verfügt über kleine, langstielige, runde Grundblätter und kurzstielige, längliche, lanzettliche Laubblätter, deren Ränder jeweils glatt oder leicht gewellt sind. An jedem der Grundblätter wachsen kleine, rundliche Fiederblätter und Seitenfiedern.

Charakteristisch für dieses Wildkraut sind die durch die erhabenen Blattadern stark strukturierten Blattoberflächen. Seine Laubblätter stehen in Rosetten zusammen, die wechselständig am Stängel angeordnet sind. Zudem hat das Wiesen-Schaumkraut auch noch lange, fiederteilige Stängelblätter. Diese sind eiförmig oder lanzettlich. Auch hier sind Seitenfiedern vorhanden, die jeweils entweder gestielt oder sitzend sind und normalerweise einen glatten Rand haben.

Ab April gleichen die Feuchtwiesen einem Blütenmeer aus weißen, zartrosafarbenen oder violetten Blüten. Diese verfügen über je vier Kelch- und vier Kronblätter. Während die aufrechten, freien Kelchblätter eine eiförmige oder längliche Form mit häutigem Rand besitzen, sind die seitlichen Kelchblätter eher sackförmig. Die Staubblätter, welche in der Regel dreimal so lang sind wie die Kelchblätter, besitzen lange Staubfäden. In dem einzigen Fruchtblatt einer Blüte befinden sich bis zu 30 bräunliche Samen. Wenn die Blüte zur Frucht heranreift, bilden sich zunächst flache, lange Schotenfrüchte. In der Abenddämmerung schließt das Wiesen-Schaumkraut seine Blüten wieder. Die zwittrigen Blüten stehen in einem traubenartigen Blütenstand zusammen und die Stiele beugen sich in der Dunkelheit zum Boden. Mit den ersten Sonnenstrahlen richten sie sich dann wieder auf. Die Blütezeit ist von April bis Anfang Juli.

Der aufrechte, runde Stängel ist unverzweigt. Im oberen Bereich ist er kahl, während er unten spärlich behaart ist.

Das Wiesen-Schaumkraut verfügt über ein dünnes, kurzes, kriechendes Wurzelgeflecht, welches zylindrisch geformt ist, und einen kriechenden Wurzelstock. Dieser kann knollig verdickt sein.

Die Erntezeit ist bestenfalls vor der Blüte, also spätestens im April. Nach der Blüte, von Mai bis August, ist der Geschmack der Blätter bitterer. Größere Mengen sollten jedoch nicht verzehrt werden, da es ansonsten zu Magen- oder Nierenreizungen kommen kann.

Charakteristisch für das Wiesen-Schaumkraut ist, dank der in ihm enthaltenen Senfölglykoside, sein scharfer Geschmack, der an Kresse erinnert.

Verwendet werden können die jungen Blätter, die Blütenknospen und die Samen.

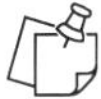

Verwechslungsgefahr:
Das Bittere Schaumkraut (Cardamine amara) ist mit dem Wiesen-Schaumkraut leicht zu verwechseln. Dies ist jedoch nicht weiter tragisch, da das bittere Kraut geschmacklich zwar herber, aber auch essbar ist.

Anwendungsbereiche: Blutarmut, Bronchitis, Diabetes, Frühjahrsmüdigkeit, Gallenbeschwerden, Gicht, Hauterkrankungen (Ausschläge), Immunschwäche, Krämpfe, Läusebefall, Leber- und Nierenleiden, Ödeme, Rheuma, Schmerzen (Gelenke, Hüfte, Unterleib), Skorbut, Stoffwechselerkrankungen, Verdauungsbeschwerden, Wurmbefall.

Anwendungsmöglichkeit: Das Wiesen-Schaumkraut wird als Tee oder Presssaft verwendet. Es wirkt beruhigend, regt die Galle und die Leber an, stärkt das Immunsystem und kann als Frühjahrskur genutzt werden. Für den Tee übergießen Sie 2 TL Kraut mit 250 ml kochendem Wasser und lassen ihn 8–10 Minuten ziehen.
Bei Gicht oder rheumatischen Beschwerden sowie Hauterkrankungen nutzen Sie den Tee für Umschläge.

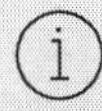

Achtung:
Verwenden Sie Wiesen-Schaumkraut nur in Maßen, da es ansonsten die Magenschleimhaut angreifen oder zumindest reizen könnte.

Heilwirkungen: antibakteriell, antibiotisch, belebend, blähend, blutbildend, blutreinigend, entkrampfend, entschlackend, harntreibend, immunstärkend, leberanregend, schleimlösend, schmerzstillend, stärkend, stoffwechselanregend, verdauungsfördernd.

Ysop (Hyssopus officinalis)

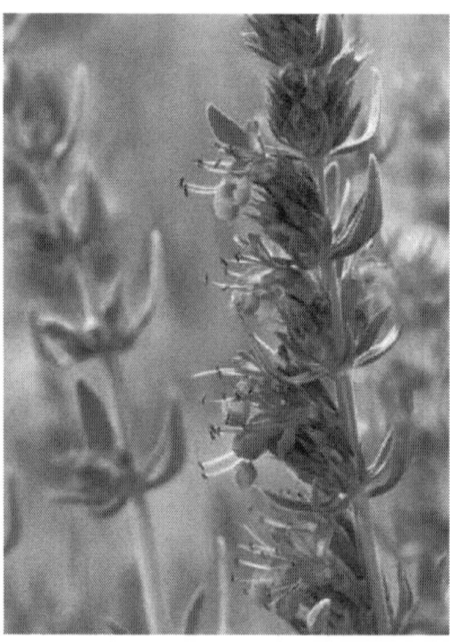

Auch bekannt als Bienen-, Eisen- oder Essigkraut, zählt Ysop zu den Halbsträuchern, ist in Europa (vorzugsweise im Mittelmeergebiet) und Asien beheimatet und gehört der Familie der Lippenblütler an. Er bevorzugt eine sonnige, windgeschützte Lage und wächst vor allem auf durchlässigem, leicht kalkhaltigem, trockenem Boden. Ysop ist eine ausdauernde Pflanze und erreicht oftmals eine Höhe von bis zu 80 cm.

Die kleinen, dunkelgrünen Blätter sind lanzettlich zugespitzt, stiellos und stehen sich gegenständig gegenüber. Sie sind unbehaart.

Die Farbe der Blüten reicht von Blau bis Violett. Sie bilden sogenannte Scheinähren aus und tragen reichlich Nektar in sich. Die Blütezeit ist von Juni bis September. Die Fruchtstände reifen mit der Zeit zu Nussfrüchten heran, die ca. 3 mm lang sind und eine auffallend bräunliche Farbe haben. Die Blütezeit ist von Juni bis September.

Die aufrecht wachsenden Stängel sind hohl, vierkantig und mit kurzen Drüsenhaaren besetzt. An ihnen wachsen in Rosettenform angeordnet die länglichen Blätter. Seine Sprossachsen verholzen mit der Zeit, was typisch für Halbsträucher ist. Der Ysop verfügt über eine stark ausgebildete Pfahlwurzel.

Bezeichnend für Ysop ist sein sehr aromatischer, würziger Duft und der herzhafte Geschmack. Falls Sie einen Garten besitzen, der von Insekten befallen ist, können Sie den Ysop dort einpflanzen, da sein Geruch Schädlinge abwehren kann. Erntezeit ist von Juni bis August.

Verwendet werden können die Blätter, Blüten und die jungen Triebe.

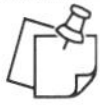

Verwechslungsgefahr:
Das Echte Eisenkraut (Verbena officinalis) kann mit Ysop verwechselt werden, gehört jedoch zu den Eisenkrautgewächsen und nicht zu den Lippenblütlern. Die Verwechslung ist jedoch ungefährlich, da auch das Echte Eisenkraut genießbar ist und für medizinische Zwecke verwendet werden kann.

Anwendungsbereiche: Appetitlosigkeit, Atemwegserkrankungen (erstickende Atemnot, Bronchitis, Reizungen), Augenleiden, Entzündungen (Gallenblase, Harnwege, Lunge, Mund und Rachen, Nieren, Ohren, Zahnfleisch), Erkältungsbeschwerden (Husten, Schnupfen, Verschleimungen), Epilepsie, Erschöpfung, grippale Infekte, Hauterkrankungen (Akne, Herpes), Herz- und Kreislaufbeschwerden, Insektenstiche, Juckreiz, Magen-Darm-Beschwerden (Katarrh, Krämpfe, Reizmagen, Übelkeit), Menstruationsbeschwerden (Erschöpfung, Schmerzen), Ödeme, Rheuma, Stress, Trauer, Verdauungsbeschwerden (Blähungen, Durchfall, Koliken), Verletzungen (Prellungen, Schnittverletzungen, Verbrennungen), Wundheilung (Blutungen, Tierbisse), Wurmbefall.

Anwendungsmöglichkeit: Ysop wird als Tee, Urtinktur, Öl, Essig und Bäder sowie als natürliches Pflaster angewendet und vor allem als Entzündungshemmer, Schleimlöser und Hustenblocker genutzt. Für den Tee geben Sie 2 TL Ysop in 250 ml kaltes Wasser und kochen alles auf. Die Ziehzeit beträgt 5 Minuten. Bei Magenbeschwerden trinken Sie den Tee möglichst heiß und bei Entzündungen im Rachenraum gurgeln Sie mit abgekühltem Tee.

Ermüdete Augen bedecken Sie für ca. 10 Minuten mit einem in Ysop-Tee getränkten Tuch.

Bei Ohrenentzündungen helfen Gesichtsdampfbäder und bei Prellungen und sonstigen Verletzungen machen Sie mit den zerstoßenen Ysopblättern einen Umschlag.

Wenn Sie von einem Tier gebissen wurden, stellen Sie aus pulverisierten Blättern und Blüten sowie Honig, Kümmel und Salz eine entgiftende Salbe her und bestreichen damit die Wunde. Vorsichtshalber sollten Sie zusätzlich einen Arzt konsultieren.

Waschungen mit dem Tee lindern Juckreiz und Rheumaschmerzen.

Eine Ysop-Tinktur ist ähnlich einsetzbar wie der Ysop-Tee.

Sind Sie erschöpft, nervös oder haben Sie Depressionen, Stress oder Trauer, hilft Ihnen ein Bad mit **Ysop-Öl**. Hierfür geben Sie 30 g getrocknete Blüten in ein Glas und füllen dieses mit 0,33 Liter Mandelöl auf, bis die Blüten bedeckt sind. Lassen Sie das Öl an einem kühlen Ort für 2 Wochen stehen, seihen Sie es dann ab und füllen Sie es in ein Braunglasfläschchen um.

Um Schmerzen zu lindern, geben Sie 4 EL Blüten in 0,5 Liter Apfelessig, verfahren wie beim Ysop-Öl und können nach 14 Tagen mit dem **Ysop-Essig** z. B.

gurgeln, um leichte Zahnschmerzen damit loszuwerden, oder bei Gelenkbeschwerden und Hautunreinheiten ein Vollbad nehmen (dafür die Hälfte des Essigs verwenden).

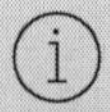

Achtung:
Verwenden Sie Ysop-Öl sparsam, da es Durchfall, Krämpfe, Magenbeschwerden, Schwindel auslösen oder Störungen im zentralen Nervensystem hervorrufen könnte.

Schwangere und Kleinkinder sollten Ysop nicht verwenden.

Heilwirkungen: abführend, adstringierend, anregend, antibiotisch, antimikrobiell, appetitanregend, auswurffördernd, blutdrucksteigernd, blutreinigend, entzündungshemmend, gallefördernd, harntreibend, hustenreizstillend, juckreizstillend, krampflösend, krebsvorbeugend, kreislaufstärkend, menstruationsfördernd und -regulierend, schleimlösend, schmerzlindernd, verdauungsfördernd, wurmtreibend.

Ziest, Heil- (Betonica officinalis, Stachys officinalis oder Stachys betonica)

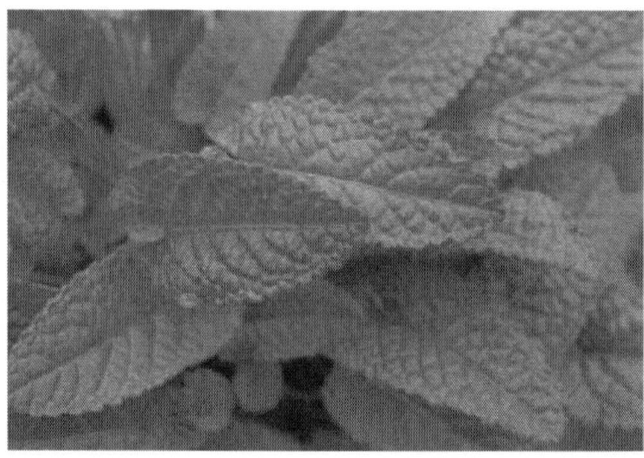

Der Heilziest ist auch bekannt als Echte Betonie oder Zahnkraut und stammt ursprünglich von nordamerikanischen Indianerstämmen ab. Der Heilziest gehört zu der Familie der Lippenblütler und kann eine Wuchshöhe von 60 cm erreichen.

Er bevorzugt sonnige, trockene Standorte an Hängen, in trockenen Waldgebieten und auf mageren Berg- und Moorwiesen. In einigen Bundesländern steht die Pflanze unter Naturschutz.

Die schmalen Blätter stehen in grundständigen Rosetten, sind lang gestielt und gegenständig angeordnet. Der Blattrand ist eingekerbt.

Im oberen Bereich befinden sich einige längliche Laubblätter, die entweder kurz gestielt oder sitzend sind. Die Blattspreiten sind oval bis schmal-eiförmig, sind an beiden Enden abgerundet und können eine Länge von 12 cm erreichen. Der Rand ist gekerbt oder gesägt. Die Unterseite der Blätter ist etwas behaart.

Die purpurrosa oder violetten Blüten wachsen an der Spitze des Stängels ährenförmig und bilden eine Scheinquirle. Sie besitzen jeweils vier Staubblätter. Aus den Blüten erwachsen später kleine Nüsschen. Die Blütezeit ist von Juni bis September.

Der aufrechte, fast kahle Stängel ist auffallend stumpf, vierkantig und trägt anliegende, längliche Trichome. Der Ziest bildet unterirdisch ein knotiges Rhizom aus, das als Überdauerungsorgan dient.

Die Erntezeit ist von April bis August, wobei Sie die Blätter und Triebe von April bis Juli und die Blüten und Knospen von Juli bis August sammeln sollten. Es wird empfohlen, dass Sie das blühende Kraut etwa 10 cm über dem Erdboden abschneiden.

Der Heilziest hat einen eher strengen Geschmack, der an Pilze erinnert.

Verwendet werden können die Blätter, die Blüten, die Knospen und die Triebe.

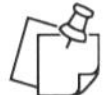

Verwechslungsgefahr:
nicht bekannt

Anwendungsbereiche: Angstzustände, Atemwegserkrankungen (Asthma), Bluthochdruck, Brechmittel, Entzündungen (Augen, Mund- und Rachenraum, Nebenhöhlen, Zahnfleisch), eitrige Geschwüre (Krampfadern), Erkältungsbeschwerden (Halsschmerzen), Gicht, Hysterie, innere Unruhe, Kopfschmerzen, Krämpfe, Magen-Darm-Beschwerden (Sodbrennen), Menstruationsbeschwerden (starke Blutungen), Nervenleiden (Nervosität), Neuralgien, Ohrensausen, Ohnmacht, Rauchentwöhnung, Rheuma, Schwächezustände, Verdauungsbeschwerden (Durchfall), Verschleimungen (Lunge), Tumore, Wechseljahresbeschwerden, Wundheilung.

Anwendungsmöglichkeit: Ziest wird in Form von Heiltee, Presssaft, Tinkturen oder Umschlägen angewendet und vorwiegend bei Atemwegsentzündungen, Menstruations- oder Verdauungsbeschwerden eingesetzt. Hierfür übergießen Sie 2 TL des blühenden Krautes mit 250 ml kochendem Wasser. Die Ziehzeit beträgt 10–15 Minuten.

Bei Entzündungen im Rachenraum oder des Zahnfleisches können Sie den Tee auch zum Gurgeln oder als Mundspülung verwenden. Gegen Augenentzündung tröpfeln Sie etwas Tee auf Wattepads und bedecken damit für ca. 10 Minuten die geschlossenen Augenlider.

Die frischen Ziestblätter dienen als natürliches Pflaster bei kleineren Wunden und Sie können aus ihnen auch einen Presssaft herstellen, der für die Wundreinigung einsetzbar ist.

Die getrockneten und pulverisierten Wurzeln dienen als Niesmittel, falls jemand aus einer Ohnmacht geholt werden sollte.

Heilwirkungen: abführend, adstringierend, beruhigend, blutdrucksenkend, blutstillend, brechreizend (kleine Dosis), durchblutungsfördernd, entzündungshemmend, harntreibend, kräftigend, krampflösend, menstruationsregelnd, schleimlösend, schmerzstillend, tonisierend, verdauungsfördernd, wundheilend.

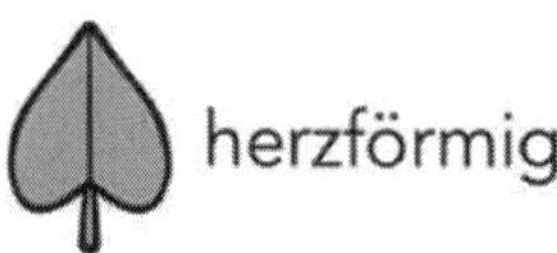

Ehrenpreis, Echter (Veronica officinalis)

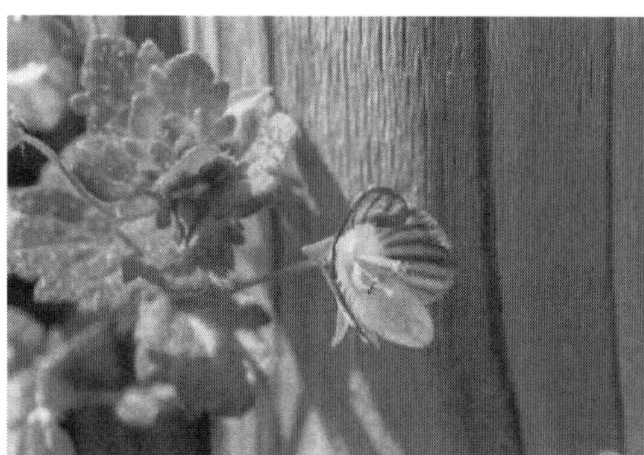

Auch bekannt als Allerweltsheil oder Wundheilkraut, kommt der Echte Ehrenpreis ursprünglich aus dem Kaukasus und ist als wildes Kraut mittlerweile in vielen europäischen Ländern zu finden. Er gehört zu der Familie der Wegerichgewächse und kann eine Wuchshöhe von 30 cm erreichen, gehört jedoch eher zu den kleinwüchsigen Pflanzen.

Ehrenpreis liebt sonnige, windgeschützte, trockene Standorte und einen lehmhaltigen, nährstoffreichen, sandigen Boden. Sie finden ihn vorwiegend auf Acker- und Heideflächen, Waldlichtungen, Weiden und trockenen Wiesen. Einige Ehrenpreis-Arten sind sogar bei Gewässern anzutreffen. Der Echte Ehrenpreis gehört im Frühling zu den Erstblühern und im Herbst zu den Pflanzen, die als Letztes blühen. Sein Artgenosse, der Persische Ehrenpreis (Veronica persica), blüht ab und an sogar im Winter.

Die herzförmigen, breiten Blätter sind weich behaart, elliptisch bis eiförmig, gegenständig angeordnet, gekerbt, entweder kurz gestielt oder sitzend und erinnern ein wenig an den Gundermann. Die Farbpalette der Blätter reicht von grünlich-grau bis silberfarben. Die Ränder sind grob gezähnt oder deutlich gekerbt.

Die kleinen, leuchtenden Blüten stehen in ährigen Blütenständen zusammen, sind lang gestielt und oft vierzählig. In der Regel sind die Kronblätter blau, in seltenen Fällen auch violett oder weiß. Der Ehrenpreis besitzt vier Kelchblätter mit einem glatten Rand und zwei Staubblätter. Aus den Blüten erwachsen dreieckige oder herzförmige Kapselfrüchte, die bräunlich gefärbt sind. Sie enthalten jeweils mehrere dunkelbraune Samen, die eine kantige Form besitzen. Die Blütezeit ist von Juli bis September.

Die Stängel liegen bei jungen, kleinwüchsigen Pflanzen zunächst auf dem Boden (kriechen) und richten sich später auf. Sie sind ebenfalls weich behaart.

Ehrenpreis verfügt über einen hellbraunen, kriechenden Wurzelstock, der als Überwinterungsorgan genutzt wird. Die Erntezeit ist von Mai bis November, am besten jedoch während der Blütezeit.

Der Geschmack des Krautes ist herb-aromatisch, etwas bitter und erinnert an Schwarztee.

Verwendet werden können die Blätter und die Blüten.

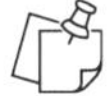

Verwechslungsgefahr:
Sein Doppelgänger ist der persische Ehrenpreis, jedoch verfügt dieser über keinen traubenförmigen Blütenstand – stattdessen wachsen seine Blüten jeweils einzeln am oberen Ende des Stängels.

Anwendungsbereiche: Appetitlosigkeit, Atemwegserkrankungen, chronische Bronchitis, Entzündungen (Mandeln), grippale Infekte, Hämorrhoiden, Halsschmerzen, (entzündliche) Hauterkrankungen, Husten, Juckreiz, Krämpfe, Magen-Darm-Beschwerden, Neurodermitis, Pilzerkrankungen, Rheuma, Stoffwechselerkrankungen, Verbrennungen, Verdauungsstörungen (Blähungen), Wundheilung, Zahnschmerzen.

Anwendungsmöglichkeit: Bei chronischer Bronchitis, bakteriellem Husten oder Magen-Darm-Beschwerden sollten Sie einen Tee zubereiten: 1 TL getrocknetes Kraut oder 2 TL frischer Ehrenpreis mit 250 ml kochendem Wasser aufgießen. Dieser Tee ist auch für Kinder ab 3 Jahren geeignet.

Mit einem Teeaufguss können Sie bei chronischen Hauterkrankungen auch Waschungen vornehmen. Wenn Sie das Kraut mit Rotwein versetzen oder als Presssaft trinken, können Sie die Inhaltsstoffe von dem Wildkraut auch innerlich wirken lassen. Bei Juckreiz nehmen Sie am besten ein Ehrenpreis-Bad. Ehrenpreis-Öl wird aufgrund seiner antibakteriellen und entzündungshemmenden Wirkung bei entzündlichen Hautproblemen eingesetzt. Eine Tinktur kommt bei fettiger und/oder unreiner Haut zum Einsatz. Hier können Sie die betroffenen Hautpartien entsprechend betupfen.

Heilwirkungen: antibakteriell, antioxidativ, antiviral, appetitanregend, blutreinigend, entgiftend (bei Schlangenbissen), entkrampfend, entzündungshemmend, geburtseinleitend, hustenstillend, krampflösend, pilzhemmend, regt sowohl den Milchfluss als auch den Stoffwechsel an und ist stimmungsaufhellend, schmerzlindernd, verdauungsfördernd, wundheilend.

Alant (Inula helenium)

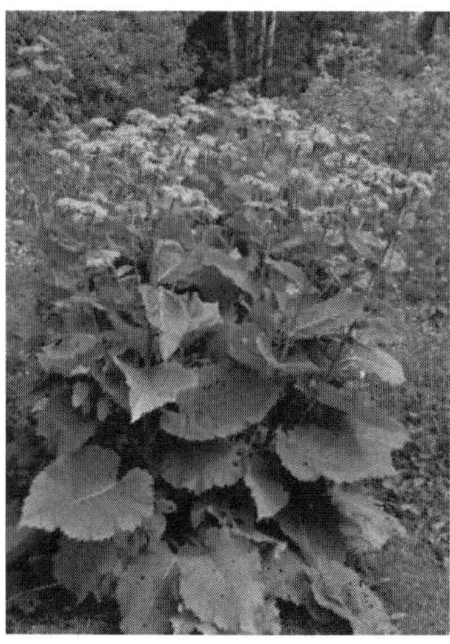

Alant ist auch bekannt als Alantwurzel oder Helenenkraut, kommt ursprünglich aus Asien, hat jedoch mittlerweile auch Einzug in die europäischen Gärten und Landschaften gehalten und ist auch hier teilweise verwildert anzutreffen.

Alant gehört zu der Familie der Korbblütler und kann eine Höhe von bis zu zwei Metern erreichen. Er bevorzugt einen halbschattigen Standort, wie beispielsweise an Hecken und Ufern, an Wald- und Wegrändern und auf Feldern und Wiesen. Sie schätzt die Gesellschaft von Brennnesseln. Diese Staude gedeiht am besten auf einem durchlässigen, ausreichend feuchten, nährstoffreichen Boden. Im Garten sollten Sie sie nicht der Vollsonne aussetzen und windgeschützt halten.

Die großen, hellgrünen Blätter sind elliptisch, fein gezahnt und herz- bzw. lanzenförmig und können teilweise eine Länge von 50–70 cm erreichen. Sie gleichen einem großen Herz. Ihre Oberseite ist mit feinen Härchen bedeckt, die Unterseite dagegen derb behaart. Dadurch wirken sie samtartig bis filzig und schimmern silbrig. Oft sind die Blätter nach oben hin gewellt. Die Ränder sind gezackt. Die Staude verfügt über einen starken Stamm, an dem sich auf der Erde eine grundständige Blattrosette bildet. Hier sind die Blätter breiter und kürzer. Der aufrechte, runde Stängel hat tiefe Rillen und ist zur Spitze hin verzweigt. Meist erst im zweiten Jahr wachsen aus den Blattachseln die Blütenstängel heraus. Sie haben tiefe Rillen, dadurch eine raue Oberfläche und sind zur Spitze hin verzweigt. Ihre langen Blätter stehen wechselständig. Sie sind herzförmig eingekerbt, fein behaart und laufen vorne spitz zu. Der Rand ist etwas gezähnt. Die Blütenstängel tragen mehrere gelbe Korbblüten.

Die großen, vorwiegend gelben Blüten erinnern an kleine Sonnenblumen. Sie stehen in Dolden und können einen Durchmesser von bis zu 8 cm erreichen. Die Zungenblüten erinnern an dicke Fäden, die Röhrenblüten sind oft orange gefärbt. Jede Blüte verfügt über fünf Staubblätter, einen Griffel und zwei Blütennarben. Ihre späteren braunen Achänenfrüchte sind dick und gerippt. An ihrer Spitze wachsen mehrere Härchen, die ihnen als Pappus dienen.

Die Blütezeit ist von Juni bis September. Alant ist ein wertvolles Wildkraut, da es eine beliebte Nahrungsquelle für Bienen und Schmetterlinge ist.

Die knolligen, saftigen Alantwurzeln sind als langes Rhizom stark ausgeprägt und bilden viele Nebenwurzeln aus. Sie haben eine gelb-bräunliche Rinde, sind innen eher cremig-weiß und verströmen, wenn Sie die Wurzel anschneiden, einen markanten Duft, der an Veilchen erinnert. Der Geschmack der Alantwurzel ist jedoch anfangs bitter, verändert sich aber nach etwas kauen und ist dann eher aromatisch. Er erinnert dann an den Geschmack von Schwarzen Johannisbeeren.

Die Erntezeit ist von März bis Mitte Dezember, wobei Sie im Frühling die frischen Blätter sammeln und erst ab dem zweiten Jahr ab November dann die heilende Wurzel ausgraben können. Dann ist der Wirkstoffgehalt am höchsten. Übrigens sollten Sie die frisch geernteten Wurzeln sofort mit einer Bürste reinigen, gut abwaschen und der Länge nach aufschneiden, um sie dann (z. B. an einem Faden hängend) an einem schattigen, warmen Ort zu trocknen. Verwendet wird die Wurzel in der Küche wie Ingwer.

Hinweis:
Wenn Sie einen Teil der Wurzel im Boden belassen, wird daraus eine neue Alantstaude erwachsen.

Verwendet werden können die frischen Blätter, die Wurzeln, frisch oder getrocknet, und die Blüten zum Verzieren von Speisen.

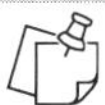

Verwechslungsgefahr:
Die Blätter der Alantstaude ähneln den Blättern der genießbaren Königskerze, während die Blüten eher an Sonnenblumen erinnern.

Anwendungsbereiche: Atemwegserkrankungen (Asthma, Atemnot, Husten, Angina pectoris), Appetitlosigkeit, Blutarmut, Brechmittel (in größeren Dosen), (chronische) Bronchitis, Brustschmerzen, COPD, Darmentzündung, Gallenbeschwerden, Gelbsucht, Geschwüre, grippale Infekte, Harnwegsbeschwerden, Hauterkrankungen, Juckreiz, Keuchhusten, Krämpfe, Lungenleiden, Magenbeschwerden, Mandelentzündung, Menstruationsbeschwerden, Muskelzerrungen, Reizhusten, Rippenfellentzündung, Stoffwechselstörungen, schlecht heilende Wunden, Verdauungsbeschwerden (Blähungen, Durchfall), Verschleimung, Wundheilung, Wurmbefall und als Zuckerersatz (zur Herstellung von Nährmitteln für Diabetiker – hierfür wird das in den Alantwurzeln enthaltene Inulin extrahiert und weiterverarbeitet).

Anwendungsmöglichkeit: Alantwurzeln können Sie innerlich und äußerlich anwenden, während die frischen Blätter vorwiegend äußerlich genutzt werden. Am häufigsten wird Alant als Tee verwendet, um Krämpfe und Schleim zu lösen. Hierfür übergießen Sie für eine Tasse einen Teelöffel der getrockneten Alantwurzel mit kochendem Wasser und lassen ihn zehn Minuten ziehen. Danach trinken Sie den Tee in kleinen Schlückchen (maximal 3 Tassen pro Tag – siehe Nebenwirkungen*).

Sie können ihn aber auch als Kräuterwein, Räuchermittel, Salbe, Tinktur oder für Umschläge (hierfür die Blätter verwenden) und Waschungen nutzen. Auch können Sie frische Alantwurzel einfach nur kauen, um den Appetit oder die Verdauung anzuregen, Ihren Geschmackssinn zu verfeinern oder Ihre Stimmung zu verbessern.

Um eine **Tinktur** herzustellen, geben Sie die Alantwurzel in ein großes Glas mit Schraubdeckel und übergießen diese mit Alkohol (Doppelkorn, Weingeist oder Wodka). Die Wurzelstücke sollten komplett bedeckt sein. Dann stellen Sie das Glas an einen dunklen, kühlen Ort und lassen die Mischung für 4–6 Wochen ziehen. Danach seien Sie die Tinktur ab und füllen sie in eine dunkle Flasche, damit sie vor Licht geschützt ist. Diese Tinktur können Sie verwenden, indem Sie dreimal täglich zwischen 10 und 50 Tropfen einnehmen – entweder pur oder mit Wasser verdünnt.

Heilwirkungen: abführend, antiseptisch, entzündungshemmend, stärkt das Herz und den Magen, schleimlösend, schmerzlindernd.

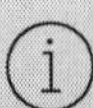

Achtung – Nebenwirkungen*:
Bei Daueranwendungen sollte übrigens jeder stark wirksame Heilkräutertee nicht länger als sechs Wochen eingenommen werden, da es sonst zu unerwünschten Nebenwirkungen kommen kann (Allergien, Durchfall, Erbrechen, Krämpfe, Lähmungen, Reizung der Schleimhäute). Planen Sie also eine Woche Pause ein und beginnen Sie danach wieder mit der Daueranwendung. Dann bleibt die Wirksamkeit dieses Heilkrautes auch erhalten.

Gundermann (Glechoma hederacea)

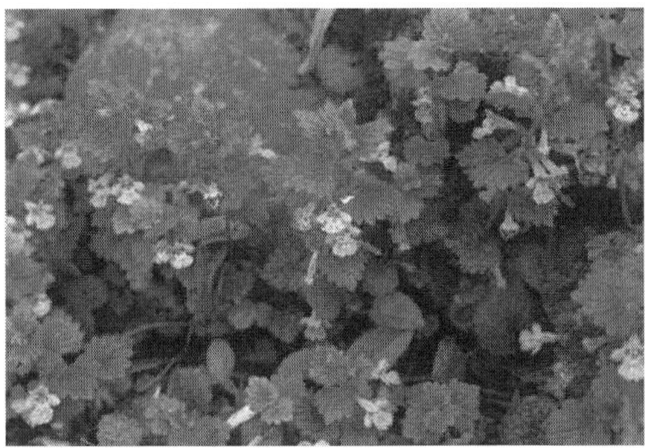

Der Gundermann ist auch bekannt als Gundelrebe, vorwiegend in Mitteleuropa beheimatet und gehört zu den sogenannten Lippenblütlern. Er wächst vorzugsweise im Halbschatten, auf Weiden, Wiesen, an Heckenrändern und in Waldsäumen, ist aber auch oft in naturbelassenen Gärten anzutreffen. Auf feuchteren, nährstoffreichen Böden fühlt er sich besonders wohl. Beim Gundermann handelt es sich um eine kriechende Pflanze, die bis zu 30 cm groß werden kann. Seine Triebe können bis zu einem Meter lang werden.

Die Blätter sind herzförmig, ihr Rand ist gleichmäßig gezackt. Seine Blüten sind violett, in seltenen Fällen auch bläulich gefärbt. Sie sitzen innerhalb der Blattachseln.

Die langen Stängel sind vierkantig.

Da der Gundermann gerne wuchert, kann er als gesunder Bodendecker im Garten eingesetzt werden. Die Erntezeit dieses Gesundheitsallrounders ist von April bis teilweise in den November hinein. Sein typischer Geschmack ist leicht bitter und hat einen minzigen Grundcharakter. Wenn Sie ein Blatt zwischen Ihren Fingern zerreiben, entfaltet sich ein herber, würziger Duft.

Verwendet werden können die Blätter, die Blüten und die Triebe.

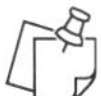

Verwechslungsgefahr:
Die Taubnessel könnte fast als Zwillingsbruder des Gundermanns durchgehen, wenn beide Pflanzen sich nicht doch von der Farbe ihrer Blüten unterscheiden ließen. Während der Gundermann eher violette Blüten besitzt, sind die Blüten der Taubnessel weiß bis leicht rosafarben. Auch der Kriechende Günsel zählt zu den Doppelgängern, allerdings sind seine Blätter herzförmig und die Blattenden stärker abgerundet.

Anwendungsbereiche: Appetitlosigkeit, Asthma, Augenerkrankungen (Infektionen), Bleivergiftung, (eitrige) Bronchitis, Entzündungen (Ohren), Erkältungsbeschwerden (chronischer Husten, Schnupfen), Gallenschwäche, Gicht, grippale Infekte, Harnwegserkrankungen, Hautkrankheiten (Abszesse, Ekzeme, Furunkel), Leber- und Nierenleiden, Lungenerkrankungen (erleichtert das Abhusten), Magen-Darm-Beschwerden (Katarrh, Krämpfe, mangelnde Magensäure), Ohrensausen (HNO), Rachenentzündung, Schmerzen, Skorbut, Tinnitus, Tuberkulose, Verdauungsprobleme (Durchfall), Wundheilung (eitrige).

Anwendungsmöglichkeit: In der Regel wird Gundermann als Tee zubereitet. Hierfür verwenden Sie entweder frisches oder getrocknetes Kraut. Dieser hilft, da er schleimlösend wirkt, besonders bei Erkältungs-, aber auch bei Blasen-, Gallen- und Nierenbeschwerden. Leiden Sie unter Ohrenentzündungen, so tröpfeln Sie etwas von dem Tee auf einen Wattebausch und geben diesen vorsichtig in die Ohröffnung. Laut Hildegard von Bingen können Sie den Gundermann aber auch heiß aufkochen, ihn dann in ein Tuch hüllen und auf das betreffende Ohr legen. Das Gleiche gilt übrigens auch bei Brustschmerzen.

Bei Entzündungen im Mund- und Rachenraum ist Gundermann als Gurgelmittel zu empfehlen.

Bei Hauterkrankungen, aber auch bei Gicht, Gelenk-, Ischias- oder Muskelbeschwerden können Sie den Gundermann für ein wohltuendes Kräuterbad nutzen. Pro Liter Wasser kann ca. eine Handvoll von dem Kraut verwendet werden.

Übrigens haben die im Gundermann befindlichen Gerbstoffe die Eigenschaft, Pestizide und Schwermetalle (z. B. Blei) zu binden und auszuleiten. Daher ist es in der heutigen Zeit empfehlenswert, jeden Tag ein Blatt des Gundermanns zu kauen oder eine Tasse Tee davon zu trinken, um den Körper zu reinigen.

Bei eiternden oder schlecht heilenden Wunden kann Gundermann als Kompresse verwendet werden. Für Spülungen, Waschungen (u. a. bei stark eiternden Pickeln) und Wundauflagen bereiten Sie mit dem Gundermann einen Absud zu.

Eine Gundermann-Tinktur hilft bei Blasen- und Nierenleiden, chronischer Bronchitis sowie Schnupfen.

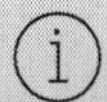

Achtung:
Der im Gundermann enthaltene Bitterstoff Glechomin ist verantwortlich dafür, dass dieses Kraut nicht an Tiere verfüttert werden darf. Für Pferde ist Gundermann geradezu giftig!

Heilwirkungen: adstringierend, antibakteriell, antioxidativ, appetitfördernd, ausleitend, auswurffördernd, entzündungshemmend, krampflösend, schleimlösend, stärkend, stoffwechsel- und verdauungsfördernd, wundheilend.

Hirtentäschel, Gewöhnliches (Capsella bursa-pastoris)

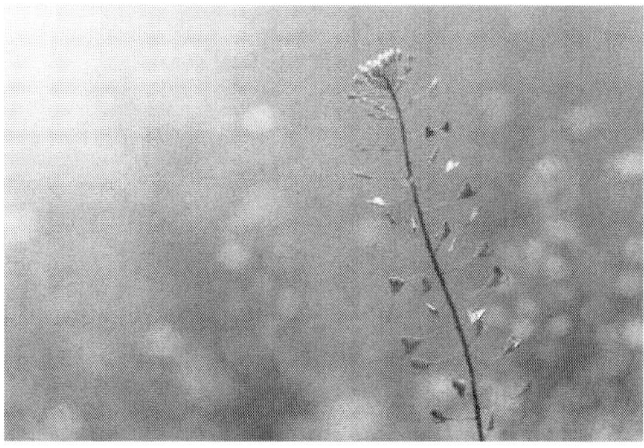

Das zunächst unscheinbare, filigrane Hirtentäschelkraut, auch bekannt als Herzkraut, ist in ganz Europa zuhause und gehört zu der Familie der Kreuzblütler. Es bevorzugt einen sonnigen Standort und nährstoffreiche Lehmböden, vorzugsweise in Ackernähe, auf Brachflächen, in Gärten, Gräben, Siedlungen und an Wegrändern. Die Pflanze kann eine Höhe von bis zu 50 cm erreichen.

Ähnlich dem Löwenzahn wächst in Bodennähe eine Rosette, deren schmale Blätter unregelmäßig gezähnt sind. Aus der Mitte der Blattrosette entspringt die Sprossachse, an der wechselständig die kleinen, weißen Blüten sitzen.

Die behaarten, zwittrigen Blüten sitzen auf ruderförmigen Seitenstängeln. Der Blütenkelch ist vielzählig. Nach der Befruchtung entstehen die typischen kleinen, herzförmigen Schoten an der gesamten Sprossachse, die jeweils bis zu 12 Samen in sich tragen können.

Die Blütezeit ist von April bis November.

Der Stängel ist eher zart, wird von sogenannten Stängelblättern umfasst und trägt am oberen Ende kleine, weiße Blüten. Diese entwickeln sich zu kleinen, dreieckigen, fast herzförmigen Täschchen. Die dünnen und auch groben Wurzeln wachsen bis zu 90 cm tief in den Boden. Sie sind entweder cremeweiß oder bräunlich gefärbt.

Die Erntezeit ist von April bis Oktober, wobei die Blüten am besten im Frühjahr schmecken.

Typisch für Hirtentäschel ist sein würziges Aroma, das an Nüsse erinnert. Seine jungen Blätter schmecken deutlich nussiger als die älteren Blätter und seine Wurzeln erinnern geschmacklich ein wenig an Ingwer.

Verwendet werden kann das gesamte Kraut, also die Blätter, die Blüten und die herzförmigen Schoten. Auch die jungen, zarten Wurzeln sind essbar, solange Sie sie vor der Blüte ernten.

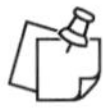

Verwechslungsgefahr:
Das ebenfalls essbare Acker-Hellerkraut (Thlaspi arvense) ist ein Doppelgänger des Gewöhnlichen Hirtentäschels. Unterscheiden lässt es sich dadurch, dass die Pflanze größer und kräftiger ist als das Hirtentäschelkraut und erst ab Mai und auch nur bis zum September blüht. Auch sind die Samentäschchen wesentlich runder.

Anwendungsbereiche: Appetitlosigkeit, Arteriosklerose (Arterienverkalkung), Blasenentzündungen, unausgewogener Blutdruck, Blutungen (Magen, Nase, Gebärmutter), Bronchitis, Durchblutungsstörungen, Ekzeme, Erkältungsbeschwerden, Fieber, Geschwüre, Gicht, Hämorrhoiden, Harnwegsinfektionen, Infektionen, Kopfschmerzen, Krampfadern, Kreislaufprobleme, Lungenschwäche, Magenleiden, Malaria, Menstruationsstörungen, Muskelbeschwerden, Ohrenschmerzen (Entzündungen, Vereiterung), Rheuma, Sehstörungen, Skorbut, Verdauungsstörungen (Darmträgheit, Verstopfung), Wechseljahresbeschwerden, Wundheilung (Bisswunden).

Anwendungsmöglichkeit: Als Tee können Sie sowohl das frische als auch das getrocknete Kraut verwenden. Dieser Kräutertee hilft u. a. gegen Kopfweh und hat vor allem eine blutstillende Wirkung. Daher ist er besonders während der Periode zu empfehlen. Bei Nasenbluten können Sie den Tee auch „schnupfen" oder den frischen Saft aus dem Stängel pressen, ein Papiertaschentuch damit beträufeln und es vorsichtig in das betroffene Nasenloch geben. Dieser Saft hilft auch besonders bei eiternden Ohren.

Bei Hämorrhoiden sind Sitzbäder und Waschungen mit dem Heilkraut zu empfehlen. Hierfür nehmen Sie 75 g getrocknetes oder 150 g frisches Kraut, kochen es in einem Liter Wasser auf, lassen es für 15 Minuten ziehen und geben es dann ins Badewasser.

Äußerlich kann eine Tinktur zur Stillung von Blutungen helfen, indem Sie diese im Verhältnis 1:1 mit Wasser vermengen und dann als Umschlag auf die blutende Stelle legen.

Heilwirkungen: adstringierend, antibiotisch, reguliert den Blutdruck, blutreinigend, blutstillend, regt die Darmmuskulatur an, entzündungshemmend, geburtsfördernd, harntreibend, menstruations- und wehenfördernd (daher nicht in der Schwangerschaft verwenden!), regt den Stoffwechsel an, schmerzlindernd, tonisierend, wundheilend.

Klette, Große (Arctium lappa)

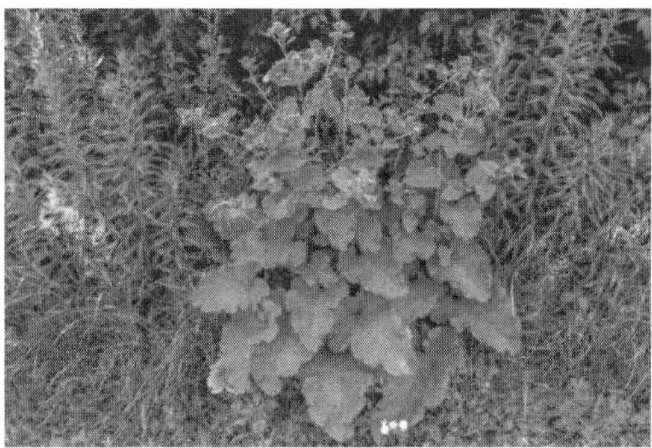

Die Große Klette ist auch bekannt als Haarwachskraut und in Europa und Asien beheimatet. Sie gehört zu der Familie der Korbblütler und hat eine anhaftende, klebrige Wirkung. Die Klette bevorzugt einen sonnigen bis halbschattigen Standort mit frischem, lehmhaltigem und nährstoffreichem Boden und kann bis zu zwei Meter hoch wachsen.

Sie finden Sie vor allem in Auenwäldern, auf brachliegenden Äckern, an Feldrainen, auf Schuttplätzen, an Waldrändern und Wegen.

Die purpurfarbenen Blätter sind groß, herzförmig-oval und langstielig und besitzen Widerhaken. Ihre Unterseite ist entweder kahl oder filzig behaart. Im ersten Jahr wachsen Sie in Bodennähe. Die Stängelblätter werden nach oben hin immer größer.

Die kugelförmigen Blüten wachsen im zweiten Jahr doldentraubig und gleichen den Distelblüten. Charakteristisch für die Klettenblüten sind die vielen kahlen Hüllblätter. Sie sind schmal linealisch, haben eine hakelig gebogene Spitze und ähneln Stacheln. Diese sorgen für die Verbreitung der Samen, indem sie am Fell von vorbeikommenden Tieren haften bleiben.

Die Blütezeit ist von Juli bis September.

Im zweiten Jahr wachsen auch die behaarten Stängel, an denen sich mehrere verzweigte Äste befinden. Nach oben hin werden die Blätter hier immer kleiner.

Die aufrechten, hohen Stängel (Sprossachsen) sind fein behaart und kantig. Sie sind längs gefurcht und mit Mark gefüllt. Die Stängel, an denen sich die Grundblätter befinden, sind eckig und ebenfalls markig.

Die Pfahlwurzeln sind spindelförmig und reichen bis zu zwei Meter tief in die Erde. Außen sind sie bräunlich, innen eher weiß. Die Erntezeit ist im September und Oktober.

Verwendet werden können die Blätter und die Wurzeln. Diese sollten Sie direkt nach der Ernte sofort gründlich reinigen, kleinschneiden und kurz mit kochendem Wasser übergießen, bevor Sie sie dann bis zur Weiterverwendung trocknen. Auf diese Weise bleiben die Wirkstoffe besser erhalten. Wenn Sie einen Teil der Wurzel im Boden belassen, kann die Klette im nächsten Jahr wieder wachsen.

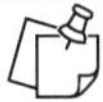

Verwechslungsgefahr:
nicht bekannt

Anwendungsbereiche: Diabetes, Gallenblasenbeschwerden, Geschlechtskrankheiten, Geschwüre, Gicht, Haarausfall, Harnwegsinfektionen, Hauterkrankungen (Abszesse, Ekzeme, Flechten, Furunkel, Hautunreinheiten, Schuppenflechte), Juckreiz, Kopfschuppen, Leberleiden, Magen-Darm-Beschwerden, Masern, Rheuma, Wechseljahresbeschwerden, Wundheilung (Brandwunden).

Anwendungsmöglichkeit: Die Wurzel der Großen Klette kann entweder als Tee, Tinktur, Salbe oder Ölauszug zubereitet und verwendet werden. Der Tee wird als Kaltauszug angesetzt, bei dem die getrockneten Wurzelstücke für 5 Stunden im Wasser ziehen und erst danach kurz aufgekocht werden. Danach wird die Hitze sofort runtergestellt und der Tee siedet für ca. 1 Minute. Nun können Sie den Tee abseihen. Pro ¼ Liter rechnet man 1 gehäuften TL der Wurzel. Dieser Tee ist vor allem zur Blutreinigung geeignet. Zudem fördert er die Gallen- und Lebertätigkeit. Der Klettenwurzel-Tee kann auch für Umschläge bei Hauterkrankungen eingesetzt werden.

Äußerlich können Sie die Klettenwurzeln in Form von Öl anwenden, z. B. zum Einreiben der Kopfhaut, um den Haarwuchs zu fördern und Schuppenbefall zu reduzieren, in einem Sitzbad bei Geschlechtserkrankungen oder zur Wundbehandlung.

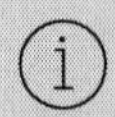

Achtung:
Die Klette darf nicht während der Schwangerschaft eingenommen werden.

Heilwirkungen: abführend, antibiotisch, appetitanregend, blutreinigend, entgiftend, entschlackend, entwässernd, entzündungshemmend, galletreibend, haarwuchsfördernd, harntreibend, pilzhemmend, schweißtreibend, wundheilend.

Taubnessel, Purpurrote (Lamium purpureum)

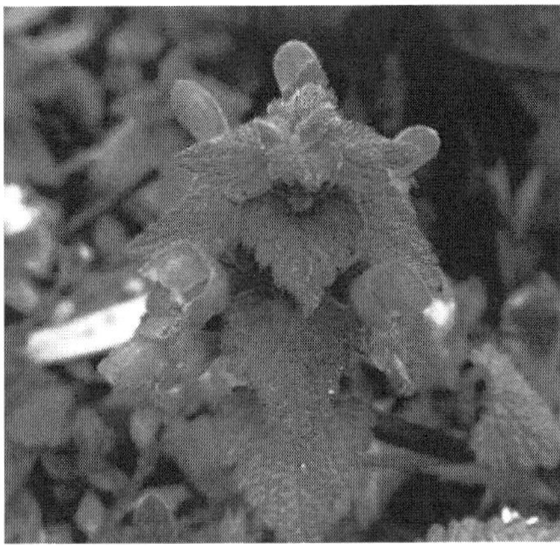

Die Purpurrote Taubnessel, oder auch nur „Rote Taubnessel", ist vorwiegend in Westeuropa und im europäischen Teil Russlands anzutreffen. Sie gehört zu der Familie der Lippenblütler, bevorzugt halbschattige Standorte und lässt sich oft in lichten Laubwäldern, schattigen Parks, an Gräben und Mauern, an Wiesen- oder Waldrändern finden.

Die Taubnessel kann eine Höhe von bis zu 45 cm erreichen. Ihre jungen Blätter haben einen Hauch von Purpur (sind rötlich unterlaufen), werden jedoch mit der Zeit dunkelgrün. Ihre Laubblätter sind gegenständig angeordnet und in Blattspreite und Blattstiel gegliedert.

Die Blätter sind eiförmig bis rundlich eiförmig, herzförmig und leicht pelzig und haben entweder einen rein gekerbten oder aber gekerbt-gesägten Rand. Ihre Oberseite ist mit flauschig wirkenden Drüsenhaaren übersät.

Die meist weißen Taubnesselblüten haben eine doppelte Blütenhülle, sind fünfzählig, zwittrig und spiegelsymmetrisch. Sie sind in Scheinquirlen unter den Blättern angeordnet, in denen sich jeweils ein röhrig-glockiger Kelch befindet. Die Oberlippe der Blüte ist flaumig behaart und im vorderen Bereich halbkugelig gewölbt, während die Unterlippe verkehrt herzförmig erscheint. Ihre Staubbeutel befinden sich unter der Oberlippe, ragen leicht hervor und sind ebenfalls behaart. Ihre kleinen Nussfrüchte sind in der Regel glatt, grau und eiförmig tetraedrisch. Die Blüten schmecken dank ihres Nektars süßlich, während die Blätter einen eher nussigen Charakter aufweisen. Vereinzelt können Sie Taubnesseln auch mit roten oder goldgelben Blüten finden. Die Blütezeit beginnt im April.

Am Boden ist die Taubnessel verzweigt. Die rötlichen Stängel sind ganz kahl und vierkantig. Ihre bräunlichen, haarigen Wurzeln bestehen sowohl aus flachen als auch aus mitteltiefen Ausläufern und zahlreichen Feinwurzeln. Die Erntezeit ist von April bis Oktober.

Charakteristisch für die Taubnessel ist, dass sie schnellwüchsig ist und oftmals nur wenige Wochen von der Keimung bis zu der Samenreife benötigt. Aus diesem Grund sind auch zwei bis drei Generationen pro Jahr möglich.

Verwendet werden können die Blätter und die Blüten.

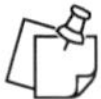

Verwechslungsgefahr:
Trotz der optischen Ähnlichkeiten der Blätter ist die Taubnessel mit der Brennnessel nicht verwandt. Beide Pflanzen unterscheiden sich zum einen durch ihre Blüten und zum anderen in der Größe der Blätter. Außerdem verfügen Taubnesseln nicht über die unangenehm brennenden Haare.

Anwendungsbereiche: Atemwegserkrankungen (Asthma, Bronchitis, Katarrhe), Blasenleiden, Entzündungen (Eileiter, Harnwege, Haut, Magen, Schleimhäute), Erkältungskrankheiten (Husten), Fieber, Frauenleiden (Menstruationsbeschwerden, Regelschmerzen, Weißfluss, Wechseljahresbeschwerden, Zyklusstörungen), Gicht, Hämorrhoiden, Hauterkrankungen (Ausschläge, Ekzeme, Furunkel), Inkontinenz, Insektenstiche, Krampfadern, Lungenerkrankungen, Magen-Darm-Erkrankungen, Prostatabeschwerden (Schwellung), Schlaflosigkeit, Unruhezustände, Verbrennungen, Verdauungserkrankungen (Reizdarm), Wundheilung (Brandwunden).

Anwendungsmöglichkeit: Die Taubnesseln werden in Form von Tee, Sirup oder Tinktur angewendet, wobei der Tee ganz besonders bei Frauenleiden, wie z. B. bei Ausfluss, vaginalem Juckreiz sowie Menstruations- und Wechseljahresbeschwerden, eingesetzt wird. Auch bei Blasenlähmung, Entzündungen, Hämorrhoiden, Katarrhen, Magen-Darm-Beschwerden, Schlafstörungen und Verdauungsproblemen kann der Tee helfen. Hierfür übergießen Sie 2 TL der Blüten (und Kraut) mit 250 ml nicht mehr kochendem Wasser. Die Ziehzeit beträgt ca. 7 Minuten.

Zur Inhalation können Sie den Tee auch bei verschleimten Bronchien und Nasenhöhlen sowie bei Husten anwenden. Äußerlich hilft der Tee auch bei Bädern, Kompressen, Umschlägen und Waschungen, wenn Sie gegen Hautprobleme, Krampfadern, Nagelbettentzündungen oder Verbrennungen vorgehen möchten.

Bei Inkontinenz und Unruhezuständen ist die Einnahme einer Taubnesseltinktur zu empfehlen.

Heilwirkungen: abschwellend, adstringierend, antibakteriell, antiseptisch, auswurffördernd, beruhigend, blutreinigend, blutstillend, desinfizierend, entfettend (Haare und Haut), entzündungshemmend, harntreibend, krampflösend, reizmildernd, schleimlösend, wundheilend.

Achtung:
Die Weiße Taubnessel (Lamium album) hat ähnliche Heilwirkungen und entsprechende Einsatzmöglichkeiten wie die Purpurrote Taubnessel.

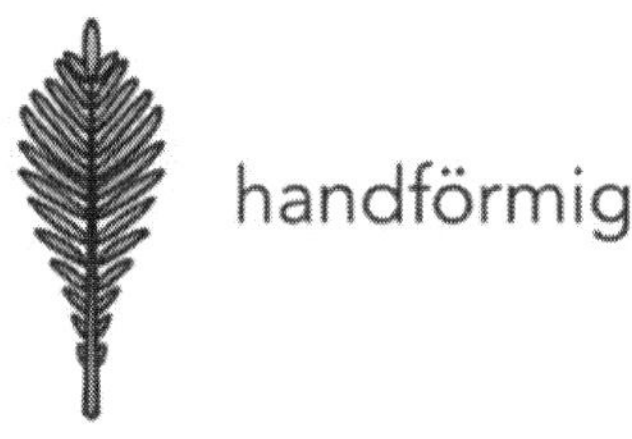

Bärenklau, Wahrer (Acanthus mollis)

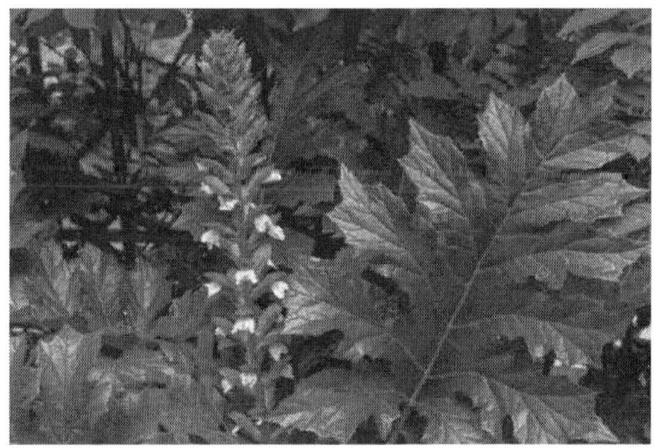

Der Wahre Bärenklau ist auch bekannt als „Weiche Bärentatze", im Mittelmeerraum, in Vorderasien und Afrika heimisch und kaum vergleichbar mit den hier in Mitteleuropa bekannten Bärenklau-Arten. Er bevorzugt einen geschützten, möglichst vollsonnigen, warmen Standort und einen durchlässigen, lehmig-sandigen Boden. Wild wächst er oftmals in Buschlandschaften, Fluren, zwischen Gehölzen und in steinigem Gelände sowie in lichten Wäldern und auf Wiesen. Hierzulande wird er jedoch als Starkzehrer bezeichnet, da er nur bei einer guten Nährstoffversorgung zuverlässig blühen wird. Seine Wuchshöhe beträgt in etwa einen Meter.

Die großen, außergewöhnlich geformten, dunkelgrünen Laubblätter sind rau, entweder kahl oder flaumig behaart, ledrig und ähneln den Füßen von Tieren. Sie sind verantwortlich für die Namensgebung (Klau – Klaue). Diese Blätter sind fiederspaltig und gezähnt, haben eine markante, weißliche Maserung und können bis zu 60 cm lang und 15 cm breit werden. Sie sind länglich eiförmig, fiederspaltig, lang gestielt und die Blattoberseite glänzt. Der Rand der Blätter ist eingeschnitten gezähnt.

Am Boden selbst wächst eine Blattrosette, aus der der Stängel emporwächst. Zunächst wachsen an ihm nur wenige kleinere Blätter.

Im Frühsommer, zwischen Mai und August, erscheinen die auffälligen Blüten, die in ihrer Form an den Blauen Eisenhut (Aconitum napellus) oder Roten Fingerhut (*Digitalis purpurea*) erinnern. Die zwittrigen Blüten befinden sich kreuzgegenständig am Blütenstängel. Im unteren Bereich sind die lippenförmigen Einzelblüten weiß bis zartrosa und im oberen Bereich sind die Hochblätter rötlich bis violett. Das obere Blütenblatt, die Oberlippe, ist stark reduziert, wölbt sich über die unteren Blütenblätter (Unterlippe) und erinnert an einen Helm. Die Unterlippe ist dreigelappt. Ihre Blütenstände sind lang und unverzweigt und später entwickeln sich daraus eiförmige Kapseln mit mehreren Fächern, in denen sich je ein Same befindet.

Die Blütendolden können bis zu einem Meter lang werden. Die Blütezeit ist zwischen Juli und August. Danach entwickeln sich die Blüten zu Kapselfrüchten, in denen sich die großen Samen befinden.

Der Wahre Bärenklau verfügt über purpurfarben überhauchte Stängel. Seine aufrecht wachsende Sprossachse ist unverzweigt. Die Wurzeln wachsen sehr tief in die Erde. Sollten Sie einmal in die Lage kommen, so eine Wurzel entfernen zu müssen, achten Sie darauf, dass Sie die komplette Wurzel erwischen, da die Staude ansonsten aus den Wurzelresten höchstwahrscheinlich neu austreiben wird.

Die Erntezeit beginnt bereits im Frühjahr, die Wurzeln können Sie ab Herbst ernten.

Obschon der Wahre Bärenklau einen eher unangenehmen Geruch in sich trägt, sind die einzelnen Pflanzenteile doch durchaus schmackhaft.

Verwendet werden können die Blätter, das oberirdische Kraut und die Wurzeln.

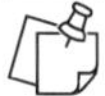

Verwechslungsgefahr:
Der giftige Riesen-Bärenklau hat zwar einen gleichen Namenszug, kann aufgrund seiner Blüte jedoch nicht mit dem Wahren Bärenklau verwechselt werden. Auch der Eisenhut und der Fingerhut sind lediglich aufgrund der Blüten sogenannte Doppelgänger, ihre Blätter haben jedoch ganz andere Formen.

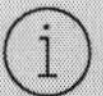

Achtung:
Der Saft des Wahren Bärenklaus kann in Verbindung mit Sonneneinstrahlung bei empfindlichen Menschen Kontaktallergien hervorrufen.

Anwendungsbereiche: Atemwegserkrankungen (Halsschmerzen, Husten und Schnupfen), Blutergüsse, Bronchitis, Durchfall, Ekzeme, Entzündungen (Mund- und Rachenbereich, Unterleib), Erkältungsbeschwerden, Furunkel, Gallenschwäche, Gicht, Grippe, Halsschmerzen, Hautausschlag, Herpes, Neurodermitis, Prellungen, Quetschungen, Schmerzen, Verbrennungen, Verdauungsbeschwerden (Verstopfung), Verrenkungen, Verstauchungen, Wundheilung, Zerrungen.

Anwendungsmöglichkeit: Wahrer Bärenklau wird in der Regel als Tee oder Tinktur zubereitet. Er galt schon damals aufgrund seiner weitreichenden Einsatzmöglichkeiten als Universalmedizin.

Heilwirkungen: abführend, adstringierend, entzündungshemmend, galletreibend, harntreibend, lindernd, schleimlösend, schmerzstillend, wundheilend.

Beifuß, Einjähriger (Artemisia annua)

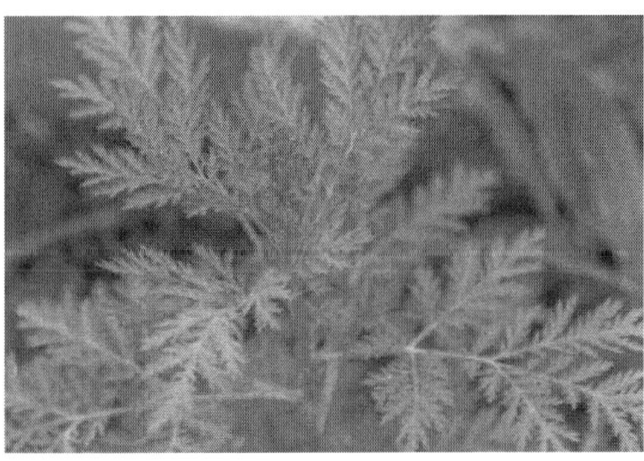

Beifuß, auch bekannt als Besen- oder Weiberkraut oder als Wilder Wermut, gilt als „Mutter aller Kräuter" und gehört zu der Familie der Korbblütler. Er stammt ursprünglich aus den gemäßigten Zonen Asiens (China, Nord-Indien und Vietnam), kann eine Höhe von bis zu 2 Metern erreichen und wächst besonders gut auf durchlässigem, kargem, nährstoffarmem und eher trockenem Boden, da er nicht viel Wasser benötigt. Er bevorzugt einen sonnigen, warmen Standort, gedeiht jedoch auch im Halbschatten.

Die zarten Blätter sind bis zu 5 cm lang, durch tiefe Einschnitte vielfach gefiedert, hellgrün bis silbrig-grün gefärbt, erinnern an Farnblätter und duften, wenn man sie zwischen den Fingern reibt, nach Kampfer, Minze oder Thymian.

Beifuß besitzt einen aufrechten, braun gefärbten, meist kahlen Stängel, an dem sich ab August kleine, gelb-grüne Blüten in Form kleiner Körbe an lockeren Rispen ausbilden. Die Samen sind braun und rundlich und verteilen sich durch Selbstaussaat eigenständig.

Die kleine Blüte des Einjährigen Beifußes ist eher unscheinbar. Die Blütezeit selbst ist von Juli bis zum September. Aus den Blüten entstehen dann nach ein paar Wochen winzige Samen.

Die weißlichen Beifußwurzeln haben wenige, fingerdicke Hauptwurzeln und viele verzweigte, dünne Wurzeln. Typisch ist ihr leicht harziger Geruch.

Charakteristisch für den Einjährigen Beifuß ist auch der Inhaltsstoff Artemisinin. Dieser wurde von Wissenschaftlern in den vergangenen Jahren ausgiebig erforscht und er wird nun u. a. zur Behandlung von Malaria eingesetzt.

Die Erntezeit für das Kraut ist das ganze Jahr über, doch im Juni, bevor die Pflanze zu blühen beginnt, schmecken die Blätter am zartesten. Nach der Blüte haben die Blätter einen kräftigeren Geschmack. Die reifen Samen werden ab Anfang Oktober und die Wurzeln dann im Spätherbst (Mitte Oktober bis Ende November) gesammelt.

Verwendet werden können das gesamte Kraut sowie die Wurzeln.

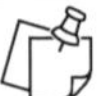

Verwechslungsgefahr:
Der Gemeine Beifuß (Artemisia vulgaris), über den Sie gleich mehr erfahren werden, ähnelt dem Einjährigen Beifuß sehr. Allerdings hat dieser anders gefärbte Blüten und die Blätter sind größer.

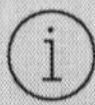

Achtung:
Beifuß sollten Sie keinesfalls bei Fieber oder in den ersten Monaten einer Schwangerschaft verwenden. Nicht umsonst gilt Beifuß als Geburtshelfer. Zudem kann dieses Wildkraut allergische Reaktionen und Asthmaanfälle hervorrufen.

Anwendungsbereiche: Epilepsie, Erkältungs- oder Menstruationsbeschwerden, fieberhafte Erkrankungen, Hämorrhoiden, Malaria, Nachtschweiß, Nervenleiden, Schwindsucht, Verdauungsprobleme (Blähungen, Durchfall), Wechseljahresbeschwerden.

Anwendungsmöglichkeit: Beifuß wird am häufigsten als Tee zubereitet (1–2 TL getrockneter Beifuß auf eine Tasse kochendes Wasser, 10 Minuten ziehen lassen und in kleinen Schlückchen trinken, maximal 3 Tassen täglich – dies gilt auch für Kinder ab 6 Jahren) oder als Tinktur angewendet. Nach sechs Wochen Daueranwendung sollten Sie allerdings eine Pause einlegen, um die Wirkung des Krautes zu erhalten.

Die Gallenproduktion wird angekurbelt und die Saftproduktion im Magen sowie der Gasfluss im Darm werden durch die Einnahme von Beifuß erhöht. Des Weiteren wurden schon damals Beifußblätter in die Sandalen und

Schuhe gegeben, um die Füße gesund zu erhalten. Angeblich sollten die Menschen damals sogar viel schneller damit gelaufen sein. Probieren Sie es aus, ein Versuch ist es wert!

Heilwirkungen: antibakteriell, blutstillend, fiebersenkend, fungizid, verdauungsfördernd.

Beifuß, Gemeiner (Artemisia vulgaris)

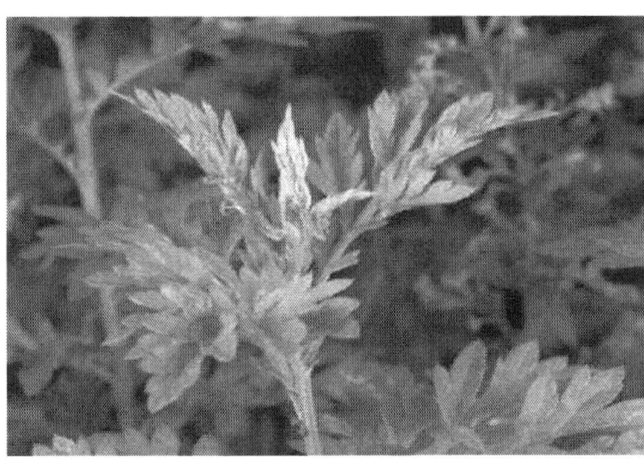

Der Gemeine Beifuß ist auch bekannt als Frauenkraut und im Gegensatz zu der Artemisia annua mehrjährig. Sein Ursprung ist nicht genau bekannt, es wird jedoch vermutet, dass er aus Mittel- oder Nordeuropa kommt. Auch der Gemeine Beifuß kann eine Höhe von knapp 2 Metern erreichen und wirkt, wie der Einjährige, eher unscheinbar. Er gehört ebenfalls zu der Familie der Korbblütler und liebt gut durchlässige, leicht kalkhaltige Böden, sonnige und halbschattige Standorte. Dieser Beifuß bevorzugt Brach- und Ödland sowie Geröllplätze, sandige Schuttflächen, Wald- und Wegränder und stickstoffreiche Wiesen, weshalb er auch als Indikatorpflanze für nährstoffreiche Böden dient.

Die dunkelgrünen, manchmal auch gräulich wirkenden, derben Blätter bilden im unteren Bereich eine Rosette und sind ein- bis zweifach gefiedert. Ihre Oberseite ist grün und die Unterseite ist weißfilzig und leicht behaart. Die oberen Blätter sind dagegen lanzettlich geformt und wirken etwas stachelig. Wenn Sie die Blätter mit den Fingern zerreiben, entsteht ein angenehmer, aromatisch würziger Geruch.

Die kleinen, weißlich silbernen Blüten sind eiförmig und sehr verzweigt. In jedem Blütenkörbchen sitzen Röhrenblüten, aus denen die Samen erwachsen. Zungenblüten sind keine vorhanden. Die Blüten sind in einer Rispe angeordnet und ändern im Laufe der Zeit ihre Farben (weiß, gelb, rosa oder braun). In ihnen finden sich fertile Röhrenblüten. Die Hüllblätter des Beifußes sind eiförmig und filzig behaart. Die Blütenkörbe sind zunächst weiß, werden dann später jedoch oft rötlich. Die Blütezeit ist von Juni bis September, bei warmen Wetterverhältnissen sogar bis zum Oktober. Während der Fruchtreife entwickeln sich aus den Blüten ab September einsamige, nussähnliche Schließfrüchte. Die länglichen Samen sind dunkelbraun und leicht gebogen. Bedauerlicherweise bildet der Beifuß eine Vielzahl an Pollen, die Auslöser für Allergien sein können.

Der Gemeine Beifuß besitzt einen aufrechten, braun gefärbten, meist spärlich behaarten Stängel.

Die weißlichen Beifußwurzeln sind mehrköpfig, haben wenige, fingerdicke Hauptwurzeln und viele verzweigte, dünne Wurzeln. Typisch ist ihr leicht harziger Geruch.

Die Erntezeit der Beifußblätter beginnt im Juni, vor der eigentlichen Blütezeit. Je länger Sie mit dem Sammeln warten, desto bitterer schmecken die einzelnen Pflanzenteile. Doch für seinen bitteren Geschmack ist der Beifuß ja bereits bekannt.

Verwendet werden können das gesamte Kraut sowie die Wurzeln.

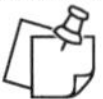

Verwechslungsgefahr:
Der extrem giftige Blaue Eisenhut ist ein gefährlicher Doppelgänger. Der Eisenhut lässt sich jedoch dadurch unterscheiden, dass die Unterseite seiner Blätter nicht weißfilzig sind. Weitaus weniger gefährlich ist sein bitterer Bruder, der genießbare Wermut. Dieser unterscheidet sich von dem Gemeinen Beifuß durch seine gelben Blüten.

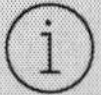

Achtung:
Bitte beachten Sie die Warnung zum Einjährigen Beifuß. Diese lässt sich 1:1 auch hier übertragen.

Anwendungsbereiche: Appetitlosigkeit, Blasenentzündung, Blähungen, Durchblutungsstörungen, chronischer Durchfall, Frauenleiden (Hormonschwankungen, Krämpfe, Menstruation, Wechseljahresbeschwerden), Gallen- und Lebererkrankungen, Hämorrhoiden, Kopfschmerzen, Magen-Darm-Beschwerden, Muskelkater, Nervenleiden, Schlafstörungen, Übelkeit, Verdauungsprobleme.

Anwendungsmöglichkeit: Auch hier wird, wie bei der Artemisia annua, die Einnahme in Form von Tee empfohlen.

Heilwirkungen: antibakteriell, antimykotisch, appetitanregend, beruhigend, durchblutungsfördernd, galletreibend, krampflösend, menstruationsfördernd, stärkend, verdauungsfördernd, wehenfördernd.

Herzgespann, Echtes (Leonurus cardiaca)

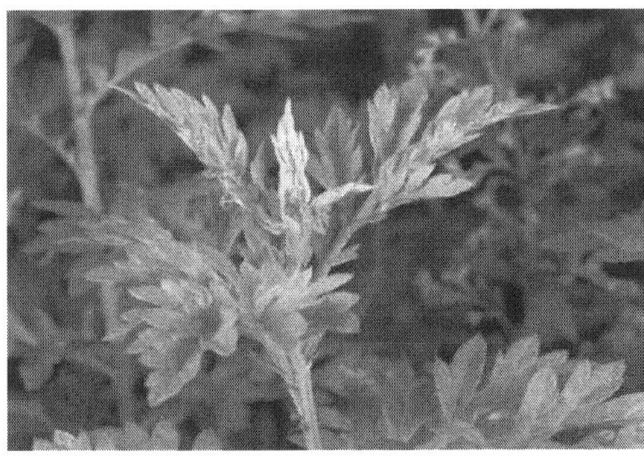

Bekannt als Mutterkraut oder Löwenschwanz, stammt das Echte Herzgespann ursprünglich aus dem nordasiatischen Teil der Russischen Föderation und ist mittlerweile sowohl in Mitteleuropa als auch in Nordamerika und Ostasien zuhause. Es gehört zu der Familie der Lippenblütler, hat einen aufrechten Wuchs und kann eine Höhe von bis zu einem Meter erreichen. Das Herzgespann bevorzugt sonnige bis halbschattige Standorte und einen warmen, mäßig feuchten, stickstoffreichen Boden. Sie finden das Kraut vor allem nahe Hecken und Mauern, auf Brach- und Schuttflächen, trockeneren Viehweiden sowie an Wegesrändern.

Die meist hellgrünen, spitz zulaufenden Blätter sind teilweise herzförmig, im oberen Bereich dreilappig und stehen sich gegenständig gegenüber. Im unteren Bereich haben sie oftmals die Form einer Hand. Die Ränder sind deutlich gezackt. Sämtliche Blätter sind behaart und bestielt.

Die zartrosafarbenen oder purpurnen Blüten sitzen wirtelig in den Blattachseln und wachsen aufrecht. Sie wirken wie ein Magnet auf Bienen, Hummeln und Schmetterlinge. Während der Blütezeit bilden sich die typischen feinen Lippenblüten aus. Diese sind wollig behaart. Die Unterlippe der Blüte ist dreiteilig. Bei dem Blütenstand handelt es sich um eine Scheinquirle. Aus den Lippenblüten entwickeln sich während der Fruchtreife die für das Herzgespann typischen Klausenfrüchte. Sie sind bräunlich gefärbt und ihre Form erinnert an einen Becher. In ihnen befinden sich dunkle, kantige, längliche Samen. Die Blütezeit ist von Juni bis September.

Der behaarte Stängel ist verästelt und vierkantig. Er hat Rillen und ist hohl. Das Herzgespann hat ein eher kurzes, verholztes Wurzelwerk. Es ist bräunlich und seitlich gehen mehrere Wurzelhaare ab. Die Erntezeit ist von Juli bis September, wenn die Pflanze in voller Blüte steht.

Dieses Kraut wird vorwiegend zu heilerischen Zwecken genutzt, da es sich hierbei um kein typisches Küchengewürz handelt. Allerdings wird es auch zum Färben von Textilien und Wolle verwendet.

Verwendet werden das Kraut und die blühenden Sprossen, die zur Blüte gesammelt und getrocknet werden.

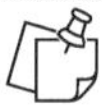

Verwechslungsgefahr:
nicht bekannt

Anwendungsbereiche: Angstzustände, Asthma, Atemnot, Bluthochdruck, leichte Depressionen, Geburtseinleitung, Hautbeschwerden (Abszesse, Ekzeme), (nervöse) Herzbeschwerden (Angina pectoris, Herzrasen, Herzrhythmusstörungen oder -schwäche), Koliken, Kropf, Magen-Darm-Beschwerden (Krämpfe), Melancholie, Menstruationsbeschwerden (Regelschmerzen), Nervenleiden bzw. Nervosität, Nierenprobleme, Ödeme, Schilddrüsenüberfunktion, Schlafstörungen, Unruhe, Verdauungsprobleme (Blähungen), Verschleimungen (Atemwege), Wechseljahresbeschwerden (Hitzewallungen).

Anwendungsmöglichkeit: Besonders bei Herzproblemen kann ein Heiltee aus Herzgespann sehr hilfreich sein. Hierfür übergießen Sie 1–2 TL Herzgespann mit einer Tasse kochendem Wasser und lassen den Tee 10 Minuten ziehen. Dann trinken Sie in kleinen Schlucken, pro Tag bis zu drei Tassen. Der Tee kann Herzinfarkten vorbeugen.

Sie können auch eine Tinktur mit diesem Heilkraut herstellen und bis zu dreimal täglich 10–15 Tropfen mit Wasser verdünnt einnehmen (nur für Kinder, Jugendliche und Erwachsene ab dem 12. Lebensjahr).

Da die Wirkstoffe des Krautes die Kontraktionen der Gebärmutter anregen, ist Herzgespann auch in der Geburtshilfe anwendbar, dies selbstverständlich nur in Absprache mit dem behandelnden Arzt oder der Hebamme.

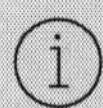

Achtung – Risiken und Nebenwirkungen:
Bei zu großer Dosierung kann es zu Bauchschmerzen, Erbrechen oder zu (blutigem) Durchfall kommen.

Während der Schwangerschaft sollte Herzgespann nicht eingenommen werden, da es wehenfördernd wirkt.

Da Herzgespann zu den geschützten Pflanzen zählt, prüfen Sie bitte, ob auch an Ihrem Sammelort dieses Kraut unter Naturschutz steht.

Heilwirkungen: beruhigend, blutdrucksenkend, durchblutungsfördernd, herzstärkend und senkt die Herzfrequenz, krampflösend, stimmungsaufhellend, wehenfördernd.

Petersilie, Krause (Petroselinum crispum)

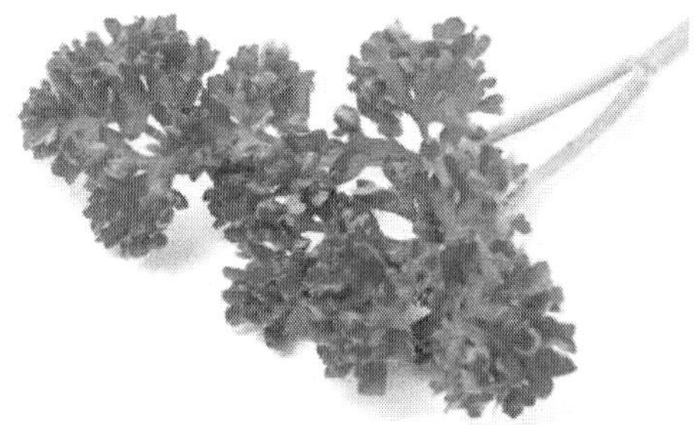

Die Krause Petersilie kommt ursprünglich aus dem südlichen Mittelmeerraum, ist jedoch mittlerweile weltweit beheimatet. Sie gehört zur Familie der Doldenblütler und gilt als wahre Vitaminbombe.

Petersilie wächst buschig und kann eine Höhe zwischen 25 und 80 cm erreichen. Sie bevorzugt einen sonnigen bis halbschattigen Standort sowie einen feuchten, humusreichen, leicht kalkhaltigen Boden. Das Kraut benötigt viel Wasser.

Die dunkelgrünen Blätter sind meist glänzend und haben bei der Krausen Petersilie eine sellerieähnliche Blattform. Sie sind fiedrig geschnitten, handförmig geteilt und nicht behaart. Die unteren Blätter sind sogar doppelt oder dreifach gefiedert. Die Krause Petersilie hat eine wellige Blattform und die Enden laufen spitz zu. Im ersten Wuchsjahr besitzt die Petersilie viele Stängel, an denen die Blätter – je nach Sorte – stehen. Im zweiten Jahr bilden einige der Stängel im Sommer Doldenblüten, aus denen sich dann zum Herbst hin die gelblichen Früchte, die an Kümmel erinnern, entwickeln. Sie sind eiförmig und gerippt.

Die gelb-grünlichen Blüten stehen in Doppeldolden an langen Stielen. Die Blütezeit ist im zweiten Wuchsjahr von Juni bis August. Die Blütezeit ist im Juni und Juli.

Achtung:
Während der Blütezeit bildet die Petersilie einen hohen Anteil an Apiol aus, welches bei übermäßigem Verzehr allergische Reaktionen oder Geburtswehen auslösen kann. Auch Leber- und Nierenschäden können auftreten.

Der aufrechte, grüne Stängel ist behaart, leicht gerillt und verzweigt.

Die weißlich-gelbe Petersilie verfügt über eine helle Pfahlwurzel, auch bekannt als Petersilienwurzel (Petroselinum tuberosum), die eine Länge von bis zu 15 cm erreichen kann. Sie ist rübenförmig und kann ebenfalls verzehrt werden.

Die Ernte ist ganzjährig möglich, wenn Blätter vorhanden sind, hauptsächlich jedoch von April bis Oktober.

Charakteristisch sind der frische, süßliche Geruch und der leicht bittere, würzige Geschmack, wobei der Geschmack der Glatten Petersilie deutlich ausgeprägter ist. Die Wurzel hingegen ist milder, allerdings auch vitaminreicher und erinnert an eine Karotte.

Verwendet werden können die Blätter (frisch oder getrocknet), die Samen (die Keimdauer dauert hier 2 Wochen) und die Wurzeln.

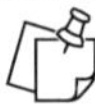

Verwechslungsgefahr:
besteht mit der giftigen Hundspetersilie (Aethusa cynapium). Ihr Geruch ist jedoch eher unangenehm und die Unterseite ihrer Blätter ist stark glänzend.

Anwendungsbereiche: Appetitlosigkeit, Bluthochdruck, Brustschmerzen, Depressionen, Entzündungen (Blase), Erschöpfung, Fieber, Frühjahrsmüdigkeit, Gelbsucht, Geschwüre, Gicht, Harnwegserkrankungen (Blasenschwäche, Blasensteine, Harngrieß oder Harnsteine), Hautprobleme (Sommersprossen), (chronischer) Husten, Insektenstiche, Juckreiz, Körper- und Mundgeruch, Kreislaufstörungen, Magenschmerzen, Menstruationsbeschwerden, Milz- und Leberleiden, Müdigkeit, Nasenbluten, Nierenerkrankungen (Nierensteine), Ödeme, Ohrenschmerzen, Rheuma, Schilddrüsenerkrankungen (geschwollen), Schuppen, Uterusleiden, Verdauungsstörungen (Blähungen, Verstopfung), Verschleimungen, Vitaminmangel, Wechseljahresbeschwerden, Zahnschmerzen.

Anwendungsmöglichkeit: Das Petersilienkraut können Sie entweder als Tee zu sich nehmen oder in Form einer Tinktur anwenden. Wollen Sie Ihren Körper entwässern oder leiden Sie an Blähungen, einer Blaseninfektion oder Verdauungsstörungen, so kochen Sie einen Tee mit 1 EL Petersilie und 1 Tasse Wasser und lassen ihn 10 Minuten ziehen. Seien Sie den Tee ab und trinken Sie ihn in kleinen Schlückchen.

Eine andere Variante ist Petersilientee, der mit den Samen oder Wurzeln aufgegossen wird. Die Ziehzeit ist die gleiche.

Wenn Sie gerade ein Insekt gestochen hat und die Stelle zu jucken beginnt, zerdrücken Sie das frische Kraut und reiben den Saft auf die betroffene Stelle. Dieser frische Saft hilft auch gegen Zahnschmerzen und zum Ausbleichen von Sommersprossen.

Bei Mundgeruch brauchen Sie lediglich ein wenig Petersilie zu kauen und schon haben Sie einen frischen Atem.

Eine mit Wasser verdünnte Tinktur verwenden Sie äußerlich am besten für Bäder, Umschläge oder Waschungen (z. B. bei Geschwüren oder gegen Schuppen). Die Tinktur können Sie entweder mit den Blättern, den Samen oder der Wurzel ansetzen.

Heilwirkungen: abtreibend, aphrodisierend (für Männer), appetitanregend, blutbildend, blutreinigend, entgiftend, entwässernd, entzündungshemmend, geruchsbindend, harntreibend, kontrahierend (hilft bei einer Geburt), krampflösend, menstruationsfördernd, Nachgeburt austreibend, schleimlösend, tonisierend, verdauungsfördernd, wehenfördernd.

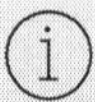

Achtung:
Während der Schwangerschaft ist von dem Verzehr größerer Mengen Petersilie, Petersiliensaft oder Petersilienwurzeln abzuraten, da diese Fehlgeburten auslösen können. Auch bei Nierenentzündungen sollte kein Petersilientee getrunken werden.

Es gibt auch die Glattblättrige Petersilie (**Petroselinum** sativum), die ganz ähnliche Heilwirkungen aufweist, sich jedoch optisch etwas von der Krausen Petersilie unterscheidet.

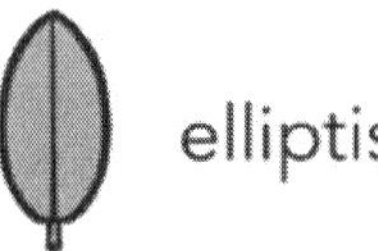

Bärlauch (Allium ursinum)

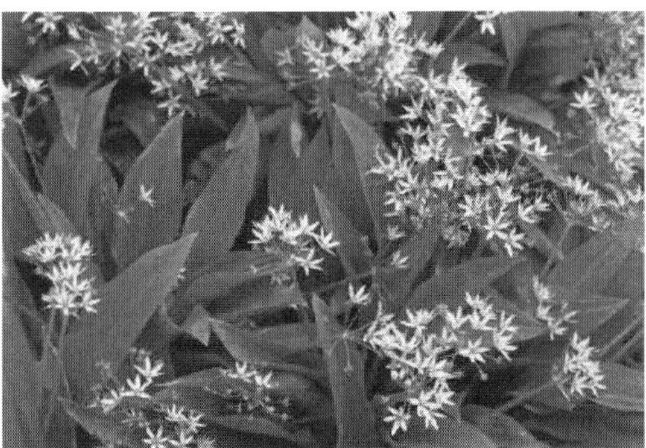

Der Bärlauch ist auch bekannt als „Wald-Knoblauch" oder „Wilder Knoblauch", hat einen sehr intensiven Geruch und ist daher schon zu erkennen, bevor man sein Blattgrün erkennt. Er ist verwandt mit Knoblauch, Schnittlauch sowie Zwiebel und gehört, wie der botanische Name bereits verrät, zu der Gattung Allium. Da Bärlauch feuchte Böden und schattige Lagen bevorzugt, findet man ihn vorwiegend in Waldgebieten. Gesammelt wird er von März bis Mai. Er wird sowohl in der Küche als auch zu medizinischen Zwecken verwendet.

Seine Blattform ist länglich-oval, die Ränder der Blätter sind glatt, leicht gewellt, spitz zulaufend und können bis zu 30 cm groß werden. Besonders auffällig sind die langen Blattstiele. Seine weißen Blüten sind sternförmig.

Geschmacklich besticht der Bärlauch durch sein markantes, scharfes Aroma, das an Knoblauch erinnert.

Verwendet werden die Blüten, Blätter, Knospen und Wurzeln.

Verwechslungsgefahr:
Hier ist tatsächlich Vorsicht geboten, da Bärlauch leicht mit der hochgradig giftigen Herbstzeitlosen oder dem Maiglöckchen verwechselt werden kann. Unterschieden werden können diese Kräuter durch den typischen Knoblauchgeruch, den nur der Bärlauch aufweist. Daher ist es hier ratsam, dass Sie beim Sammeln zunächst an den Blättern reiben und auf den dadurch austretenden Duft achten. Zudem besitzt Bärlauch keine Blattschneide, während Maiglöckchen über eine rote Blattschneide verfügen. Auch fühlen sich die Blätter des Maiglöckchens eher ledrig an, die des Bärlauchs dagegen saftig. Während die Blüten beim Bärlauch strahlenförmig sind, besitzen Maiglöckchen glockenförmige Blüten. Bei der Herbstzeitlosen sind die Blätter viel dickfleischiger und ihre Blütezeit beginnt viel später.

In Deutschland ist der Bärlauch sehr beliebt zur Herstellung von Pesto. Rezepte erhalten Sie jedoch erst im Kapitel „Wildkräuter-Rezepte-Guide".

Anwendungsbereiche: Appetitlosigkeit, Arterienverkalkung, Arteriosklerose, Asthma, Bluthochdruck (kann dadurch einem Herzinfarkt oder Schlaganfall vorbeugen), Bronchitis, erhöhter Cholesterinspiegel, Durchblutungsstörungen, Erkältungsbeschwerden, Fieber, Frühjahrsmüdigkeit, Gedächtnisschwäche, Flechten, kalte Füße und Hände, chronische Hautausschläge, Kopfschmerzen, Leistungsschwäche, Magen-Darm-Beschwerden (ungewollte Bakterien und Parasiten), Muskelschwäche, Rheuma, Verdauungsstörungen (Blähungen, Durchfall), Wundheilung, Wurmbefall.

Anwendungsmöglichkeit: Sie können zur Unterstützung Ihrer Gesundheit eine Frühjahrskur durchführen und entweder frische Bärlauchblätter verzehren oder das Heilkraut als **Tinktur** einnehmen. Geben Sie hierfür einfach einige frische Blätter in ein Schraubglas zusammen mit 45-prozentigem Alkohol und lassen Sie das Glas für drei Wochen verschlossen stehen. Nachdem alles gut durchgezogen ist, seihen Sie die Tinktur ab und geben sie am besten in eine dunkle Tropfflasche. Diese Tinktur eignet sich hier zur Unterstützung bei Arterienverkalkung oder zu hohem Blutdruck und für eine Darmsanierung.

Sollten Sie Katzen oder Hunden zu Ihren täglichen Begleitern zählen, können Sie ihnen Bärlauch unter das Futter mischen, um Sie vor Parasiten oder Wurmbefall zu schützen. Bei Kaninchen oder Pferden sollten Sie unbedingt Abstand davon nehmen, da für diese Tiere Bärlauch giftig ist!

Heilwirkungen: adstringierend, anregend, antibiotisch, appetitanregend, blutreinigend, senkt den Cholesterinspiegel, durchblutungsfördernd, entgiftend, entzündungshemmend, galle- und harntreibend, hautreizend, reinigend, schleimlösend, schweißtreibend, stoffwechselanregend, tonisierend (stärkt die Muskulatur).

JOHANNISKRAUT, TÜPFEL- ODER ECHTES (HYPERICUM PERFORATUM)

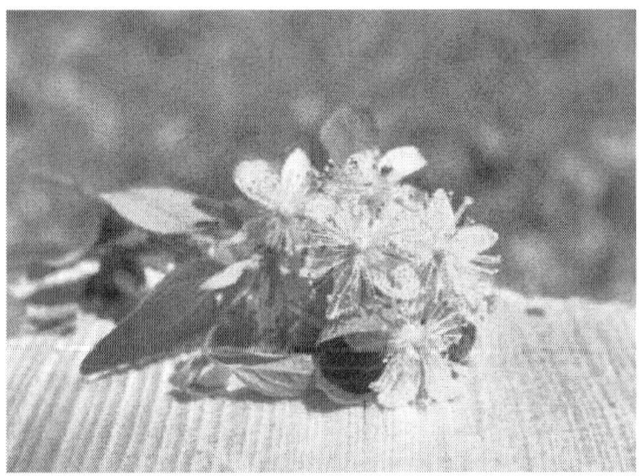

Das Echte oder Tüpfel-Johanniskraut ist auch bekannt als Hartheu. Es ist das typische Mittsommerkraut schlechthin und erhielt seinen Namen von dem „Johanni-Tag" (24. Juni, dem längsten Tag im Jahr), weshalb es auch mit Sonne assoziiert wird. Es ist sowohl in Europa als auch im Norden Afrikas und Asiens zuhause und kann eine Höhe von einem Meter erreichen. Johanniskraut wächst vorzugsweise auf kalkhaltigem Boden, an sonnigen Standorten, an lichten Böschungen und Wegrändern. Im oberen Bereich bei den Blüten ist es buschig verzweigt.

Rund um die unbehaarten Stängel wachsen kleine, längliche Blätter mit einer eher elliptisch-ovalen Form, die gegenständig angeordnet sind. Auf seinen Blättern befinden sich Öldrüsen – viele rötlich-braune bzw. dunkle Punkte (Ölbehälter, die als Speicherorgan dienen), die jeweils mit dem für das Johanniskraut typischen Rotöl gefüllt sind. Die Blätter sind ebenfalls unbehaart. Die Blattspreite hat eine längliche, ovale Form. Auch der Blattrand ist mit den Öldrüsen besetzt.

Die kleinen, leuchtend goldgelben Blüten öffnen sich meist um die Sommersonnenwende. Sie haben viele Einzelblüten mit jeweils 5 runden Kronblättern und sind zu Trugdolden zusammengeschlossen. Ihre markanten

Staubblätter sind bräunlich gefärbt, mit vielen dunklen, rötlichen Drüsenpunkten bedeckt und ragen weiter über den Blütenkelch hinaus. Wenn Sie eine Blüte zwischen den Fingern zerdrücken, verfärben diese sich rötlich. Die Blütezeit ist von Juni bis September. Danach entwickeln sich die Blüten zu Kapselfrüchten, welche die Samen enthalten.

Der Stängel des Echten Johanniskrauts ist aufrecht, markig gefüllt und durchgehend zweikantig. Am oberen Ende ist das Kraut buschig verzweigt. Die Stängel der anderen Johanniskraut-Arten sind hohl. Johanniskraut bildet Wurzelkriechsprossen, die stark verzweigt sind. Die Wurzel selbst ist spindelförmig und reicht bis zu 50 cm in die Tiefe.

Die Erntezeit ist ab Ende Juni und geht bis in den September hinein.

Verwendet werden können die Blätter und die Blüten.

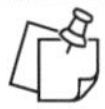

Verwechslungsgefahr:
Das hochgiftige Jakobs-Kreuzkraut (Senecio jacobaea L.) sowie der harmlose Wiesenpippau (Crepis biennis) sind dem Tüpfel-Johanniskraut sehr ähnlich. Unterschieden werden können die Pflanzen vor allem durch die Form der Kronblätter, aber auch dadurch, dass lediglich das Johanniskraut einen rötlichen Saft abgibt, wenn man die Blüten zerreibt.

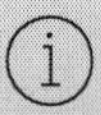

Achtung:
Die ätherischen Wirkstoffe des Tüpfelkrautes können Nebenwirkungen hervorrufen, denn sie erhöhen die Empfindlichkeit gegenüber Sonneneinstrahlung, es kann zu unschönen Hautflecken kommen bis hin zur Lichtkrankheit. Aus diesem Grund sollten Sie Johanniskrautöl auch nicht direkt vor einem Sonnenbad einnehmen. Zudem wird ihm nachgesagt, dass es sowohl die Wirkung von Verhütungsmitteln als auch von Medikamenten schwächen kann, vor allem jenen, die dazu dienen, die Immunabwehr zu unterdrücken. So werden beispielsweise auch chemische Antidepressiva oder Antiepileptika gehemmt.

Bei erhöhter Einnahmemenge sollten Sie daher immer zuvor einen Arzt Ihres Vertrauens zu Rate ziehen.

Anwendungsbereiche: Appetitlosigkeit, Atemwegserkrankungen (Bronchitis, Halsentzündung), Bettnässen, Blutarmut, Blutergüsse, Darmentzündung, Depressionen, Epilepsie, Erschöpfung, Fieber, Frauenleiden (Gebärmutterkrämpfe, Menstruations- und Wechseljahresbeschwerden), Gehirnerschütterung, Gicht, Hämorrhoiden, Harnwegsbeschwerden (Bettnässen, Blasenentzündung), Hauterkrankungen (Beulen, Ekzeme, Geschwüre, Pickel, trockene Haut), Hexenschuss, Hypochondrie, Insektenstiche, Ischias, Juckreiz, Kopfschmerzen und Migräne, Krampfadern, Krämpfe, Leber- und Magenerkrankungen, Muskelzerrungen, Neuralgie, psychisch-vegetative Beschwerden (Angstzustände, Nervosität, Stress, Unruhe), Quetschungen, Rheuma, Schlafstörungen, Schmerzen (Muskel, Narben, Nerven, Rücken), Schockzustände, Schwellungen, Stimmungsschwankungen, Stoffwechselerkrankungen, Verbrennungen, Verdauungsbeschwerden (Durchfall), Verrenkungen, Verstauchungen, Wundheilung (bei Stichverletzungen), Zahnschmerzen, Zerrungen.

Anwendungsmöglichkeit: Das Echte Johanniskraut wird vor allem bei Depressionen, Hautproblemen, Nervenbeschwerden und Verbrennungen eingesetzt. Es wirkt wie ein Antidepressivum, allerdings auf pflanzlicher Basis. Für die Teezubereitung verwenden Sie 2 TL von dem frischen oder getrockneten, blühenden Kraut auf einen Liter Wasser. Kochen Sie beides kurz auf und seihen Sie es dann sofort ab. Da die Wirkstoffe des Johanniskrautes die Haut lichtempfindlich machen können, sollten Sie nicht mehr als 3 Tassen pro Tag trinken (Kinder ab 6 Jahren nur 1 Tasse pro Tag). Dieser Tee wird auch zur Rekonvaleszenz (Gesundungsprozess) nach schweren Erkrankungen getrunken. Er ist zudem ein Beruhigungs- und Schlaftee.

Für die äußerliche Anwendung nutzen Sie das Johanniskrautöl, auch bekannt als Rotöl. Dieses ist in seiner Heilkraft noch stärker als der Tee und hilft u. a. in Form von Umschlägen gegen Entzündungen, Sonnenbrand, leichte Verbrennungen und Zahnschmerzen sowie bei der Wundheilung. Leiden Sie unter Hexenschuss, Ischias-, Kreuz- oder Nervenschmerzen oder Verstauchungen, reiben Sie die betroffenen Körperpartien mit dem Rotöl ein.

Eine Tinktur aus dem Johanniskraut wird bei Blasenentzündungen, Gicht, Hautunreinheiten, Insektenstichen, Rheumabeschwerden und kleinen Wunden verwendet sowie für Bäder, Umschläge und Waschungen.

Heilwirkungen: abschwellend, adstringierend, antibakteriell, aphrodisierend, beruhigend, blutbildend, blutstillend, entzündungshemmend, harntreibend, krampflösend, leistungssteigernd, schleimlösend, schmerzstillend, stimmungsaufhellend, tonisierend, verdauungsfördernd, wundheilend.

Königskerze, Großblütige (Verbascum densiflorum)

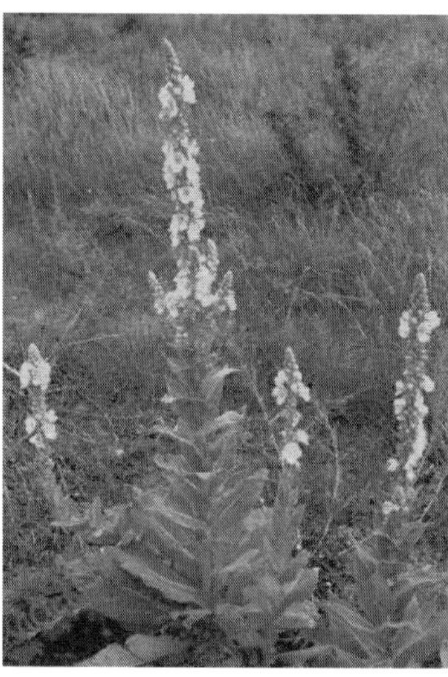

Auch bekannt als Fackelblume oder Wollkraut, ist die Großblütige Königskerze in Mittel- und Südeuropa, in Nordafrika sowie im vorderen Orient weit verbreitet. Nach Nordamerika ist die Pflanze als Neophyt gekommen. Sie gehört zu den Braunwurzgewächsen, wächst kerzengerade nach oben und kann eine Höhe von bis zu zwei Metern erreichen.

Die Königskerze liebt sonnige bis halbschattige, trockene Standorte und wächst besonders gut auf durchlässigen, kargen, lockeren, sandigen Böden, die über einen mittelmäßigen Nährstoffgehalt verfügen. Sie finden sie vorwiegend an Bahndämmen, auf Öd- und Schuttland, bei Ruinen und an Park- und Waldrändern.

Die samtig weichen Laubblätter erscheinen im ersten Jahr in einer grundständigen Rosette, sind mit vielen Haaren überzogen und können bis zu 50 cm lang werden. Sie sind fleischig, elliptisch geformt und laufen rundlich zu. Erst im zweiten Jahr wächst aus der Blattrosette der aufrechte Stängel, an dem sich die Blätter wechselständig verteilen. Diese sind filzig, gewellt, wechselständig, laufen spitz zu und sind am Rand gekerbt.

Die leuchtenden, meist sonnengelben Blüten (in seltenen Fällen auch weiß oder purpurfarben) erwachsen im zweiten Jahr aus dem Stängel. Sie bestehen aus fünf runden Blütenblättern sowie fünf rötlichen, teilweise sogar violetten, deutlich sichtbaren Staubblättern und können bis zu 5 cm groß werden. Der engständige Blütenstand ist kerzen- bzw. traubenförmig. Die Blüten der Knospen erfolgen von unten nach oben. Später entstehen aus den Blüten dann bräunliche Kapselfrüchte mit hunderten von Samenkörnern. Die Königskerze – sie kann bis zu 250 Blüten je Pflanze tragen – bietet vor allem für Bienen und Schmetterlinge eine wertvolle Nahrungsquelle, da sie viel Nektar und Pollen bildet. Blütezeit ist von Juni bis September.

Der runde Stängel ist nahe der Erde reich mit Blättern besetzt, während oben die Blüten wachsen.

Die Königskerze verfügt über eine bräunliche, spindelförmige Pfahlwurzel, die bis zu 80 cm in den Boden reichen kann. Auf diese Weise ist sie auch in Trockenzeiten in der Lage, an Grundwasser heranzukommen.

Die Erntezeit ist von April bis September. Die Blätter schmecken am besten vor der Blüte und sollten daher von April bis Juni geerntet werden. Die Blüten sollten Sie jedoch nur an trockenen Tagen in den Monaten Juni bis August einsammeln. Sobald diese sich dunkel verfärben, sollten Sie sie nicht mehr verwenden.

Charakteristisch für diese Königskerze sind die majestätisch anmutenden Blüten. Selbst Hildegard von Bingen sprach von ihr als „Pflanze gegen die Traurigkeit". Auch ihr fruchtartiger Geschmack ist einzigartig, erinnert er doch an getrocknete Apfelringe.

Verwendet werden können die Blätter, die Blüten und die Wurzeln.

Verwechslungsgefahr:
Einige Königskerzen-Arten, wie die Kleinblütige Königskerze oder die Windblumen-Königskerze, gelten als Doppelgänger, verfügen jedoch in der Regel über kleinere Blätter und Blüten. Da Königskerzen zur Hybridisierung neigen, ist eine klar definierte Bestimmung jedoch oft gar nicht so leicht. Oft wird die Königskerze auch mit der Nachtkerze verwechselt. Die Blätter bei der Nachtkerze sind jedoch merklich schmaler.

Anwendungsbereiche: Allergien, Atemwegserkrankungen (Asthma, Heiserkeit, Mandelentzündung), Bauchschmerzen, akute und chronische Bronchitis, Entzündungen (Mund und Rachen), Fieber, Geschwüre (Augen, Lider), Gesichtsschmerzen, Gicht, grippale Infekte, Hämorrhoiden, Hitzewallungen, Husten (Reiz-), Lungenerkrankungen (Tuberkulose), Magen-Darm-Erkrankungen (Katarrh), Nervensystemerkrankungen, Verschleimungen, Warzen, Wundheilung.

Anwendungsmöglichkeit: Die Großblütige Königskerze wird in Form von Tee, Tinktur, Heilweinen, Aufguss (Mazerat), Säften, Ölen und Wickeln angewendet. Bei Allergien, Asthma und Atemwegserkrankungen wird generell der Tee der Blüten eingesetzt. Um die Wirkstoffe der Blüten zu erhalten, wird dieser Tee als Kaltaufguss hergestellt. Hierfür nehmen Sie 1 TL der Blüten und setzen diese mit 250 ml kaltem Wasser an. Lassen Sie den Tee für 2 Stunden ziehen und seihen Sie ihn dann ab. Dieser milde Tee kann entweder kalt oder leicht erwärmt verzehrt werden. Er ist auch für Kinder geeignet.

Leiden Sie unter überanstrengten Augen oder einer Entzündung der Bindehaut, tränken Sie einen Umschlag mit diesem Tee und legen Sie ihn für 15 Minuten auf Ihre Augen. Sollten Sie eine Tinktur bevorzugen, werden hier für ebenfalls die Blüten der Königskerze verwendet. Bei Magen-Darm-Beschwerden kommt die verdünnte Tinktur zur Anwendung.

Bei starkem Husten hilft eine Abkochung der Wurzel. Übergießen Sie hierfür 1 TL der klein geschnittenen Wurzel mit 250 ml Wasser und erhitzen Sie diesen Aufguss, bis der Siedepunkt erreicht ist, er sollte nicht kochen. Auch hier beträgt die Ziehzeit 15 Minuten.

Sollten Ihnen Juckreiz, Nerven- oder Ohrenschmerzen (auch Tinnitus) zu schaffen machen oder liegt eine Narbenbildung nach einer Verletzung vor, kann ein Ölauszug helfen. Dieser unterstützt auch bei leichten Verbrennungen, die Haut wieder zu regenerieren.

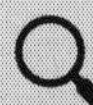

Ölauszug

Geben Sie eine Handvoll frische Blüten in ein Schraubglas und übergießen Sie es mit Bio-Olivenöl oder Jojobaöl. Die Blüten müssen davon bedeckt sein. Das Glas sollte an einem hellen, warmen Ort (geschützt vor Sonneneinstrahlung) aufbewahrt werden. Damit es zu keiner Schimmelbildung kommt, sollten Sie das Öl täglich durchschütteln. Nachdem das Öl gut durchgezogen ist, können Sie es nach 4 Wochen abseihen, in eine Braunglasflasche abfüllen und kühl lagern. Dieses Öl kann u. a. auch zur Herstellung für Cremes und Salben verwendet werden.

Äußerlich können die Blätter der Königskerze bei Wundheilung eingesetzt werden.

Auch ein **Mazerat** sollte keinesfalls mit kochendem Wasser hergestellt werden, da die wirksamen Schleimstoffe nicht hitzestabil genug sind. Hier sollte das abgekochte Wasser auf mindestens 50 Grad herunterkühlen. Erst dann übergießen Sie 2 TL Blüten damit und lassen den Aufguss ca. 30 Minuten lang ziehen. Danach können Sie ihn abfiltern und weiterverwenden.

Um Ihr Herz zu stärken, kochen Sie die Blätter der Königskerze in einer Fleischbrühe auf und nehmen diese in kleinen Schlückchen ein.

Heilwirkungen: auswurffördernd, beruhigend, entzündungshemmend, fiebersenkend, herzstärkend, regenerierend, schleimhautschützend, schleimlösend, sekretlösend, wundheilend.

Luzerne, Saat- (Medicago sativa)

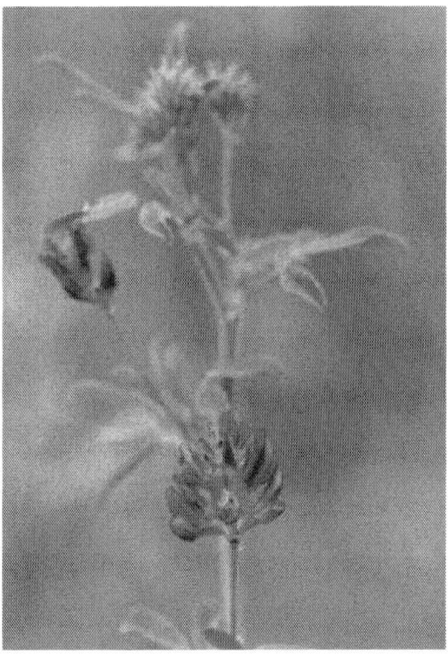

Die Saat-Luzerne ist auch bekannt als Alfalfa (aus dem Arabischen, es bedeutet „gute Nahrung“) und war zunächst nur eine wichtige Futterpflanze für die Tiere hier in Europa, bevor die Menschen ihre gesunden Inhaltsstoffe und den hohen Proteingehalt näher kennen und schätzen lernten.

Luzerne gehört zu den Hülsenfrüchtlern und der Familie der Schmetterlingsblütler. Sie kann bis zu einem Meter hoch wachsen. Sie finden sie vorwiegend auf Äckern und halbtrockenen Wiesen sowie an Wegesrändern. Am besten gedeiht Luzerne auf kalkhaltigem, mäßig humus- und nährstoffreichem, trockenem Boden.

Die Blätter sind elliptisch, gefiedert und am Rand bis zur stacheligen Spitze hin gesägt. An der Unterseite wirken die Blätter leicht spinnwebig und sind behaart. Die Laubblätter sind dreizählig und wechselständig angeordnet. Die Pflanze verfügt über kleine Nebenblätter, welche gezähnt und langspitzig sind. Durch ihre Blattgelenke, sogenannte „Pulvini“, hat das Blatt die Möglichkeit, sich während des nächtlichen Schlafes zu bewegen.

Die meist violetten Blüten sind achselständig und langstielig. Sie bilden traubenförmige Blütenstände. Der lange, schmale Fruchtknoten ist kurz gestielt. In ihnen befinden sich bräunliche, flache Hülsenfrüchte, die etwas behaart, netzartig geadert und spiralig gewunden sind. Die darin befindlichen orangefarbenen Samen sind nierenförmig. Die Blüten der Luzerne werden hauptsächlich von Hummeln besucht. Die Blütezeit ist von Juni bis September.

Der aufrechte Stängel ist etwas behaart und vierkantig.

Die Pflanze ist ein regelrechter Tiefwurzler. Die weiten Wurzeln reichen bis zu zwei Meter tief in den Boden und sorgen dafür, dass die Luzerne bei Trockenperioden immer genug Wasser bekommt. Ihre Rhizome dehnen sich sogar bis zu 4,5 Meter weit aus.

Die Erntezeit ist hauptsächlich im Juni und Juli – ab dem dritten Jahr im Lebenszyklus der Luzerne. Die beste Tageszeit dafür ist am Vormittag, noch bevor die Sonne im Zenit steht.

Verwendet werden können die Blätter, die Blüten und die Samen. Letztere sind besonders in den letzten Jahren durch die Herstellung der Alfalfa-Sprossen hierzulande bekannt geworden, welche reich an essenziellen Aminosäuren sind.

Wichtig:
Bei der Zucht von Alfalfa-Sprossen ist unbedingt zu beachten, dass Sie diese erst ab dem 7. Tag ernten und verzehren, da diese die Tage zuvor noch leicht giftig sind, das in ihnen enthaltene Cavanin, ein Schutzstoff für die Sprossen, jedoch innerhalb einer Woche abgebaut wird. Ganz verzichten sollten Sie auf die Sprossen bei Diabetes, einer Gichterkrankung, in der Schwangerschaft, in der Stillzeit und bei Kindern unter sechs Jahren.

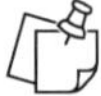

Verwechslungsgefahr:
keine bekannt

Anwendungsbereiche: Altersleiden, Augenerkrankungen, Depressionen, Darmbeschwerden, Gelenkrheuma, Geschwüre, Hämorrhoiden, Harnwegserkrankungen, Hautprobleme (Akne, Cellulitis), Herzbeschwerden, Menstruationsbeschwerden, Muskelschwäche, Nierenerkrankungen, Pilzerkrankungen (Hautpilz, Fußpilz), Rheuma, Stoffwechselerkrankungen, Verdauungsbeschwerden, Wechseljahresbeschwerden (Hitzewallungen), Zahnprobleme.

Anwendungsmöglichkeit: Um überschüssiges Wasser aus dem Körper auszuschwemmen, den weiblichen Hormonspiegel zu regulieren, oder bei Verdauungsproblemen wie Darmträgheit oder Durchfall, können Sie reife Blätter abkochen und den Sud trinken. Aus einer Mischung von zermahlenen Blättern und zerstoßenen Samen lässt sich ein Brei-Umschlag herstellen, der z. B. bei Arthritis gegen die Schmerzen helfen kann. Der Verzehr von Alfalfa-Sprossen unterstützt Sie dabei, sowohl den Blutzucker- als auch den Cholesterinspiegel zu regulieren.

Heilwirkungen: abführend, abschwellend, appetitanregend, blutreinigend, entgiftend, fiebersenkend, gleicht den Säure-Basen-Haushalt aus, harntreibend, schmerzlindernd, sättigend, stressreduzierend und stärkt das Immunsystem.

Thymian, Echter (Thymus vulgaris)

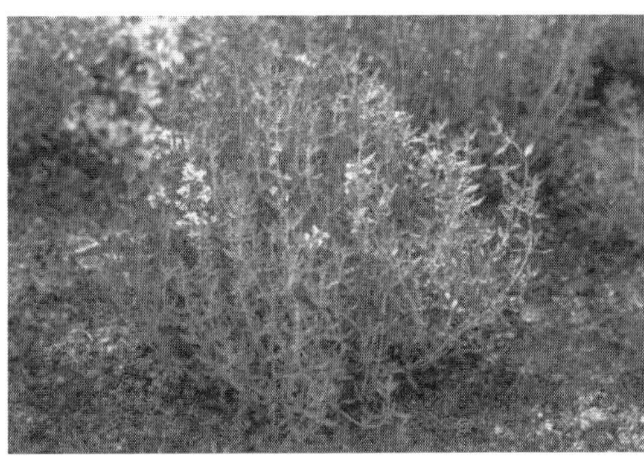

Der Echte Thymian ist auch bekannt als Quendel, stammt ursprünglich aus dem Mittelmeergebiet und ist mittlerweile weltweit verbreitet. Er ist ein Halbstrauch und gehört zu der Familie der Lippenblütler. Er wächst vorzugsweise auf kargem oder steinigem Untergrund, liebt volle Sonneneinstrahlung und gedeiht am besten unter trocken-heißen Klimabedingungen. Er kann eine Höhe von bis zu 40 cm erreichen, es gibt jedoch auch Sorten, die kriechend am Boden wachsen.

Die silbrig-grünen Blätter sind sehr klein und gleichen aufgrund ihrer länglich-ovalen Form einer Ellipse. Ihre Blattdicke kann variieren. Die Blätter sind unbehaart und haben diverse kleine Öldrüsen, welche die ätherischen Öle enthalten.

Die kurzen, runden Stängel sind stark verästelt, vierkantig und verholzen mit der Zeit an der Basis. Sie entwickeln relativ schnell Seitentriebe. Thymian hat bräunliche, dünne Wurzeln, die tief in den Boden reichen können und Ausläufer bilden.

Die Farben seiner kleinen, trichterförmigen Blüten reichen von Weiß über Blassrosa bis hin zu Hellviolett. Sie bestehen aus zwei Scheinquirlen, fünf Kronblättern und vier Staubblättern. Aus der Blüte entstehen später kugelartige Nussfrüchte, die mehrere runde, dunkle Samen enthalten. Die Blütezeit ist von Juni bis Oktober.

Die Erntezeit beginnt bereits im Mai, vor der Blüte, dann ist die beste Zeit, um Thymianzweige bzw. ihre Blätter zu sammeln. Danach verlieren sie an Aroma. Typisch für Thymian ist sein aromatisch-bitterer Geschmack und der intensive Duft.

Verwendet werden können die Blätter.

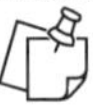

Verwechslungsgefahr:
Der Echte Thymian wird zeitweise mit dem essbaren Quendel (Thymus pulegioides) verwechselt, der jedoch vom Geschmack her ein milderes Aroma besitzt als der Thymian.

Anwendungsbereiche: Altershusten, Appetitlosigkeit, Atemwegserkrankungen (Asthma, Atemnot, Bronchitis, Katarrhe, Keuch- und Krampfhusten), Entzündungen (Blase, Kehlkopf, Rachen, Mandeln, Zahnfleisch), Epilepsie, Erkältungsbeschwerden (Halsschmerzen, Heiserkeit, Husten, Schnupfen, Verschleimung), chronische Gastritis, grippale Infekte, Harnwegsinfektionen, Hautunreinheiten (Akne, Furunkel, Herpes, Warzen), nervöse Herzbeschwerden, Krämpfe, Konzentrationsschwäche, Kreislaufstörungen, Leberschwäche, Lungenleiden, Magen-Darm-Erkrankungen (nervöser Magen, Sodbrennen), Menstruationsbeschwerden, Mund- und Körpergeruch, Nervenschwäche, Nierenbeschwerden, Schlafstörungen, Schmerzen (Gelenke), Stoffwechselerkrankungen (Gicht, Rheuma), Verdauungsstörungen (Blähungen, Durchfall), Verletzungen (Quetschungen, Verrenkungen, Verkrampfungen, Verstauchungen), Wechseljahresbeschwerden, Wundheilung, Wurmbefall.

Anwendungsmöglichkeit: Vorwiegend wird Thymian als Erkältungstee eingesetzt, da er den Hustenreiz lindert und festsitzende Verschleimungen löst. Er kann aber auch in Form von Erkältungsbädern oder in höherer Konzentration (1 Handvoll Thymian mit 1 Liter Wasser aufkochen und 20 Minuten ziehen lassen) für belebende Fußbäder oder zur Inhalation genutzt werden. Bei Entzündungen der Atemwege und Halsschmerzen empfiehlt sich vor allem das Gurgeln mit Thymiantee. Mit einem Löffel Honig ist er auch bei Kleinkindern sehr beliebt.

Für den Tee übergießen Sie 2 TL Thymiankraut mit 250 ml nicht mehr kochendem Wasser (um die Heilwirkung der ätherischen Öle zu erhalten). Die Ziehzeit beträgt ca. 8 Minuten. Dieser Tee wird auch vorbeugend gegen Erkältungskrankheiten empfohlen und kann für Inhalationen verwendet werden. Tränken Sie Auflagen mit dem Tee, so lassen sich damit Furunkel, Herpesbläschen und andere Wunden reinigen, damit diese schneller heilen. Oder Sie verwenden hierfür einige Tropfen Thymian-Öl, welches Sie zuvor mit abgekochtem Wasser verdünnt haben. Dieses Öl hat sowohl eine beruhigende als auch eine ermutigende Wirkung auf Ihre Psyche.

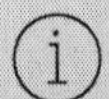

Achtung:
Thymian zeigt eine abtreibende Wirkung und sollte daher von Schwangeren nur in Maßen zu sich genommen werden. Bei Überdosierung kann es die Funktion des Herzens und der Schilddrüse beeinflussen. Auch kann Thymian allergische Reaktionen auslösen.

Heilwirkungen: abtreibend, anregend, antibakteriell, antibiotisch, antiseptisch, appetitanregend, auswurffördernd, belebend, beruhigend, blutstillend, desinfizierend, durchblutungsfördernd, eisprungfördernd, entwurmend, entzündungshemmend, entwässernd, ermutigend, fiebersenkend, geburtserleichternd, infektionshemmend, keimtötend, krampflösend, menstruationsfördernd, pilztötend, reizlindernd, schleimlösend, schmerzlindernd, schweißtreibend, tonisierend, verdauungsfördernd, wundheilend.

Vogelmiere, Stern- (Stellaria media)

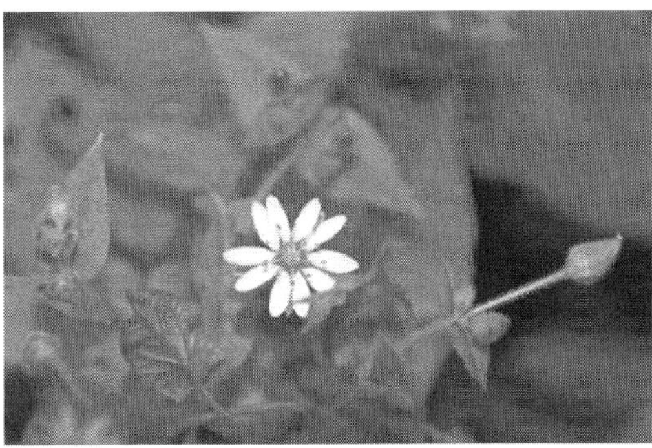

Dieses Wildkraut stammt ursprünglich aus Nord- und Mitteleuropa, ist mittlerweile jedoch weltweit verbreitet. Vogelmiere wächst vornehmlich auf Äckern, Brachflächen, in Gärten und an Wegrändern. Sie gehört zu den Nelkengewächsen und ist ein sogenannter Bodenkriecher. Sie erreicht eine Wuchshöhe von 3 bis 40 cm.

Die dicken Blätter der Vogelmiere sind oval und spitz und jeweils zwei Blätter stehen sich gegenüber. Ihre Laubblättchen sind glatt und ganzrandig. Aus den Blattachsen wachsen die neuen Blütenstände und Triebe, die kleinen sternförmigen Blüten sind weiß und bis zum Grund zweiteilig. Die winzigen Staubbeutel im Inneren der Blüte sind violett und mit bloßem Auge kaum zu erkennen.

Ein charakteristisches Merkmal der Vogelmiere sind ihre dünnen, runden Stängel. Diese sind einreihig behaart. Die kleinen Härchen sorgen dafür, dass die Pflanze zusätzlich Wasser aufnehmen kann. Sie verfügt über flache Wurzeln, die leicht mit ausgerissen werden könnten, sodass Sie beim Ernten besser eine Schere zur Hand haben, um die Wurzeln nicht versehentlich mitzuentfernen. Die Blütezeit beginnt im Mai und hält oft bis zum Ende des Jahres an.

Vogelmiere schmeckt ein wenig nach jungem Mais und hat zudem einen nussigen Beigeschmack. Sie können sie ab dem Frühjahr bis in den Winter hinein ernten, da sie unempfindlich gegen Frost ist und selbst bei geringen Minusgraden noch keimen kann. Durch ihren flachen Wuchs ist sie ein guter Bodendecker.

Verwendet werden können die Blätter, Blüten, Fruchtkugeln, Knospen, Samen und Stängel.

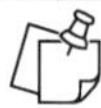

Verwechslungsgefahr:
Ihr giftiger Doppelgänger ist der Acker-Gauchheil. Der Unterschied ist während der Blütezeit jedoch leicht erkennbar, da der Acker-Gauchheil orangefarbene Blüten trägt. Auch hat er keine Haarlinie an seinem Stängel.

Anwendungsbereiche: Arthritis, Atemwegserkrankungen (Asthma, Bronchitis), Augenbeschwerden (gerötete Augen, Gerstenkorn, Sehschwäche, Grauer Star), Bänder- und Sehnenschwäche, Blutarmut, Cholesterin, Entzündungen (Bindehaut, Darmschleimhaut, Gelenke, Lunge, Schleimbeutel), Erkältungsbeschwerden (Halsschmerzen, Husten, Verschleimungen), Frühjahrsmüdigkeit, Gelbsucht, Geschwüre (Unterschenkel), Gicht, grippale Infekte, Hämorrhoiden, Hauterkrankungen (Ausschläge, Ekzeme, Furunkel, Narbenbildung, Pickel, Schuppenflechte, Wundrose), Herzerkrankungen (Herzschwäche), Infektionen (Blase), Insektenstiche, Juckreiz, Leberreizungen, Lungenleiden, Lymphdrüsenerkrankungen, Nervensystem, Nieren- und Blasenerkrankungen, Rheuma, Rückenschmerzen, gutartige Tumore, Verdauungsbeschwerden (Blähungen, Verstopfung), Verletzungen (Quetschungen, Schwellungen), Wundheilung (Schnittverletzungen, Verbrennungen).

Anwendungsmöglichkeit: Ein Tee aus dem Kraut der Vogelmiere hilft innerlich gegen Erkältungsbeschwerden sowie Nieren- und Blasenerkrankungen, rheumatische Beschwerden und bei Hauterkrankungen (auch äußerlich, z. B. bei Ausschlägen oder Juckreiz). Der Tee stärkt das Herz und hilft schon Kindern (ab 6 Jahren) bei Lungenentzündungen und Lymphdrüsenerkrankungen. Hierfür übergießen Sie 1 EL möglichst frisches Kraut mit 250 ml kochendem Wasser. Die Ziehzeit beträgt ca. 7 Minuten.

Diesen Tee können Sie abgekühlt auch für Augenbäder, Hautbäder oder Umschläge verwenden.

Bei akuten Arthritisbeschwerden empfiehlt es sich, 5 TL frisches Kraut auf ½ Liter Wasser zu verwenden. Kochen Sie alles auf, bis die Flüssigkeit um die Hälfte reduziert ist. Diesen Sud trinken Sie mehrmals am Tag, bis Linderung eintritt.

Gegen den Juckreiz nach Insektenstichen oder bei schlecht heilenden Wunden zerdrücken Sie etwas Vogelmiere und geben d als Breiumschlag auf die betroffene Hautpartie.

Ein Öl aus der Vogelmiere beruhigt entzündete sowie gereizte Haut.

Bei Fieber wird eine Wurzelabkochung empfohlen.

Achtung:
Essen Sie Vogelmiere in Maßen, da sie ansonsten zu Durchfall oder Erbrechen führen kann. Schwangere sollten besonders zurückhaltend bei dem Verzehr sein.

Heilwirkungen: abschwellend, adstringierend, antioxidativ, antiviral, stärkt Bänder und Sehnen, beruhigend, blutbildend, blutreinigend, blutstillend, cholesterinspiegelsenkend, entzündungshemmend, harntreibend, herzstärkend, hustenstillend, juckreizstillend, kraftspendend, kühlend, menstruationsfördernd, milchbildungsfördernd, schleimlösend, wundheilend.

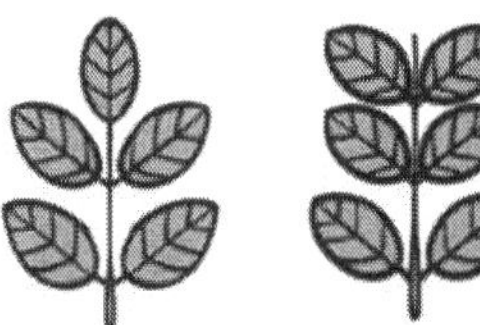
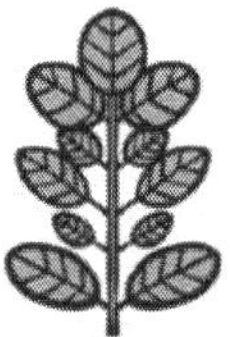

einfach gefiedert / fiederteilig

Bertramwurzel (Anacyclus pyrethrum)

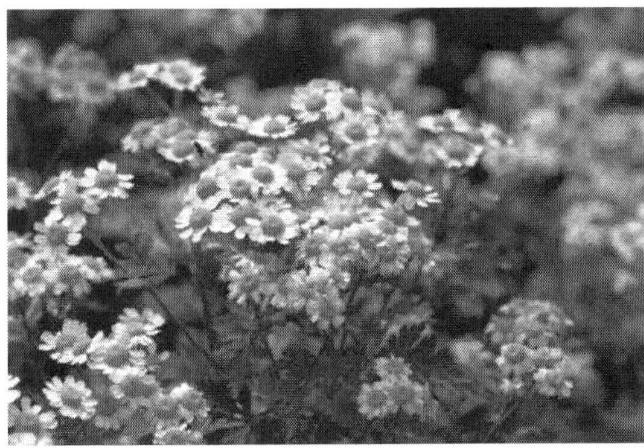

Dieses Wildkraut fühlt sich im Mittelmeerraum zuhause, wo der Boden steinig und trocken ist. Wenn Hildegard von Bingen nicht explizit auf die heilende Wirkung der Betramwurzel aufmerksam gemacht hätte, würde man sie heutzutage eventuell nicht einmal mehr kennen.

Bertram gehört zu den Korbblütlern und seine Pfahlwurzel hat einen eher scharfen Geschmack. Seine luftigen Blätter sind fiederteilig eingekerbt, filigran und flach und haben eine leicht bläulich-grüne Farbe. Seine Stängel wachsen, bevor sie nach oben ragen, oftmals erst einmal kriechend am Boden entlang und können mit Härchen besetzt sein.

Die Knospen sind rötlich und die späteren Korbblüten haben weiße Zungenblüten, die in einem gelben Körbchen (Röhrenblüten) sitzen. An der Unterseite können die Blüten leicht purpurfarben auftreten. Die Blütezeit ist von Mai bis in den August hinein. Bertram hat eine niedrige Wuchshöhe von 2 bis 5 cm, kann jedoch eine Breite von 40 cm erreichen.

Die Bertramwurzel wächst senkrecht in den Boden, hat in der Regel eine Dicke von 5 mm und eine Länge von bis zu 12 cm. Zur Spitze hin verdünnt sie sich etwas. Ab und zu treiben aus ihr wieder Äste oder Wurzelfasern hervor. Die Wurzel ist zwar geruchlos, aber schmeckt relativ scharf, fast brennend.

Verwendet werden bei Bertram hauptsächlich die Wurzeln und gelegentlich die Blätter.

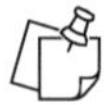

Verwechslungsgefahr:
Bertram ähnelt optisch sehr der Kamille, hat jedoch einen eher aromatischen, scharfen Geruch und einen sehr scharfen Geschmack. Weitere Doppelgänger sind der Baldrian oder die Sumpf-Schafgarbe.

Anwendungsbereiche: Angstzustände, Hautreizungen, Herzbeschwerden, Katarrh, Kopfschmerzen, Kreislaufstörungen, Funktionsstörungen der Leber, Lungenerkrankungen, Magen-Darm-Erkrankungen, schwache Nerven, Rheuma, Schlafstörungen, Schnupfen, Verdauungsbeschwerden, Vitaminmangel, Zahnschmerzen.

Anwendungsmöglichkeit: Aus der getrockneten, pulverisierten Wurzel können Sie Tees, aus den Blättern auch Salben und Tinkturen herstellen. Um den Kreislauf anzuregen, geben Sie ein wenig zerriebene Wurzel in ein Massageöl Ihrer Wahl und massieren es kräftig in die Haut ein. Zum Gurgeln können Sie Bertram gegen Entzündungen im Rachenraum nutzen.

Heilwirkungen: reinigend, schleimlösend, schmerzlindernd, stimmungsaufhellend, verdauungsfördernd.

LÖWENZAHN (TARAXACUM OFFICINALE)

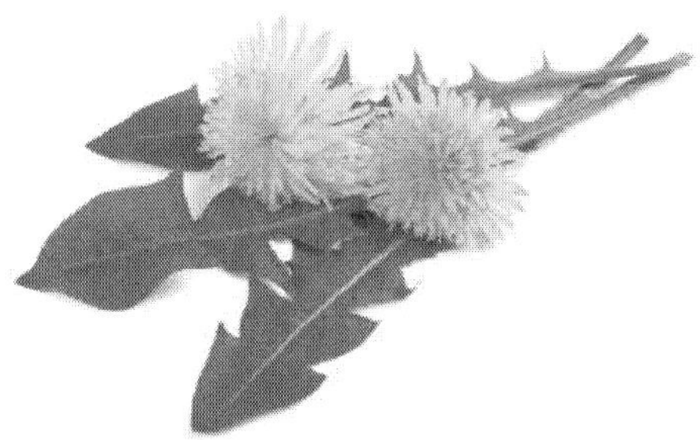

Der Löwenzahn stammt ursprünglich aus Vorderasien, mittlerweile ist er jedoch auch in Europa auf Äckern, Weiden sowie auf fast jeder, vorzugsweise feuchten, nährstoffreichen Wiese zuhause und findet mittlerweile in den meisten Küchen seinen ganz besonderen Einsatz.

Er gehört zu der Familie der Korbblütler und wird mitunter als Gemeine Kuhblume oder (fälschlicherweise) als Butterblume bezeichnet. Löwenzahn ist anspruchslos, freut sich jedoch über einen sonnigen Standort.

Die länglichen Blätter sind teilweise lanzettlich und ihre Ränder sind tief gezahnt. Der Löwenzahn hat einen glatten, hohlen, unbehaarten Stängel und wächst bis zu einer Höhe von etwa 30 cm. Im rundlichen Stängel selbst befindet sich ein weißer Milchsaft (Taraxacin – daher auch der botanische Name des Löwenzahns). In geringen Mengen ist dieser unbedenklich, er kann jedoch bei übermäßiger Einnahme oder direktem Kontakt Hautreizungen bzw. leichte Vergiftungserscheinungen hervorrufen. Blätter und Stängel sind unbehaart.

Die Blütezeit ist von April bis Juni. Seine leuchtend gelben Scheinblüten bestehen aus unzähligen Zungenblüten, die sich bei Sonneneinstrahlung öffnen und während der Nacht, bei Regen oder Trockenheit wieder schließen. Die aus den Blüten entstehenden Pusteblumen haben eine kugelrunde Form und an jedem der kleinen Schirmchen hängt ein Samen, der eine neue Blume hervorbringt.

Löwenzahn besitzt lange, fleischige Pfahlwurzeln, die bis zu einem Meter lang werden können. Außen ist die Wurzel dunkelbraun bis schwarz. An der Erdoberfläche geht sie in eine kurze, gestauchte Sprossachse über, aus der heraus die Blätter in eine Rosette erwachsen.

Verwendet werden können die Blätter, Blüten und Wurzeln. Die Ernte der Blätter beginnt von März und reicht bis Juni, wobei die größeren Blätter einen bittereren Geschmack haben als die kleinen. Die Blüten kommen meist im April. Die Wurzeln können zusätzlich auch noch einmal im Frühherbst geerntet werden. Der Geschmack der Blüten ist süß und honigartig, während der Rest der Pflanze geschmacklich an Chicorée erinnert.

Das beste Erkennungsmerkmal für den Löwenzahn sind tatsächlich seine weichen, gezackten Blätter, die in Rosetten wachsen.

Verwendet werden können die Blätter, die Blüten und die Wurzeln.

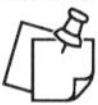

Verwechslungsgefahr:
Löwenzahn kann leicht mit Ferkelkraut, Habichtskraut und Wiesen-Pippau (die gelben Blüten) oder Rucola (die Form der Blätter) verwechselt werden. Ein wichtiges Unterscheidungsmerkmal ist, dass der Löwenzahn je Pflanze immer nur über eine Blüte verfügt. Zudem hat nur sie unbehaarte, glatte Stängel, die mit Milchsaft gefüllt sind. Keiner der hier erwähnten Doppelgänger ist giftig, sondern ebenfalls essbar.

Anwendungsbereiche: Allergien, Altersbeschwerden, Appetitlosigkeit, Arteriosklerose (aufgrund von Ablagerungen verengen sich die Arterien), Atemwegserkrankungen (chronische Entzündungen), Bauchspeicheldrüse, Bronchitis, Erkältungen, Fieber, Frühjahrsmüdigkeit, Gallenleiden (Schwäche, Steine, Störung des Abflusses), Gelbsucht, Gelenkbeschwerden, Geschwüre, Gicht, Hämorrhoiden, Harnwegsbeschwerden, Hauterkrankungen (Ekzeme, Pickel, Reizungen, Rötungen, Warzen), Hühneraugen, Husten, Insektenstiche (Bienen, Mücken, Wespen), Juckreiz, Kopfschmerzen, Krampfadern, Kreislaufprobleme, Leber-, Blasen- und Nierenerkrankungen (Leberinsuffizienz, Steine), Magen-Darm-Beschwerden (Magengeschwür, Magenschleimhautentzündung, Völlegefühl), Muskelerkrankungen, Ödeme, Rheuma, Schuppen, Stoffwechselerkrankungen, Tuberkulose, Verbrennungen, Verdauungsbeschwerden (Blähungen, Durchfall, Verstopfung), Wechseljahresbeschwerden, Zahnprobleme.

Anwendungsmöglichkeit: Der Löwenzahn findet hauptsächlich in Form von Tee Anwendung, ab und zu jedoch auch als Presssaft oder Tinktur. Verwendet werden sowohl die Blätter und die Blüten als auch die Wurzeln. Wenn Sie komplett alle Pflanzenteile nutzen, ist die Wirksamkeit am höchsten. Sollten Sie jedoch allergisch auf den Milchsaft reagieren, verzichten Sie besser auf die Einnahme eines Presssaftes oder der Tinktur.

Auch bei dieser Teezubereitung gibt es verschiedene Möglichkeiten:

a) Je 1 TL getrockneten Löwenzahn und Wurzelstücke mit 250 ml kochendem Wasser übergießen. Die Ziehzeit beträgt 10–15 Minuten. Dieser Tee ist besonders als Frühjahrs- oder Herbstkur zum Entschlacken geeignet. Zudem regt er die Verdauung an und verhindert die Bildung von Gallensteinen. Trinken Sie den Tee vor den Mahlzeiten langsam und in kleinen Schlückchen, am besten dreimal täglich für ca. 4–6 Wochen. Für Kinder unter 6 Jahren ist dieser Tee nicht geeignet, da er für ihre Geschmacksknospen zu bitter ist.

b) 2 TL Löwenzahnblätter und getrocknete Wurzel mit 250 ml kaltem Wasser übergießen. Alles zusammen kurz aufkochen und dann für 1 Minute sieden lassen. Lassen Sie diesen Tee 5 Minuten ziehen, bevor Sie ihn abseihen und trinken. Dieser Tee wirkt entwässernd, harntreibend und reinigt das Blut. Auch kleinere Nierensteine können abgehen.

c) 1–2 TL Löwenzahnblätter mit 250 ml nicht mehr kochendem Wasser übergießen und 10 Minuten ziehen lassen. Dieser Tee kann zwischendurch getrunken werden, wenn der Magen verstimmt ist.

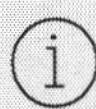

Achtung:
Ein Löwenzahn-Presssaft ist auch dienlich, wenn Sie eine Entschlackungskur durchführen möchten. Allerdings sollten weder der Löwenzahntee noch der Presssaft bei Darmverschluss, Entzündungen oder Verschluss der Gallenwege und bei Herz- oder Niereninsuffizienz getrunken werden.

Um Ihre Darm-, Leber- oder Nierenfunktion anzuregen und Ihren Organismus zu reinigen, sollten Sie eine Löwenzahn-Tinktur verwenden.

Bei leichten Gallen- oder Leberbeschwerden können Sie auch ein paar frische oder getrocknete Löwenzahnblätter kauen.

Bei Warzenbefall tupfen Sie etwas von dem weißen Milchsaft des Löwenzahns wiederholt auf die Warze. In der Regel wird diese sich dann zurückziehen.

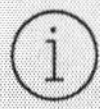

Achtung
Ein Kontakt mit dem weißen Milchsaft des Löwenzahns kann zu Allergien führen. Auch können bei Berührungen unschöne Flecken auf der Haut und der Kleidung zurückbleiben.

Heilwirkungen: abführend, appetitanregend, blutbildend und -reinigend, entgiftend, entschlackend, entwässernd, entzündungshemmend, fördert den Gallenfluss, harntreibend, krampflösend, magensaftanregend, menstruationsfördernd, reinigend, schmerzlindernd, stoffwechselanregend, tonisierend, verdauungsfördernd, stärkt das Bindegewebe, das Immunsystem und den Zahnschmelz.

Mädesüß, Echtes (Filipendula ulmaria)

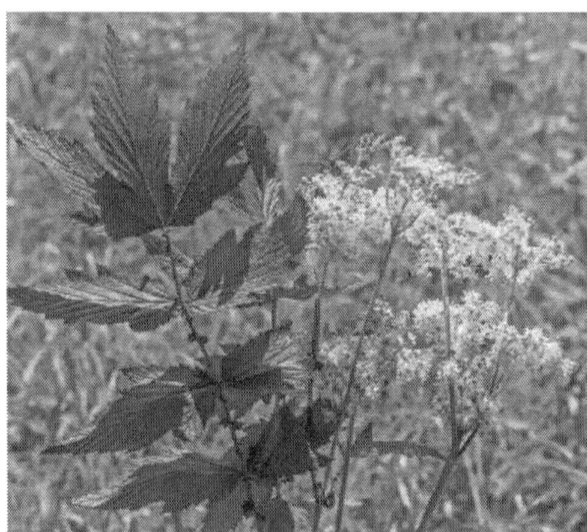

Das Echte Mädesüß ist auch bekannt als Geißbart, eine Staude und zählt zu den Rosengewächsen. Es wächst vor allem in Europa und in verschiedenen Regionen Asiens. Mädesüß bevorzugt einen halbschattigen bis sonnigen Standort sowie einen feuchten, lehmigen, in jedem Fall aber nährstoffreichen Boden. Es ist vorwiegend in Auenwäldern, an Bächen, Flussufern, Gräben, bei Mooren und auf feuchten Wiesen anzutreffen und kann eine durchschnittliche Höhe von 1,5 Metern erreichen.

Markant für Mädesüß sind seine Blätter, die spitz zulaufen und am oberen Ende geriffelt sind.

Die meist dunkelgrünen Blätter sind unpaarig gefiedert und erinnern an Ulmen- oder Rosenblätter. Sie sind wechselständig angeordnet, markant gesägt und ihre Adern sind klar strukturiert erkennbar, verlaufen jedoch nicht synchron. Die weißliche Blattunterseite ist flaumig behaart, der Rand ist gesägt. Im unteren Bereich der Pflanze wachsen sie dichter und sie werden nach oben hin spärlicher. Der Geschmack der Blätter ist würzig und leicht nussig. Die Nebenblätter sind herz- oder nierenförmig und gezähnt. Der Rand ist doppelt gesägt bis gezähnt.

Die kleinen, meist weißen oder cremefarbenen Blüten wachsen in Rispen und sind als Trugdolden angeordnet. Sie bestehen aus fünf oder sechs Kronblättern. Sie haben einen süßlichen Duft und ihr Geschmack erinnert ein wenig an Mandeln. Ihr Blütenstand wird als Spirre bezeichnet. Sobald die Blüten vollständig aufgeblüht sind, sehen sie wie Wattebäusche aus. Aus den Blüten entstehen später kleine Nussfrüchte, denen jeweils zwei Samen innewohnen. Diese können ab Oktober gesammelt werden. Die Blütezeit ist von Mai bis August.

Die rötlichen, hohlen Stängel sind gefurcht, kahl, kantig und am oberen Ende ein wenig verzweigt.

Die kriechenden Wurzeln sind rotbraun gefärbt und verfügen über feine, leicht verholzte Wurzelstränge.

Die Erntezeit ist von Mai bis Oktober, wobei die Blüten von Juni bis zum August und die Wurzeln vorzugsweise im Frühling oder Herbst gesammelt werden sollten.

Charakteristisch für Mädesüß ist sein stark süßlicher Duft nach Honig und Mandeln, der in lauen Abendstunden intensiver werden kann. Obwohl dieses Kraut unter anderem gegen Kopfschmerzen eingesetzt werden kann, kann sein Duft bei empfindlichen Menschen durchaus auch Kopfschmerzen hervorrufen. Der Geschmack dieses Krautes ist ebenfalls aromatisch und süßlich.

Verwendet werden können vor allem die frischen Blüten, aber auch die Blätter, Knospen, Früchte und Wurzeln.

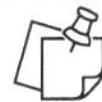

Verwechslungsgefahr:
besteht bei dem Kleinen Mädesüß (Filipendula vulgaris) sowie bei dem Wald-Geißbart (Aruncus dioicus). Beide enthalten Blausäure und sollten deswegen keinesfalls verzehrt oder zu medizinischen Zwecken verwendet werden.

Anwendungsbereiche: Blasenprobleme, Entzündungen, Epilepsie (Fallsucht), Erkältungen, Fieber, Gelenkschmerzen, Gicht, grippale Infekte, Harnwegserkrankungen, Hauterkrankungen (Akne, Hautunreinheiten), Magen-Darm-Beschwerden (Sodbrennen, Völlegefühl), Migräne, Muskelkrämpfe, Leberbeschwerden, Nierenerkrankungen, Ödeme, Rheuma, Schleimhautentzündungen, Schmerzen (Harnblase, Kopf, Nieren), Stoffwechselerkrankungen, Verdauungsbeschwerden (Blähungen, Durchfall).

Anwendungsmöglichkeit: Ein Tee aus Mädesüß hilft Ihnen bei Durchfall, Erkältungsbeschwerden, Fieber, Gelenkschmerzen, grippalen Infekten, zur Entwässerung, bei Magen-Darm-Reizungen, Nierenbeschwerden, Ödemen, rheumatischen und Stoffwechselbeschwerden. Hierfür überbrühen Sie 1 EL getrocknete Blüten mit 250 ml nicht mehr kochendem Wasser. Die Ziehzeit beträgt 10 Minuten.

Wenn Ihnen der Geschmack der Mädesüß-Wurzel mehr zusagt, so sollten Sie für einen Wurzeltee die klein geschnittenen Wurzelstücke mit kaltem Wasser übergießen und für mindestens 8–10 Stunden stehen lassen. Erst danach wird der Tee kurz aufgekocht. Lassen Sie ihn danach nur 2 Minuten ziehen und seihen Sie ihn dann ab, bevor Sie ihn trinken. Bei beiden Varianten wird der Tee ungesüßt für maximal 2 bis 3 Tage eingenommen.

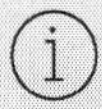

Achtung:
In Mädesüß ist u. a. auch der Wirkstoff Acetylsalicylsäure enthalten, der ein Hauptbestandteil von Aspirin ist. Sollten Sie allergisch gegen diesen Wirkstoff sein, nehmen Sie Mädesüß nicht ein.

Heilwirkungen: abschwellend, anregend, antimikrobiell, beruhigend, blutreinigend, entgiftend, entwässernd, entzündungshemmend, fiebersenkend, harntreibend, nervenanregend, schleimhautschützend, schmerzstillend, schweißtreibend.

Schafgarbe, Wiesen- (Achillea millefolium)

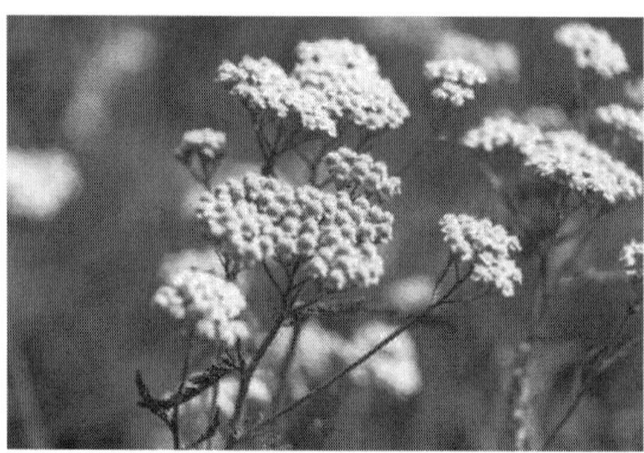

Auch bekannt als „Augenbraue der Venus", Frauenkraut oder Tausendblatt, ist die Wiesen-Schafgarbe in ganz Europa, Kanada, Nordasien und den USA beheimatet und gehört zu der Familie der Korbblütler. Die Schafgarbe liebt einen sonnigen, trockenen Platz, durchlässige, nährstoffreiche Böden und wächst bevorzugt auf Äckern, Brachflächen, Weiden, Wiesen und an Wegrändern. Zunächst treibt aus dem Wurzelstock die Pflanze eine immergrüne Grundrosette aus, die fiederförmige Blätter trägt. Erst im Laufe des Frühlings bildet sich ein markhaltiger, starker Stängel, auf dem dann die Blüten sitzen.

Die kleinen Blüten sind hauptsächlich weiß, können jedoch auch in den Farben Rosa und seltener in Lila auftreten. Sie haben einen angenehmen Duft, stehen eng beieinander, fühlen sich hart an und bilden eine Scheindolde. Die Blütezeit ist von Mai bis August. Die Sammelzeit beginnt teilweise schon im März, endet aber erst im September. Nach der Blütezeit ist der Geschmack der Schafgarbe allerdings bitterer.

Die Schafgarbe verfügt über starke Wurzeln, die teilweise zum Wuchern neigen. Aus diesem Grund gehört sie auch zu den sogenannten Wurzelkriechern und somit zu den Bodenfestigern. Da sie einen stickstoffhaltigen Boden benötigt, ist sie zudem auch ein Nährstoffanzeiger.

Ab dem Frühsommer können Sie die zarten Fiederblättchen ernten. Im Sommer, während der Vollblüte, sammeln Sie alle krautigen Pflanzenteile.

Verwendet werden hauptsächlich die Blätter, die Blüten und die Stängel. Vor kurzem wurde jedoch in Laborversuchen festgestellt, dass Extrakte der Schafgarbenwurzel bei der Therapie gegen Krebserkrankungen wirksam eingesetzt werden können.

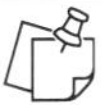

Verwechslungsgefahr:
Die Schafgarbe hat tatsächlich mehrere Doppelgänger. Zu den giftigsten zählen der Riesenbärenklau und der Gefleckte Schierling. Bei Hautkontakt mit dem Riesenbärenklau kann es zu schmerzhaften Verbrennungen und Brandblasen kommen, während der Gefleckte Schierling erst dann schwere Vergiftungserscheinungen verursachen kann, wenn er verzehrt wird. Unterscheiden können Sie den Schierling von der Schafgarbe anhand der Flecken, die sich auf dem Stängel des Schierlings befinden.
Auch das Wiesenschaumkraut sieht der Schafgarbe ähnlich, ist jedoch eher harmlos, da es zu den essbaren Kräutern zählt.

Anwendungsbereiche: Appetitlosigkeit, Augenerkrankungen, Bauchschmerzen, chronische Beckenschmerzen (bei Frauen), Bluthochdruck, Blutungen, Diabetes, Durchblutungsstörungen, Entzündungen (Eierstöcke, Schleimhäute), Erkältungsbeschwerden (Schnupfen), Frauenleiden (Menopause, Menstruationsbeschwerden, Wechseljahresbeschwerden, Weißfluss), Gallenbeschwerden (Koliken), Geschwüre, Haarausfall, Hämorrhoiden, Hauterkrankungen (Akne, Cellulite, Ekzeme, fettige Haut, Gesichtsrose, Risse, Schuppenflechten, Sonnenbrand, Zysten), Herz- und Kreislaufprobleme, Immunschwäche, Kopfschmerzen, Krampfadern, Krebs (Hautkrebs, Gebärmutterhalskrebs, Leukämie), Kreislaufprobleme, Leberbeschwerden, Magen-Darm-Beschwerden (Gastritis, Krämpfe, Völlegefühl), Migräne, Multiple Sklerose, Nerven (Entzündungen), Neuralgien, Nierenerkrankungen, Ödeme, Rheuma, Schwellungen, Verdauungsbeschwerden (Blähungen, Durchfall, Verstopfung), Verletzungen (Brand-, Schürf-, Schnitt- und Stichwunden), Wundheilung, Wurmbefall, Zahnschmerzen.

Anwendungsmöglichkeit: Schafgarbe kann als Tee, Bäder, Öl, Tinktur oder Umschlag innerlich wie äußerlich verwendet werden. Für die Teezubereitung nehmen Sie 1 EL von dem frischen oder getrockneten Kraut und übergießen es mit 250 ml kochendem Wasser. Die Ziehzeit beträgt ca. 8–10 Minuten. Decken Sie den Tee in dieser Zeit ab, damit die ätherischen Öle sich nicht verflüchtigen. Pro Tag sollten Sie jedoch nicht mehr als 3 Tassen trinken – als Kur nicht länger als 4 Wochen. Bei einem Blütentee sollten Sie die Einnahme sogar auf 2 Tassen täglich begrenzen. Der Schafgarbentee hilft bei Appetitlosigkeit, Durchblutungsstörungen, Kopfschmerzen und Migräne, Krämpfen, Magen-Darm-Beschwerden, stärkt Herz und Nerven und unterstützt die Verdauung. Alternativ können Sie bei den genannten Beschwerden auch frischen Presssaft zu sich nehmen, nachdem Sie ihn im Verhältnis 1:1 mit Wasser verdünnt haben. Hier genügen 3 EL pro Tag. Für Kinder unter 6 Jahren ist der Saft nicht geeignet.

Äußerlich können Sie den Tee bei unreiner Haut für Gesichtspackungen (Kompressen), gegen Geschwüre und schlecht heilende Wunden sowie für Vollbäder (bei Neuralgien) oder Waschungen verwenden. Besonders bei Hämorrhoiden, Beckenleiden und menstruationsbedingten Beschwerden haben sich Sitzbäder bewährt. Hierfür kochen Sie 100 g Schafgarbenkraut mit 1

Liter Wasser auf, lassen es 20 Minuten ziehen und geben es dann ins Badewasser. Baden Sie jedoch nicht länger als 10 Minuten darin.

Bei inneren Blutungen und bei Nasenbluten pulverisieren Sie die getrocknete Schafgarbe und nehmen sie mit warmem Wasser ein.

Zur Wundheilung kochen Sie eine Handvoll Kraut kurz mit Wasser auf und legen es, etwas abgekühlt, auf die Wunde. Dies verhindert Eiterungen und auch Geschwüre.

Das Inhalieren der ätherischen Öle unterstützt bei Erkältungsbeschwerden, ist schleimlösend und hilft Ihnen, Ihr Gleichgewicht wiederzuerlangen.

Eine Tinktur aus den Schafgarbenblüten wird u. a. als Erste-Hilfe-Maßnahme bei Nasenbluten oder Schnittwunden eingesetzt.

Das **ätherische Öl** kommt bei Ekzemen, Haarausfall, Kopfschmerzen, übermäßiger Schweißbildung und bei Wunden zum Einsatz. Hierfür geben Sie eine Handvoll Blüten in ein Schraubglas, füllen es mit hochwertigem Bio-Öl auf, bis die Blüten bedeckt sind, und stellen das verschlossene Glas an einen warmen, sonnigen Ort. Schütteln Sie das Glas täglich und seihen Sie es nach 4 Wochen ab. Nach Abfüllung in eine Braunglasflasche ist das Öl ca. 1 Jahr haltbar. Mit dem fertigen Öl können Sie übrigens auch eine Salbe herstellen, die für die Behandlung von Cellulite und Entzündungen geeignet ist. Auch ist das Öl in verdünnter Form für Duftlampen, Fuß- und Sitzbäder, Kompressen und Massagen nutzbar.

Bei Bauchschmerzen und Magenbeschwerden hilft ein frischer Presssaft. Dreimal täglich 1 TL Presssaft wird mit einem Glas Wasser vermengt und in kleinen Schlückchen getrunken. Dieser Saft ist nicht für Kleinkinder geeignet.

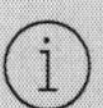

Achtung:
Bei äußerlichen Anwendungen sollten Sie vorerst die Sonne meiden, da die Schafgarbe Wirkstoffe enthält, die lichtempfindlich machen.
Schwangere sollten keine Schafgarbe verwenden und bei Menschen, die zu Allergien neigen oder eine empfindliche Haut haben, könnte Schafgarbe eine Wiesendermatitis auslösen. Daher sollten die Betroffenen den Hautkontakt vermeiden.

Heilwirkungen: antibakteriell, antibiotisch, antimykotisch, appetitanregend, beruhigend, blutdrucksenkend, blutreinigend, blutstillend, desinfizierend, durchblutungsfördernd, entkrampfend, entzündungshemmend, gefäßstärkend, krampflösend, krebshemmend, schleimlösend, schmerzstillend, tonisierend, verdauungsfördernd, wundheilend, zyklusregulierend.

Wermut, Gemeiner (Artemisia absinthium)

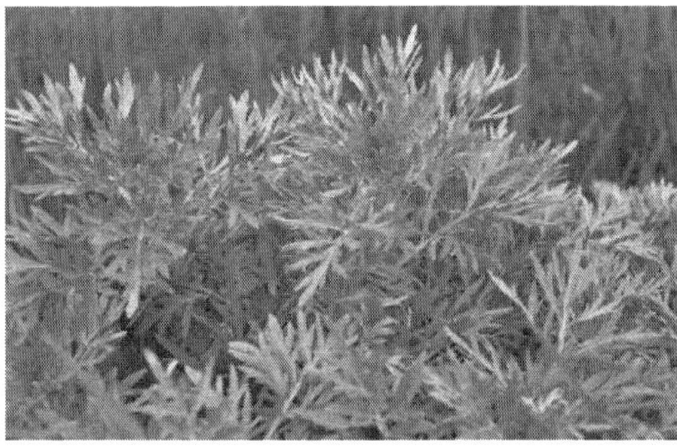

Der Gemeine Wermut ist auch bekannt als bitterer Beifuß, Magen- oder Wermutkraut oder auch Absinth – der Grundstoff des alkoholischen Getränkes mit dem gleichen Namen –, gilt als Halbstrauch und ist vorwiegend in Südeuropa heimisch. Er gehört zur Familie der Korbblütler und kann bis zu einem Meter groß werden.

Wermut bevorzugt warme, vollsonnige Standorte mit einem durchlässigen, leicht kalkhaltigen, kargen, nährstoffarmen, trockenen Boden. Er wächst aber auch auf kiesigen oder sandigen Böden in der Nähe von Wasserläufen, an Dämmen, Müllplätzen und Wegen.

Die an der Oberseite dicht behaarten, feinen, gelblichen Blätter sind markant fiederteilig, filzig behaart und haben einen silbrig-grauen bis gräulichgrünen Farbton. Im oberen Bereich der Pflanze sind die Blätter ein- oder zweifach gefiedert und kurz gestielt oder sogar fast sitzend und weisen lanzettlich geformte Lappen auf, während die Blätter im unteren Bereich eine dreifache Fiederung aufweisen, lang gestielt und deutlich größer sind. Ihre Blattspreite ist in zwei bis drei Lappen gespalten. Aus dem Rhizom erwachsen die dicht beblätterten Sprossen aufrecht, die zum Boden hin verholzen können. Oben sind sie mehrfach verzweigt. Die Sprossachsen sind dicht behaart, leicht gestreift und weisen kleine, punktförmige Öldrüsen auf.

Die eher unscheinbaren, kleinen, gelben Blüten sind kugelförmig, bestehen aus Kronröhren und stehen in stark verzweigten Rispen. Ihre Kelchblätter sind seidig behaart und in jedem Blütenkorb befinden sich bis zu 90 Einzelblüten. Die Hüllblätter sind dicht behaart und an ihrer Spitze abgerundet. Die inneren Hüllblätter sind eiförmig und stumpf, während die äußeren länglich sind. Der Boden der Blüte ist eher rauhaarig. Später erwachsen daraus gelbliche, eiförmige bis länglich-zylindrische Achänen (Nussfrüchte), in denen sich dunkle Samen befinden. Die Blütezeit ist von Juli bis September.

Die aufrechten, grünen Stängel des Wermuts sind beblättert und verästelt und verholzen im unteren Bereich. Oben fühlt sich der Stängel filzig an.

Das Rhizom des Wermuts wächst im Boden meist waagerecht und von den ockerfarbenen, flachen und eher kurzen Wurzeln gehen starke Seitenwurzeln ab.

Die Erntezeit ist von Juni bis September.

Das Wermutkraut verströmt Dank seiner ätherischen Öle einen stark aromatischen, für die Pflanze charakteristischen herb würzigen Geruch und hat einen sehr bitteren Geschmack.

Verwendet werden können die Blätter und die blühenden Zweigspitzen.

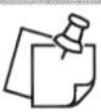

Verwechslungsgefahr:
Der Beifuß ist ein ebenbürtiger Doppelgänger des Wermuts, der Wermutstrauch ist jedoch größer. Zudem verfügen seine Blätter über eine eher silberfarbene Oberseite, während die Blattunterseite bei Beifuß weißlich ist und dessen Stängel rötlich sind. Auch die Farben der Blüten sind unterschiedlich, denn Wermut blüht gelb, Beifuß weiß.

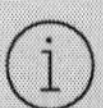

Achtung:
Das ätherische Öl des Wermuts ist – in hohen Dosierungen – leicht giftig und kann sinnverwirrend wirken! Er sollte weder bei Magen- oder Darmgeschwüren noch in der Schwangerschaft eingenommen werden.

Anwendungsbereiche: Appetitlosigkeit, Augenbeschwerden (Überanstrengung), Blutergüsse, Blutungen, Cholera, Durchblutungsstörungen, Eisenmangel, Entzündungen (Darm, Magenschleimhaut), Epilepsie, Erschöpfung, Fieber, Frauenleiden, Gallenbeschwerden (Steine, Störung des Gallenflusses), Gelbsucht, Gicht, Hauterkrankungen (Ausschläge, Krätze, Parasiten), Immunschwäche, Kopfschmerzen, Krämpfe, Lähmungen, Lebererkrankungen, Magen-Darm-Beschwerden (Koliken, Morbus Crohn, Sodbrennen, Völlegefühl), Malaria, Menstruationsbeschwerden (schmerzhafte Blutungen), Milzstechen, Mundgeruch, Ödeme, Ohrenschmerzen, Pest, Rheuma, Schlafstörungen, Schwäche (Magen, Nieren), Seekrankheit (prophylaktisch), Skorbut, Trunkenheit, Verdauungsbeschwerden (Blähungen, Verstopfung), Vergiftungen, Verletzungen (Prellungen, Quetschungen, Schwellungen, Verstauchungen), Verschleimung, Wundheilung, Wurmbefall.

Anwendungsmöglichkeit: Bekannt ist Wermut hierzulande als Absinth, ein Magenbitter. Doch auch in Form von Tees und Tinkturen wird dieses Wildkraut innerlich eingesetzt. Wermuttee hilft vor allem bei Gallensteinen, Magen- und Verdauungsbeschwerden. Hierfür übergießen Sie 1–2 TL des Krautes mit 250 ml kochendem Wasser. Die Ziehzeit beträgt 10 Minuten. Auf das Süßen sollten Sie verzichten, da es die Wirkung der Inhaltsstoffe schwächen kann.

Äußerlich können Sie den Tee für Bäder, feuchte Umschläge (bei Bauch- und Kopfschmerzen oder stumpfen Verletzungen), Waschungen oder als Gurgelmittel nutzen.

Falls Ihre Augen entzündet oder überanstrengt sind, beträufeln Sie zwei Wattepads mit abgekühltem Tee und legen diese für ca. 15 Minuten auf die geschlossenen Lider.

Bei Magenverstimmungen wird empfohlen, Wermut mit Essig oder Wein anzusetzen und in kleinen Schlückchen zu trinken.

Ein Absud aus dem Wermutkraut hilft gegen Krätze und ist sogar bei Schädlingen im Garten einsetzbar.

Eine Wermuttinktur wird u. a. für Einreibungen der Haut genutzt, wenn eine Entzündung oder Gelbsucht vorliegt oder aber die Haut von Parasiten befallen ist.

Leiden Sie unter Ohrenschmerzen, Entzündungen oder rheumatischen Beschwerden, so kann Wermut-Öl Abhilfe schaffen. Für die Herstellung geben Sie 50 g Wermut in ein verschließbares Glas und füllen es mit 1/8 Liter Bio-Öl auf. Lassen Sie das Öl für 2 Wochen ruhen und seihen Sie es dann ab. Geben Sie ein paar Tropfen Wermut-Öl in das betroffene Öl und lassen Sie es dort wirken. Das Öl ist aufgrund seiner wärmenden Eigenschaft auch ideal für Fußmassagen geeignet.

Bei Quetschungen vermengen Sie Wermutkraut mit Honig und legen es auf die betroffene Körperpartie.

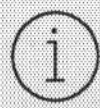

Achtung:
Wermut sollte weder während der Schwangerschaft und Stillzeit noch bei Magen- und Darmgeschwüren verwendet werden. Eine Überdosis kann zu Durchfall, Erbrechen, Krämpfen, Leberschäden, Muskelzuckungen (Epilepsie) sowie Schwindel und Vergiftungserscheinungen führen. Im letzteren Fall suchen Sie unbedingt einen Arzt auf.

Heilwirkungen: appetitanregend, antibakteriell, antiseptisch, antiviral, blähungsfördernd, blutbildend, blutreinigend, blutstillend, desinfizierend, durchblutungsfördernd, entgiftend, entzündungshemmend, erwärmend, fiebersenkend, gallenflussfördernd, harntreibend, herz- und lungenstärkend, immunstärkend, keimhemmend, krampflösend, kreislaufstärkend, leber- und milzreinigend, magenstärkend und regt die Magen- und Verdauungssäfte an, menstruationsfördernd, schweißtreibend, stimmungsaufhellend, stuhlerweichend, tonisierend, verdauungsfördernd, wärmend, wehentreibend, wurmtreibend.

WILDE MÖHRE (DAUCUS CAROTA)

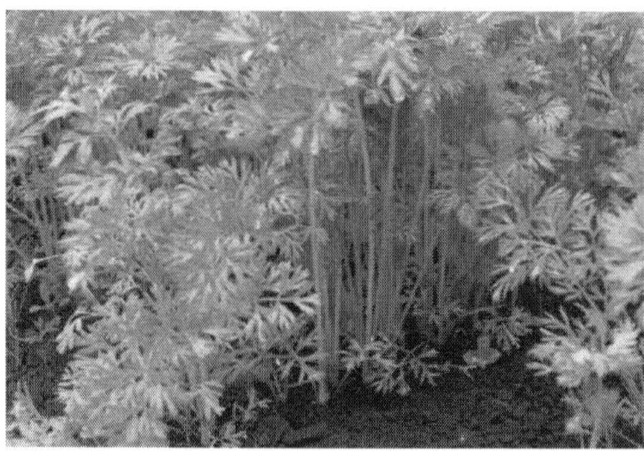

Die Wilde Möhre ist auch als Karotte bekannt, sowohl in Europa als auch im Norden Afrikas häufig anzutreffen, stammt jedoch vermutlich aus Vorderasien. Erst durch unzählige Züchtungen entstand die uns heute bekannte Kulturmohrrübe. Sie bevorzugt sonnige Standorte sowie einen durchlässigen, sandigen Boden und wächst auf Brachflächen, in nährstoffreichen Fluren sowie auf offenen Wiesen und gehört zu der Familie der Doldenblütler. Ihre Wuchshöhe beträgt bis zu einem Meter, gelegentlich sogar mehr.

Die Wilde Möhre bildet im ersten Jahr Grundblätter aus, die größer sind als der Stiel selbst. Die Blätter sind gefiedert, mehrfach gegliedert, leicht lanzettlich und wirken sehr zierlich. Der Stängel und die Sprossachse sind stark behaart.

Die sogenannte Möhrenblüte (Namensgeber für die Pflanze) ist weiß und besitzt einen auffälligen dunklen Punkt in der Mitte der Blütendolde. Er ist in der Regel dunkelviolett bis schwarz gefärbt. Die Blütezeit ist von Mai bis August.

Seine Pfahlwurzel, das eigentliche Wildgemüse (die Wurzelrübe), ist von einer bleichen, weißen Farbe und deutlich kleiner als die uns bekannte Gartenmöhre. Sie kann ab September geerntet werden.

Charakteristisch für diese Wildpflanze ist ihr authentischer, intensiver Duft nach Möhren, wenn Sie ihre Blätter mit den Händen zerreiben.

Verwendet werden können die Blätter und die Wurzeln.

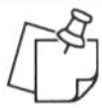

Verwechslungsgefahr:
Giftige Doppelgänger der Wilden Möhre sind vor allem der Gefleckte Schierling und die Hundspetersilie. Beide duften jedoch nicht möhrenartig, sondern die Hundspetersilie riecht eher lauchig und der Gefleckte Schierling hat einen strengen, ammoniakartigen Geruch, der an Urin erinnert. Zudem verfügt nur die Wilde Möhre über einen dunklen Fleck in der weißen Dolde.

Anwendungsbereiche: leichte Depressionen, Diabetes, Frostbeulen, Gallensteine, Geschwüre, Konzentrationsstörungen, Menstruationsbeschwerden, Magenerkrankungen, Nierenleiden, Sonnenbrand, Verdauungsbeschwerden (Blähungen, Durchfall), Verletzungen, Wundheilung (Brandwunden, Schlangenbisse), Wurmbefall.

Anwendungsmöglichkeit: Die Wilde Möhre können Sie als Tee oder Öl verwenden. Für eine Frühjahrskur, zur Durchspülung Ihrer Harnwege, bei Verdauungsstörungen oder als Wurmkur übergießen Sie 1 TL der Samen mit 250 ml kochendem Wasser und lassen den Tee 10 Minuten ziehen. Bei Blähungen können Sie die Samen auch einfach nur kauen.

Zur Wundbehandlung zerdrücken Sie die Blätter und legen diese auf die entsprechenden Verletzungen.

Bei Durchfall kochen Sie die Wurzel auf, bis sie weich ist, und zerstampfen diese zu einem verzehrfertigen Brei. Der Inhaltsstoff Pektin wird dann im Darm aufquellen, er mindert den Durchfall und schützt gleichzeitig die Darmwände.

Aus den Samen kann ein Öl gewonnen werden, das bei Hauterkrankungen und Sonnenbrand hilfreich ist.

Heilwirkungen: aphrodisierend, blutzuckerregulierend, bedingt empfängnisverhütend, entspannend, entwässernd, hautpflegend, kühlend, menstruationsfördernd, verdauungsfördernd, wundheilend.

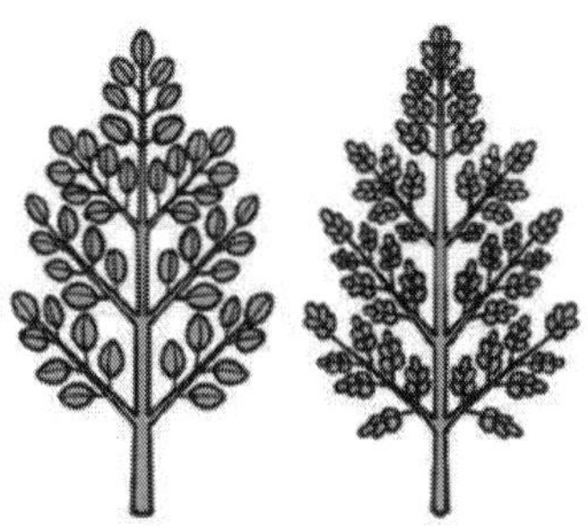

BARBARAKRAUT (BARBAREA VULGARIS)

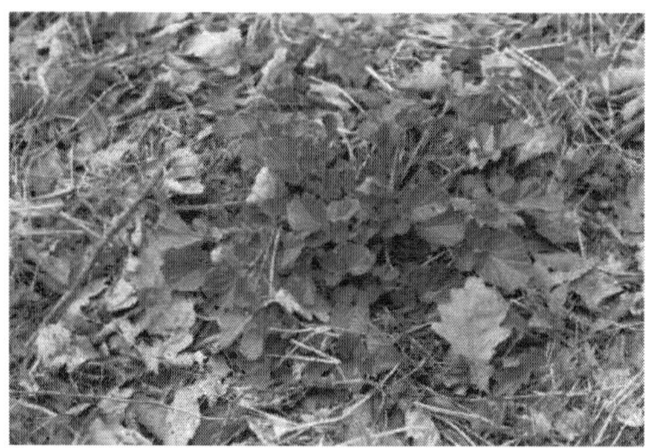

Barbarakraut ist auch bekannt als Barbenkraut oder Winterkresse, gehört zu der Familie der Kreuzblütler und ist mittlerweile in gemäßigten Breiten weltweit anzutreffen. Als sogenannte Zeigerpflanze bevorzugt es einen sonnigen bis halbschattigen Standort mit einem feuchten, lehmigen, nährstoff-/stickstoffreichen Boden und kann eine Wuchshöhe bis zu einem Meter erreichen. Es steht vorwiegend bei Äckern, Bahndämmen, Brachen, Uferböschungen und Wegrändern, auf Ödland sowie auf Wiesen. Zunächst bildet das Barbarakraut in seinem ersten Jahr eine Blattrosette mit hellgrünen Grundblättern, die mehrfach gefiedert, glänzend, etwas fleischig, leierförmig und rundlich sind. Erst im zweiten Jahr wächst eine Sprossachse und trägt am Stängel wechselseitig angeordnete Laubblätter, die gelappt bis eiförmig, nahezu ungeteilt und leicht gezähnt sind. Ihre Form erinnert an ein kleines Eichenblatt.

Die goldgelben Blüten wachsen ebenfalls erst im zweiten Jahr. Sie sind zwittrig und in lockeren, traubenförmigen Blütenständen angeordnet. Sie besitzen jeweils vier Kronblätter und vier Staubblätter, die einen leicht orangefarbenen Ton haben, und stehen endständig am Stiel. Die im August zu erwartenden langgezogenen Früchte sind zweigeteilte, kleine Schoten, die viele dunkle, ölhaltige Samen enthalten. Die Blütezeit ist von Mai bis Juli.

Der kantige Stängel steht aufrecht und ist oberhalb verzweigt. Er ist eingekerbt, glatt und unbehaart. Alle anderen oberirdischen Pflanzenteile sind entweder ebenfalls kahl oder aber nur spärlich behaart.

Das Barbarakraut verfügt über einen hellbraunen, verzweigten Wurzelstock, an dem sich viele astartige, dünne Wurzeln befinden.

Die Erntezeit ist fast das ganze Jahr über, hauptsächlich jedoch von Mai bis Dezember.

Typisch für das Barbarakraut ist der scharf-würzige Geruch und Geschmack nach Kresse. Die Rosettenblätter können geschmacklich auch an Rettich erinnern und sind etwas bitterer oder sogar säuerlich.

Verwendet werden können die frischen Blätter, Blüten und Früchte sowie die getrockneten, zerstoßenen Samen.

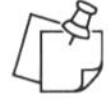

Verwechslungsgefahr:
Doppelgänger des Barbarakrautes ist der ungiftige Raps (Brassica napus). Allerdings stehen die Stängel beim Raps einzeln und seine Blätter sind blaugrün bereift.

Anwendungsbereiche: Appetitlosigkeit, Erkältungsbeschwerden, Frühjahrsmüdigkeit, Gallenerkrankungen, Harnwegsprobleme, Immunschwäche, Magenbeschwerden (Gastritis, Übersauerung), Verdauungsstörungen, Vitamin-C-Mangel, Wundheilung.

Anwendungsmöglichkeit: Barbarakraut wird vor allem in Form von Tee bei Erkältungen, Gicht- oder Magenbeschwerden eingenommen. Hierfür übergießen Sie 1–2 TL frische oder getrocknete Blätter mit kochendem Wasser. Die Ziehzeit beträgt 7 Minuten.
Durch den Verzehr von Barbarakraut, beispielsweise im Salat oder als Spinatgericht, nehmen Sie sehr viel Vitamin C auf und vertreiben somit die Frühjahrsmüdigkeit. Aufgrund der im Barbarakraut befindlichen Bitterstoffe werden auch die Verdauungssäfte der Bauspeicheldrüse, Galle, Leber und des Magens gefördert. Die Verdauung kommt somit schneller wieder in Schwung.
Wenn Sie unter Gallen- oder Nierensteinen leiden, übergießen Sie 30 g Barbarakraut mit 1 Liter nicht mehr kochendem Wasser, lassen das Ganze 10 Minuten ziehen und trinken es in kleinen Schlückchen über den Tag verteilt.
Als Tinktur kann das Kraut vorbeugend gegen Infekte im Blasen- und Nierenbereich eingenommen werden.

Heilwirkungen: blutreinigend, harntreibend, immunstärkend, stoffwechselanregend, schweißfördernd, wundheilend.

Fenchel (Foeniculum vulgare)

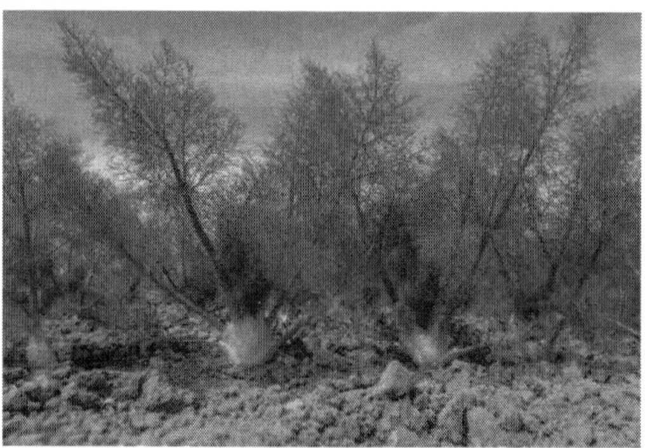

Der Fenchel ist ursprünglich im Süden Europas, vorzugsweise in Italien (Toskana), beheimatet. Er gehört zu der Familie der Doldenblütler und liebt sonnige Standorte und durchlässige, gut belüftete, nährstoffreiche Böden. Seine bläulich gefärbten Blätter sind weich, dünn wie Fäden und fein gefiedert, fast nadelförmig. Ein gerillter, hohler, unbehaarter, ebenfalls bläulicher Stängel wächst kräftig bis zu zwei Metern hoch aus seinem Wurzelstock, ist kahl und verzweigt. Die Seitenstiele haben jeweils am Grund eine häutige Blattschneide.

Er hat gelbliche Doldenblüten, die ab Juli zu blühen beginnen. Diese können aus bis zu 25 Verzweigungen bestehen. Die Blütezeit läuft von Juli bis August. Aus seinen Blüten entwickeln sich die allseits bekannten Fenchelsamen, die dann im Frühherbst (ab September) geerntet werden können.

Die rübenähnliche Wurzel ist verholzt und mehrköpfig.

Fenchel hat einen angenehm würzigen, leicht süßlichen Geruch, der mitunter an Anis, Kampfer oder Menthol erinnert. Sein Geschmack ist anisähnlich, kann aber auch an Lakritz erinnern. Er bildet am Boden sogenannte Speicherblätter aus, die später zu der typischen Fenchelknolle heranwachsen. Diese sorgt dafür, dass der Fenchel im kommenden Jahr wieder neu austreibt. Die Größe der Knolle (Zwiebel) variiert, je nachdem, ob es sich um einen Gemüse- oder Knollenfenchel handelt. Die Wurzeln des Fenchels haben eine weiß-gelbliche Färbung, sind 1 bis 2 cm dick und wachsen spindelförmig tief in den Erdboden.

Verwendet werden können die dünnen Blätter, Blüten, Knollen, Stängel und die Fenchelsamen.

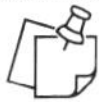

Verwechslungsgefahr:
Der Fenchel ähnelt dem giftigen Schierling, daher sollten nur Fachkundige wilden Fenchel sammeln. Weniger spektakulär, aber dafür auch gut zu wissen: Die feingefiederten **Blätter des Fenchels** ähneln der Dillpflanze.

Anwendungsbereiche: Angstzustände, Angina pectoris, Appetitlosigkeit, Atemwegserkrankungen (Asthma, Husten), Bindehautentzündung, Blasenbeschwerden, Bluthochdruck, Bronchitis, depressive Verstimmungen, Epilepsie, Erkältungen bzw. grippale Infekte, Fieber, Geschwüre, Gicht, Halsinfektionen und -schmerzen, Heiserkeit, Herzschwäche, chronischer, festsitzender oder trockener Husten, Insektenstiche, Katarrh, Keuchhusten, Kopfschmerzen, Krämpfe (Magen), Lebensmittelvergiftung, Leber-, Magen-, Milz- und Nierenleiden, Migräne, Ödeme, Reizdarm, Schlaflosigkeit, Schlangenbisse, Schmerzen, Sehschwäche, Sodbrennen, Verdauungsschwäche (Blähungen, Durchfall, Koliken – besonders bei Säuglingen), Völlegefühl, Wechseljahresbeschwerden, Zahnfleischerkrankungen.

Anwendungsmöglichkeit: Am bekanntesten ist der Fencheltee, der aus den Fenchelsamen zubereitet wird. Er hilft gegen Blähungen, Bauchweh, Halsschmerzen (als Gurgelmittel), Heiserkeit, bei Husten, Magen-Darm-Beschwerden, Schleimhautentzündungen, Verdauungsstörungen und Zahnfleischentzündungen (hier ebenfalls als Gurgelmittel). Dieser Tee kann ungesüßt auch bereits Kleinkindern verabreicht werden. Erst ab dem 3. Lebensjahr können Kinder auch Fenchelhonig (mit ätherischem Fenchelöl verdünnter Honig) gegen Husten einnehmen, jedoch nicht mehr als drei Teelöffel pro Tag.

Wer keinen Tee oder Honig mag, kann Fenchelsamen zerstoßen und mit warmer Milch vermischen. Auch dieses Getränk hilft gegen Atembeschwerden und Husten.

Möchten Sie Fenchelöl nutzen, so wird dieses äußerlich in die betroffenen Hautpartien einmassiert. Von einer Einnahme ist dringend abzuraten, da pures Fenchelöl den Magen reizen kann. Dieses Öl wird u. a. zur Linderung von Bauchkrämpfen verwendet, hauptsächlich bei Säuglingen und Kleinkindern wird das Bäuchlein im Uhrzeigersinn vorsichtig eingerieben. Fenchelöl hilft zudem gegen Angstzustände und schenkt neuen Lebensmut.

Sollten Sie unter einer Entzündung der Augenlider leiden, so können Sie aus dem Fenchel ein Dekokt (Auskochung) oder einen Presssaft herstellen und die geschlossenen Augen mit Hilfe eines Wattebauschs damit betupfen.

Heilwirkungen: antibakteriell, antimikrobiell, appetitanregend, auswurffördernd, beruhigend, blähungswidrig, blutdrucksenkend, entspannend, entzündungshemmend, fiebersenkend, harntreibend, krampflösend, magenstärkend, menstruationsfördernd, motivierend, schleimlösend, schmerzlindernd, schweißtreibend, steigert sowohl den Milchfluss bei stillenden Frauen (und lässt die Brüste anschwellen) als auch die Libido, tonisierend (stärkend), verdauungsfördernd, wärmend.

Isländisches Moos (Cetraria islandica)

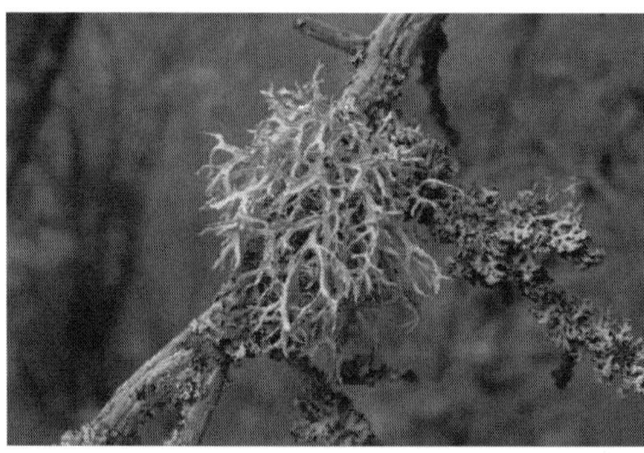

Das Isländische Moos gehört zwar nicht zu den Wildkräutern, jedoch zu den Wildpflanzen, genau genommen zu den Flechten. Bekannt ist es auch unter dem Namen „Fiebermoos“ oder „Hirschhornflechte“. Es wächst vor allem in den kühleren Breitengraden der Nordhalbkugel (Island, Norwegen etc.) und hier vorzugsweise in Mooren, auf Bergheiden und in lichten (Kiefern-) Wäldern. Herkömmliche Blätter oder Blüten sind bei Flechten nicht vorhanden.

Ein typisches Merkmal für diese Flechte sind ihre geweihartigen, verzweigten Triebe, die eine Größe von bis zu 12 cm erreichen können. Diese sind oft schuppig und starr. Die Oberfläche der Flechte hat eine blattähnliche Struktur und eine bräunlich-grüne Farbe, während die Unterseite eher weiß-grünlich schimmert. Am Rand sind sie gezähnt. Besonders auffällig ist ihr Geruch, der an Tang erinnert. Diese Bodenflechte kann zu jeder Jahreszeit geerntet werden, die Hauptsammelzeit ist jedoch von April bis September.

Verwendet wird das ganze Moos.

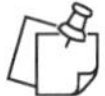

Verwechslungsgefahr:
Hier ist die Echte Rentierflechte (Cladonia rangiferina) zu erwähnen. Sie ist eine Strauchflechte und trägt gebräunte Äste, die auffällig spitzwärts zu einer Seite neigen. Sie ist genießbar und dient für Elche und Rentiere als Winterfutter. Zu unterscheiden vom Isländischen Moos ist sie anhand der hohlen Stämmchen, die grau-weiß und verzweigt sind. Ihre Oberfläche wirkt filzig und sieht matt aus und sie trägt weder Blättchen noch Schuppen. Übrigens wird diese Flechte zur Herstellung von Aquavit genutzt.

Anwendungsbereiche: Appetitlosigkeit, Atemwegserkrankungen, Blasensteine, Bronchitis, Entzündungen (Blase, Darm, Mund- und Rachenraum, Schleimhäute), Erkältungsbeschwerden (Heiserkeit und Husten), Erschöpfungszustände, Gastritis, Halsentzündung und -schmerzen, Hautunreinheiten, Katarrh, Krebs, (chronische) Lungenbeschwerden, Magenerkrankungen,

Nervosität, Nierenschwäche, Reizhusten, Schwächezustände, Verdauungsstörungen (Durchfall, Verstopfung), Wundheilung.

Anwendungsmöglichkeit: Isländisches Moos können Sie in Form von Tee, Hustenpastillen und -saft, Lutschtabletten, Nasen- und Rachenspray sowie Tropfen einnehmen. Es verfügt über schleimbildende Inhaltsstoffe, die sich über angegriffene Schleimhäute wie eine Schutzschicht legen. Dies kommt besonders bei Entzündungen der Atemwege, des Magens sowie bei Reizhusten zum Tragen.
Bei Hautunreinheiten kann das Isländische Moos als Packung eingesetzt werden.

Heilwirkungen: antibakteriell, antimikrobiell, appetitfördernd, auswurffördernd, blutbildend, blutstillend, Muttermilch bildend, entzündungshemmend, hustenstillend, reizlindernd, schleimlösend, schmerzlindernd, tonisierend, verdauungsfördernd, wundheilend.

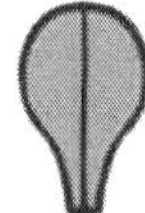
spatelförmig

Gänseblümchen (Bellis perennis)

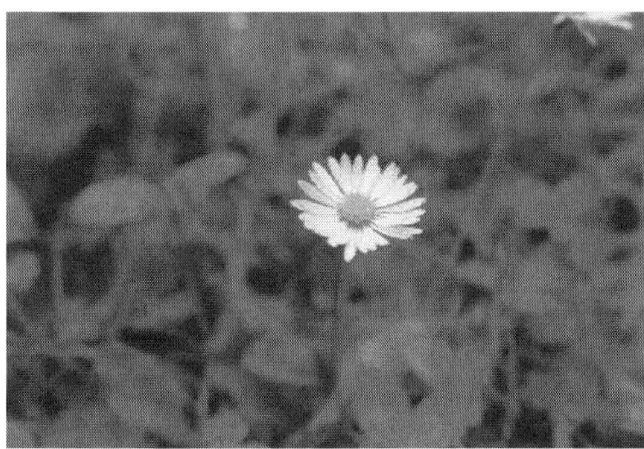

Ursprünglich kommt das Gänseblümchen aus Südeuropa und ist mittlerweile überall dort zuhause, wo es grüne, saftige Wiesen gibt. Es kann eine Wuchshöhe von 15 cm erreichen und gehört zu der Familie der Korbblütler. Das Gänseblümchen bevorzugt feuchte Standorte und einen nährstoffreichen Boden.

Die Laubblätter des Gänseblümchens stehen dicht in einer Blattrosette zusammen und sind in die Blattspreite sowie den Blattstiel gegliedert. Jede dieser Blattrosetten bringt ohne Unterlass immer wieder Blüten hervor, sodass, wenn Sie den einen Tag Ihren Rasen sorgfältig gemäht haben, am nächsten Tag schon wieder neue Gänseblümchen dort stehen können.

Bei der Blüte des Gänseblümchens handelt es sich tatsächlich um eine sogenannte Scheinblüte (Pseudanthium). Sie wendet sich immer zur Sonne hin und schließt bei schlechtem Wetter oder am Abend ihre Blüte wieder. Im Inneren hat die Blüte gelbe Röhrenblüten. Viele weiße Zungenblüten befinden sich an der Außenseite. Ihre Staubblätter sondern die reifen Pollen ab, falls die Fruchtblätter noch nicht bereit sind für eine Bestäubung. Nach erfolgreicher Bestäubung werden aus den Fruchtknoten kleine Nüsschen, deren botanischer Name „Achäne“ lautet. Fruchtschale und Samenschale sind miteinander verwachsen. Diese Früchte sind nicht mit einem Pappus (Federkelch) ausgestattet. Die Blüte selbst sitzt an dünnen Stängeln. Ihr Rand kann teilweise rosafarben leuchten.

Die Blütezeit ist von März bis zum Oktober.

Der geflügelte Stängel ist in etwa so lang wie die Blattspreite und elastisch. Die verkehrt eiförmige Blattspreite selbst verfügt nur über einen Mittelnerv und ist spatelförmig. Der Blütenstand ist körbchenförmig und enthält Hüllblätter, welche einen bewimperten Rand haben. Die Blüten sind auf der Sprossachse angeordnet. Die langen, weißen Zungenblüten stehen in 2 Reihen. In der Mitte des Blütenkörbchens befinden sich unzählige, trichterförmige Röhrenblüten. Je zwei Fruchtblätter sind hier zu einem Fruchtknoten verwachsen.

An dem kurzen, aufrecht wachsenden Rhizom befinden sich diverse faserige Wurzeln.

Die beste Erntezeit ist im April und Mai, gesammelt werden können die Gänseblümchen – je nach Witterung – jedoch teilweise bis in den November hinein.

Charakteristisch für die Gänseblümchen ist die Verbreitung ihrer Achänen durch Regen. Durch ihre Zartheit können sie sich jedoch auch durch den Wind verbreiten. Auch ist ihr frischer, säuerlicher, herber Geschmack typisch für diese Pflanze. Die zarten Blüten haben ein eher nussiges Aroma.

Verwendet werden können die Blätter, Blüten und Knospen.

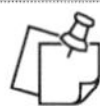

Verwechslungsgefahr:
Tatsächlich gibt es sogenannte „falsche Gänseblümchen“, die dem echten Gänseblümchen optisch sehr ähneln, jedoch ungiftig sind. Zu einer Verwechslung kann es kaum kommen, da sie in Asien beheimatet sind.

Anwendungsbereiche: Appetitlosigkeit, Blasensteine, Darmentzündungen, Erkältungsbeschwerden (Husten, Katarrh), Gicht, Hautbeschwerden (Akne, Ausschläge, Mitesser, Unreinheiten), Krämpfe, Leberleiden, Menstruationsbeschwerden, Nierensteine, Ödeme, Quetschungen, Rheuma, Stoffwechselerkrankungen, Verdauungsstörungen, Verrenkungen, Verstauchungen, Verstopfungen, Weißfluss, Wundheilung.

Anwendungsmöglichkeit: Gänseblümchen können Sie entweder frisch, als Tee oder als Tinktur verwenden, wenn Sie beispielsweise an einer Erkältung erkrankt sind oder unter Appetitlosigkeit, Frühjahrsmüdigkeit oder Beschwerden im Darm- oder Magenbereich leiden. 10 Tropfen einer Tinktur aus Gänseblümchen können z. B. dreimal täglich bei Hautbeschwerden ab einem Alter von 6 Jahren eingenommen werden. Erwachsene können die Einnahme auch auf bis zu 50 Tropfen täglich steigern. Ist die Tinktur zu hoch konzentriert, können Sie sie mit Wasser verdünnen.

Äußerlich angewendet wird der Tee (oder auch frischer Presssaft) für Bäder, Einreibungen, Umschläge oder Waschungen, um Gliederschmerzen oder Hautausschläge zu lindern, oder bei stumpfen Verletzungen, um die Wundheilung zu beschleunigen.

Gegen Quetschungen, Schwangerschaftsstreifen oder Wunden hilft Gänseblümchen-Öl oder -Salbe.

Heilwirkungen: appetitanregend, blutbildend, blutreinigend, blutstillend, harntreibend, hustenstillend, krampflösend, schmerzstillend, stoffwechselanregend, verdauungsfördernd, wundheilend.

Portulak (Portulaca olerace)

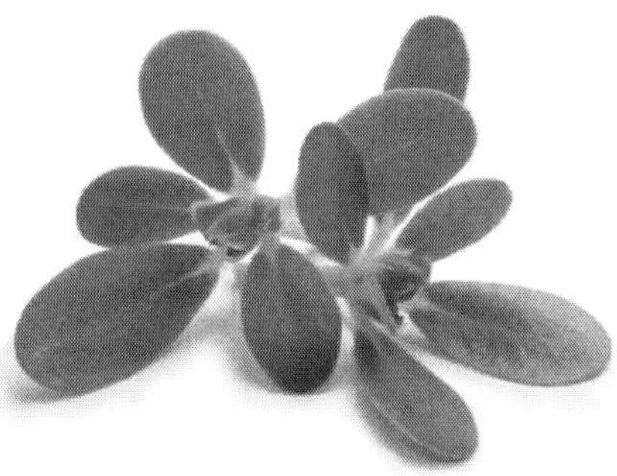

Portulak kommt ursprünglich aus Persien und ist vorwiegend in Südeuropa beheimatet. Mittlerweile gilt es jedoch in ganz Europa wegen seiner reichhaltigen Nährstoffe als ein „Superfood“. Er ist eine sogenannte „sukkulente“ Pflanze und gehört zu der Familie der Nelkenartigen. Dieses Wildkraut liebt die Sonne und gemäßigte Temperaturen und bevorzugt einen humushaltigen, lockeren und trockenen Lehm- oder Sandboden. Es ist vorwiegend an Äckern, Gräben, Wegrändern und Wiesen zu finden. Es kann eine Höhe von bis zu 30 cm erreichen.

Die verdickten Blätter stehen wechselständig an den Zweigen. Sie sind breit eiförmig, fleischig und stumpf spatelförmig und sind stark gekielt. Der Portulak verfügt zudem über Nebenblätter, die jedoch kaum erkennbar sind, da sie wie winzige Härchen erscheinen. Seine gelben Kronblätter sind verkehrt eiförmig. Zwischen 7 und 10 Staubblätter umhüllen den kugeligen Fruchtknoten. Die Frucht selbst ist eiförmig und trägt kleine, rundliche, schwarze Samen in sich.

Die Blütenstände tragen eine bis fünf Blüten (in seltenen Fällen auch bis zu 30 Blüten). Die kleinen, gelben Blüten sitzen zwischen den Gabelästen und bestäuben sich oftmals selbst. Sie sind nur vormittags geöffnet. Ihre Früchte bestehen aus vielsamigen Deckelkapseln. Die Blütezeit ist von Juni bis Oktober.

Die kriechenden Stängel sind normalerweise grün, können jedoch bei besonders sonnigem Standort auch purpurfarben werden. Die spindelförmige Wurzel ist weit verzweigt.

Die jungen Blätter haben einen frischen, nussigen und leicht salzig-säuerlichen Geschmack und sollten möglichst vor oder während der Blütezeit geerntet werden, da sie nach der Blütezeit bitter werden.

Der typisch würzige Geschmack von Portulak ist auf die in ihm enthaltene Omega-3-Heptalinolsäure zurückzuführen.

Verwendet werden können die Blätter, Blüten und Stängel. Portulak kann nur haltbar gemacht werden, indem Sie ihn frisch gesammelt einfrieren, einsalzen oder in Essig einlegen. Trocknen ist hier nicht zielführend.

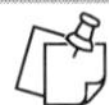

Verwechslungsgefahr:
Portulak wird oft mit Postelein gleichgesetzt, dieses ist tatsächlich jedoch eine eigenständige Pflanze und trägt den botanischen Namen Claytonia perfoliata. Auch wenn sie sich optisch sehr ähneln und beide essbar sind, so bevorzugt Postelein doch eher einen kühlen Standort um die 12 Grad. Zudem sind seine Blätter eher tellerförmig und die Blüten weiß oder rosa.

Anwendungsbereiche: Arteriosklerose, Diabetes, Entzündungen (Darm, Harnwege, Magenschleimhaut, Zahnfleisch), Fieber, Frühjahrsmüdigkeit, Hämorrhoiden, Husten, Kopfschmerzen, Magen-Darm-Beschwerden (Gastritis, Geschwüre, Sodbrennen), Nervenleiden, Nervosität, Nierenschwäche, Skorbut, Verdauungsbeschwerden (Verstopfung), Vitamin-C-Mangel, Wurmbefall, Zahnprobleme (Zahnausfall).

Anwendungsmöglichkeit: Portulak können Sie entweder roh, gegart oder als Presssaft verzehren. Aufgrund seiner außergewöhnlich hohen Nährwerte gilt er als Supernahrungsmittel. Er ist reich an Vitamin C, aber auch an Vitamin A, B und E und enthält viele Mineralstoffe wie Calcium, Eisen, Kalium und Magnesium. Portulak verfügt zudem über einen hohen Ballaststoffgehalt, dies beugt Darmparasiten vor und hilft gegen Verstopfungen. Sein Kaliumgehalt unterstützt bei Blutreinigungs- und Entgiftungskuren, da er stark harntreibend wirkt.

Essentielle Omega-3-Fettsäuren gehören ebenfalls zu den Nährstoffen des Portulaks, sodass der Verzehr Sie auch von innen nährt und pflegt, da diese Fettsäuren besonders gut für Ihre Haare, die Haut, die Nägel und die Gelenke sind.

All diese Nährstoffe beugen Herzproblemen vor, regulieren Ihren Blutdruck, fördern Ihre Durchblutung und senken den Blutzuckerspiegel. Auf diese Weise können Sie Diabetes und Fettleibigkeit vorbeugen.

Sollten Sie einmal unter Wurmbefall leiden, kann Ihnen ein frischer Presssaft Erleichterung verschaffen. Das im Portulak enthaltene Hormon „Melatonin“ sorgt dafür, dass Ihr Tag-Nacht-Rhythmus optimal geregelt wird.

Achtung:
Menschen, die an Arthritis, Gicht, Nierensteinen oder Rheuma leiden, sollten aufgrund des hohen Oxalsäuregehalts auf Portulak verzichten.

Heilwirkungen: antibakteriell, antioxidativ, antiseptisch, beugt Herzinfarkten und Schlaganfällen vor, blutreinigend, blutstillend, entgiftend, entzündungshemmend, fiebersenkend, harntreibend, herzstärkend, hustenstillend, tonisierend.

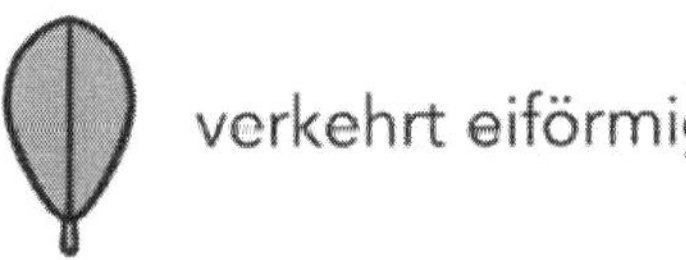

Berberitze, Gewöhnliche (Berberis vulgaris)

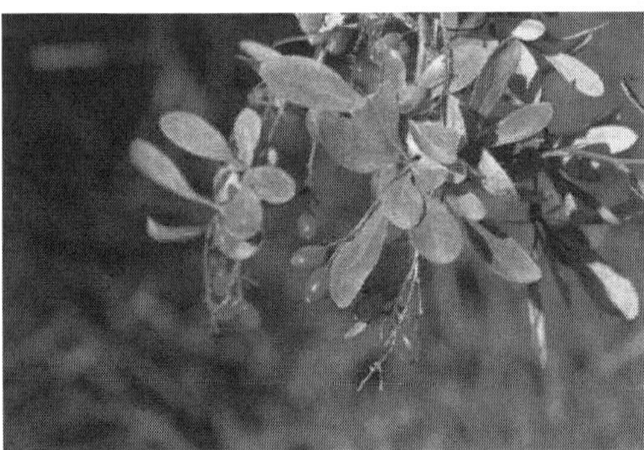

Die Gewöhnliche Berberitze ist auch bekannt als Essigbeere oder Sauerdorn. Sie ist ein mit Blattdornen besetzter, mittelhoher Strauch und zählt zu den Gehölzen. Ursprünglich kommt sie aus Nordafrika, ist inzwischen jedoch überall dort verbreitet, wo gemäßigte und subtropische Klimazonen vorherrschen. Sie bevorzugt sonnige bis halbschattige Standorte, einen mäßig trockenen bis feuchten, kalkhaltigen, sauren bis alkalischen Boden und wächst in Gärten (als Umzäunung), an Wegrändern und lichten Wäldern. Selbst im Gebirge kann sie angetroffen werden. Der Berberitzenstrauch kann eine Wuchshöhe von bis zu drei Metern erreichen.

Die relativ kleinen, kurz gestielten Blätter sind verkehrt eiförmig bis elliptisch, gezähnt, kahl und sind entweder in kleinen Büschen oder wechselständig angeordnet. Sie werden teilweise im Herbst abgeworfen. Ein anderer Teil verwandelt sich in Form von Übergangsblättern zu Dornen. An der Unterseite wachsen oftmals Wintersporen. Die langen, dünnen Triebe sind mit spitzen Dornen besetzt. Äste und Zweige haben eine gelblich-braune bis gräuliche Rinde und das gelbliche Holz ist eher spröde. An der Sprossspitze befinden sich einteilige Dornblätter, während an der Basis mehrteilige Dornblätter ausgebildet werden. Sämtliche Dornen dienen als Fraßschutz. Manche Berberitzen-Arten tragen im Herbst eine auffallend leuchtende, rot-gelbe Färbung. Im Übrigen sind diese Sträucher extrem wichtige Nähr-, Schutz- und Vogelnistgehölze.

Die kleinen, leuchtend gelben Blüten gelten als wahre Insektenmagnete. Die Blüten sitzen in den Blattachseln, sind zwittrig, haben eine halbkugelige, glockige Form und bilden einen traubenförmigen Blütenstand. Ihre grünlichgelben Kelchblätter sind bootförmig. Die Blütezeit ist von April bis Juni.

Aus den Blüten werden kleine, meist eiförmige bis längliche, scharlachrote Beeren, die nicht nur bei Vögeln sehr beliebt sind. In ihnen befinden sich jeweils ein bis zwei bräunliche Samen.

Der zunächst rötliche, rutenförmige Stängel verholzt später und erhält eine gräuliche Rinde, an denen sich dreiteilige Dornen befinden.

Die Berberitze verfügt über ein ausläufertreibendes, weitreichendes Wurzelsystem. Auffällig ist der hohe Alkaloidgehalt der Wurzeln.

Die Erntezeit ist von August bis November, wobei Sie die Früchte am besten erst nach dem ersten Frost sammeln sollten.

Ein charakteristisches Merkmal für die Berberitze ist ihr saurer Geschmack sowie der intensive spermatische Geruch.

Verwendet werden können die Blätter, die reifen Beeren und die Rinde. Der Rest der Pflanze gilt als giftig.

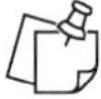

Verwechslungsgefahr:
Achten Sie darauf, dass Sie keinesfalls versehentlich eine Thunbergs Berberitze (Berberis thunbergii) verwenden. Hier sind auch die Früchte giftig! Der Unterschied zu der gewöhnlichen Berberitze liegt darin, dass bei diesem Doppelgänger die Blätter kleiner und fast ganzrandig sind und die Früchte in Paaren oder zu viert beieinandersitzen.

Anwendungsbereiche: Appetitlosigkeit, Bindegewebsschwäche (Cellulitis), Bindehautentzündung, Bluthochdruck, (entzündliches) Fieber, Gallenprobleme, Gelbsucht, Herz- und Kreislaufbeschwerden, Infektionskrankheiten,

Juckreiz, Magen- und Leberleiden (Gelbsucht), Menstruationsbeschwerden (Krämpfe), Migräne, Nebenhöhlenentzündung, verstopfte Nase, Ödeme, körperliche Schwäche, Unwohlsein, Verdauungsprobleme (Blähungen, Verstopfung), Zahnfleischprobleme.

Anwendungsmöglichkeit: Wenn Sie Beschwerden im Mund oder Rachen haben oder über Halsschmerzen klagen, können Sie ein Gurgelwasser aus den Wurzeln herstellen, das zudem auch noch Ihr Zahnfleisch stärkt.

Gerade bei Erkrankungen der Leber und bei Gallensteinen ist ein Tee aus den Wurzeln der Berberitze zu empfehlen. Da die Wurzel jedoch als leicht giftig gilt und die Nieren reizen kann, sollten Sie den Tee nicht zu hoch dosieren (1 TL der zerkleinerten Wurzel auf eine Tasse kochendes Wasser, 15 Min. Ziehzeit, dann – wie üblich – abseihen und über den Tag verteilt trinken) und auch nur über einen kurzen Zeitraum trinken. Zudem kann der Verzehr von Berberitze die Wehentätigkeiten bei Schwangeren auslösen, daher sollten diese auf die Einnahme verzichten.

Heilwirkungen: abführend, adstringierend, antibakteriell, antibiotisch, atmungsanregend, ausleitend (Schwermetalle wie Blei), blutreinigend, durchblutungsfördernd, erweitert die Blutgefäße, harntreibend, kräftigend, krampf- und schleimlösend, kreislauffördernd, schweißtreibend, tonisierend, verdauungsanregend, vitalisierend.

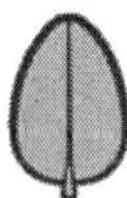

eiförmig

Dost, Gewöhnlicher (Origanum vulgare)

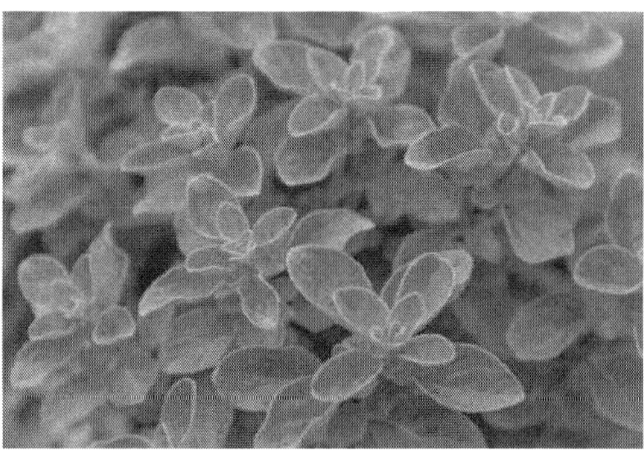

Der Gewöhnliche Dost ist auch bekannt als Oregano, wilder Majoran oder als typisch mediterranes Pizzagewürz und gehört zu der Familie der Lippenblütler. Er ist dank seines aromatischen Duftes für Insekten sehr wertvoll und ein wahrer Bienen- und Schmetterlingsmagnet. Wilder Oregano wächst vermehrt in den Bergen und auf Feldern. Ursprünglich kommt das Kraut aus dem Mittelmehrraum, ist mittlerweile jedoch auch in Europa sehr verbreitet.

Die Blätter sind wenig behaart, eiförmig, kurz gestielt und haben einen glatten Rand. Sie werden bis zu 4 cm lang. Der Stängel ist behaart und rundlich. Die Pflanze selbst verzweigt sich erst im oberen Drittel.

Die Blüten sind rosafarben und besitzen im unteren Bereich eine dreiteilige Unterlippe. Die Blütezeit ist von Juli bis September.

Verwendet werden können hauptsächlich die Blätter und Blüten. Wenn die vierkantigen Stängel im Sommer zu verholzen beginnen, können diese ebenfalls Verwendung finden.

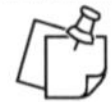

Verwechslungsgefahr:
Der „Wilde Majoran" (Origanum vulgare) wird zuweilen mit dem herkömmlichen Majoran (Origanum majorana) verwechselt. Dies ist jedoch nicht weiter tragisch, da beides vorzügliche Kräuter sind. Sie unterscheiden sich im Geschmack: Während Majoran mild und sogar etwas süßlich wirkt, schmeckt Oregano eher herb, so dass beide als Gewürze unterschiedliche Anwendungen in der Küche finden.

Anwendungsbereiche: Appetitlosigkeit, Atemwegserkrankungen (Husten), Bronchitis, Cellulitis, Ekzeme, (Keuch-/Krampf-) Husten, Krebs, Lungenbeschwerden, Magen-, Darm- und Gallenblasenleiden, Menstruationsbeschwerden, Mund- und Rachenentzündungen, Nervosität, Schmerzen, Schuppenflechte (Psoriasis), sexuelle Übererregbarkeit, Unterleibsbeschwerden, Verdauungsstörungen (Blähungen), Wundheilung.

Anwendungsmöglichkeit: Hauptsächlich wird Dost bei Atemwegserkrankungen in Form von Tee angewendet. Hierfür übergießen Sie 1–2 TL frische oder getrocknete Blätter mit nicht mehr kochendem Wasser. Die Ziehzeit beträgt 10 Minuten.
Bei Halsschmerzen kochen Sie einen stärkeren Tee, lassen ihn abkühlen und gurgeln damit täglich mehrmals.

Sie können ihn jedoch auch als Tinktur ansetzen und gegen Husten oder Unterleibsbeschwerden einnehmen. Durch seine bakterientötende Wirkung können Sie Dost auch bei leichteren Wunden einsetzen. Zur äußerlichen Anwendung eignet sich ätherisches Oregano-Öl.

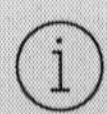

Achtung:
Während einer Schwangerschaft sollten keine innerlichen Anwendungen vorgenommen werden.

Heilwirkungen: antibakteriell, antimikrobiell, antiseptisch, antiviral, fördert die Gallensekretion, krampflösend, schleimlösend, schmerzstillend, stimulierend auf das Nervensystem, wundheilend.

GIERSCH (AEGOPODIUM PODAGRARIA)

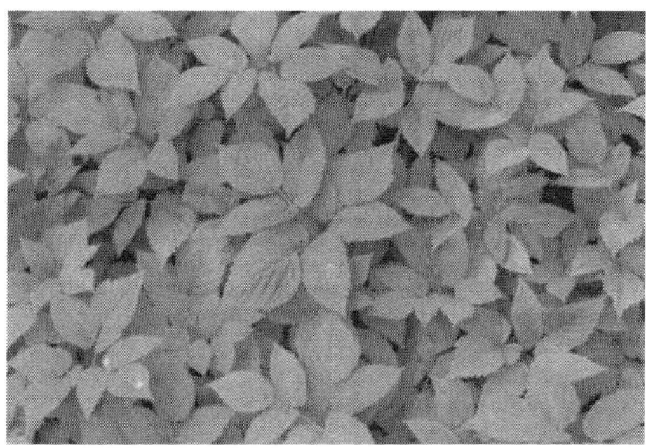

Der Giersch ist auch bekannt als „Dreiblatt“ oder „Geißfuß“ und gehört zu der Familie der Doldenblütler. Er wächst vorwiegend in Wäldern und an Ufern und besonders gern ungefragt in Gärten. Typisch sind die als Dreierkombination angelegten Blätter. Sie sind doppelt oder dreizählig gefiedert, leicht behaart, am Rand gezähnt und laufen spitz zu.

Die Pflanze verfügt über 12- bis 18-strahlige Blütenstände. Der Stängel ist dreikantig, nicht behaart und im unteren Teil hohl. Er kann bis zu 20 cm lang werden. Giersch hat starke Wurzelausläufer, weswegen er von Kleingärtnern, die seine positiven Eigenschaften nicht kennen, oft verpönt wird.

Die Blütezeit ist von Mai bis September. Geerntet werden die Blattsprösslinge am besten von April bis Mai. Der Geruch von Giersch erinnert an Petersilie und seine Stängel erinnern an den Geschmack von Staudensellerie – würzig und leicht scharf.

Verwendet werden können die Blätter, Blüten und Früchte (Samen).

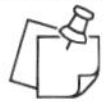

Verwechslungsgefahr:
Der extrem giftige Doppelgänger des Gierschs ist der Wasserschierling. Die Pflanzen unterscheiden sich jedoch stark in ihren Wurzelstöcken. Während der Giersch über sehr feine Wurzeln verfügt, weist der Wasserschierling knollenartige Wurzelstöcke auf. Zudem tritt beim Schierling eine gelbe Flüssigkeit heraus, wenn man den Stängel anschneidet.

Die Früchte des Gierschs ähneln optisch dem genießbaren Kümmel.

Anwendungsbereiche: Arthritis, Blasenerkrankungen, Entzündungen, Gicht, Hämorrhoiden, Herzgefäßbeschwerden, Insektenstiche, Ischias, Krämpfe, Magenbeschwerden (Übersäuerung), Rheuma, Skorbut, Übergewicht, Übelkeit, verstärktes Schwitzen, Verbrennungen (auch bei Sonnenbrand), Verdauungsprobleme (Durchfall), Wundheilung.

Anwendungsmöglichkeit: Vor allem bei Gichterkrankungen und langsam verheilenden Verletzungen wird Giersch-Tee verwendet. Durch seinen hohen Vitamin-C-Gehalt kurbelt er zusätzlich den Stoffwechsel an und Ablagerungen werden ausgeschieden. Sie können den Tee entweder trinken oder für Umschläge verwenden und beispielsweise auf Ihre Füße legen, wenn diese von Gicht befallen sind. Wenn Sie die Blätter zerquetschen, können Sie diese als Umschläge bei Sonnenbrand und anderen Verbrennungen verwenden. Der Umschlag beruhigt die Haut, kühlt angenehm und hemmt zudem die Entzündung.

Bei Insektenstichen zerreiben Sie einfach ein Gierschblatt zwischen Ihren Fingern und legen es auf die Hautstelle, damit diese nicht anschwillt.

Oder Sie verwenden Giersch als Badezusatz, um eine mögliche Blasenentzündung oder Hämorrhoidenbeschwerden zu lindern. Für ein wohltuendes Fußbad reichen beispielsweise schon 100 g der Gierschwurzeln für 2 Liter Wasser aus. Lassen Sie das Gierschwasser für 15 Minuten ziehen und legen Sie entspannt Ihre Füße dort hinein.

Heilwirkungen: abführend, antirheumatisch, beruhigend, entsäuernd, entwässernd, entzündungshemmend, harnsäurelösend, harntreibend, krampflösend, verdauungsfördernd, wundheilend.

Franzosenkraut, Behaartes (Galinsoga parviflora)

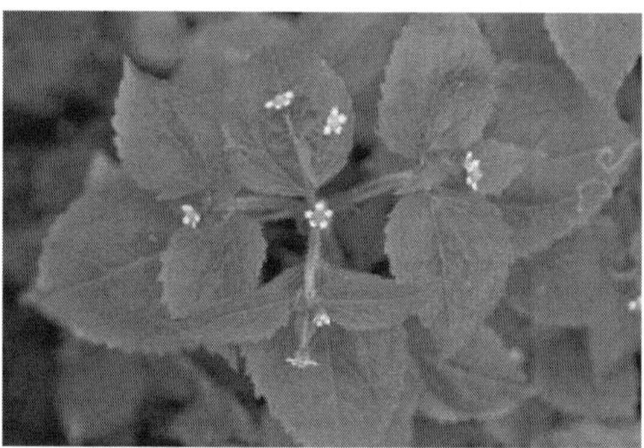

Auch bekannt als Knopfkraut, kam das Behaarte Franzosenkraut ursprünglich aus Liebe zu den Zierpflanzen von Peru nach Europa, wurde jedoch bald als lästiges Unkraut betitelt, da es sich sehr schnell ausbreitete und andere Pflanzen verdrängte. Franzosenkraut gehört zu den Korbblütlern und bevorzugt sonnige bis halbschattige Standorte und einen lockeren, sandigen bis lehmigen Boden. Zu finden ist es auf Äckern, Brachflächen, in Gärten und an Wegrändern. Es hat eine aufrechte, jedoch stark verzweigte Wuchsform und kann eine Höhe von bis zu einem halben Meter erreichen.

Die länglichen Blätter sind eiförmig, stehen sich gegenständig am Stiel gegenüber und der Rand ist grob gesägt und behaart. An der Oberseite der Blätter sind ebenfalls vereinzelt kleine, zottige Haare zu sehen, daher auch der Beiname.

Die Blüten sehen aus wie kleine Knöpfe. Sie bestehen aus meist fünf kurzen, weißen, gezähnten Zungenblüten und diversen gelben Röhrenblüten und stehen am Ende des beblätterten Stängels. In der Regel sind die Blüten in einem traubenförmigen Blütenstand angeordnet. Zwischen Juli und September ist, oft auch parallel zur Blütenbildung, die Fruchtreife. In dieser Zeit bilden sich die Achänen aus mit einem Pappus (Flugschirmchen), in denen jeweils ein Same sitzt. Die Hülle der Blüte ist drüsig behaart. Die Blütezeit ist von April bis November.

Der rundliche, weiche Stängel des Franzosenkrautes ist stark behaart, dies nimmt von oben nach unten noch zu. Seine bräunlichen Wurzeln sind eher fein und flach.

Der Geschmack von Franzosenkraut erinnert an Feld- oder Kopfsalat.

Die Erntezeit ist von Mai bis November.

Verwendet werden können die Blätter, Blüten, Knospen, Stiele und Samen. Das Kraut schmeckt angenehm nach Salat.

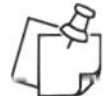

Verwechslungsgefahr:
nicht bekannt

Anwendungsbereiche: Blutarmut (Anämie), Bluthochdruck, Eisenmangel, Magen-Darm-Beschwerden, Infektionen (des Verdauungstraktes), körperliche Schwäche, zur Ergänzung bei der Krebstherapie, bei Leberleiden, Magenbeschwerden, Wundheilung.

Anwendungsmöglichkeit: Von allen hier im Buch befindlichen Wildkräutern besitzt das Franzosenkraut vermutlich den höchsten Eisengehalt, es ist sehr eiweißhaltig und reich an vielen Mineralstoffen wie Kalium und Phosphor sowie Vitamin A und C – ein wahrer Energielieferant! Um seine Heilwirkung voll aufzunehmen, empfiehlt es sich, das gesamte Kraut entweder roh zu essen oder als Gemüse bzw. Spinat sanft anzudünsten und zu verzehren.

Sie können jedoch auch einen Tee aus den frischen oder getrockneten Franzosenkraut-Blüten kochen.

Heilwirkungen: antioxidativ, blutreinigend, energiespendend, entzündungshemmend, immunstärkend, tonisierend, wundheilend.

KNOBLAUCHSRAUKE (ALLIARIA PETIOLATA)

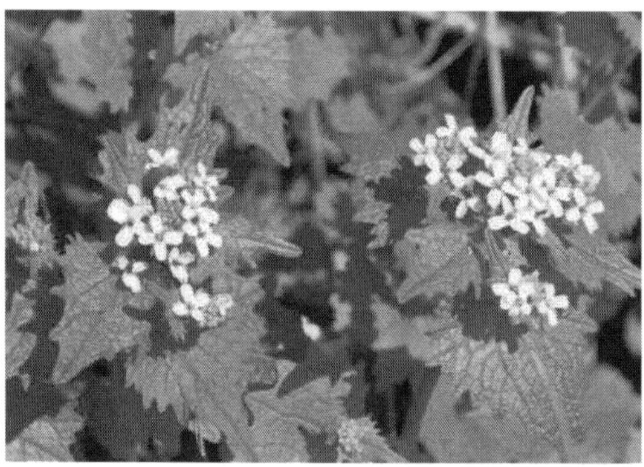

Die Knoblauchsrauke ist auch bekannt als Knoblauchsenf oder Lauchkraut und eine eher unscheinbare Wildpflanze. Sie wächst häufig im Halbschatten oder Schatten, liebt durchlässige, humus- und stickstoffreiche Böden und gehört zu der Familie der Kreuzblütler. Zu finden ist sie vorwiegend unter Hecken, an Wegrändern und Waldwegen. Die durchschnittliche Wuchshöhe beträgt ca. 60 cm, sie kann jedoch bis zu 110 cm hoch wachsen.

Die unbehaarten Blätter ähneln ein wenig denen der Brennnesseln oder des Gundermanns, besitzen jedoch keine Brennhaare. Ihre Blattränder sind gezackt.

Besonders auffällig sind die Einkerbungen am Blattstiel und ihr knoblauchartiger Geruch, wenn das Blatt zerrieben wird. Die oberen Blätter sind in der Regel dreieckig und herzförmig spitz zulaufend, die Grundblätter dagegen sind eiförmig bis rund. Sie variieren nach Form und Größe und sind unregelmäßig gezähnt. Die Stängel sind aufrecht, nach unten hin zunehmend behaart, leicht vierkantig und unverzweigt. Die Knoblauchsrauke besitzt eine Pfahlwurzel, die meistens bräunlich, ab und zu jedoch auch weiß gefärbt ist. In ihrer Mitte ist sie zwei- bis dreifach geteilt.

Der Geschmack dieses Wildkrautes ist leicht pfeffrig und erinnert ebenfalls an Knoblauch. Die Blüten sind weiß und bestehen aus je vier Kelch- und Kronblättern sowie sechs gelblichen Staubblättern. Sie befinden sich an der Spitze des Krautes und sind traubenförmig angeordnet. Die Frucht hat eine vierkantige Form und enthält zwischen 6 und 8 Samen. Die Blütezeit für Knoblauchsrauke ist von April bis August, die Erntezeit der Blätter geht von April bis September, wobei sie zum Ende hin jedoch an Aroma verliert. Ab Mai können die Blütenstände und die Samenhülsen gesammelt werden. Die Wurzeln sollten entweder im Frühjahr oder im Herbst geerntet werden.

Verwendet werden können die Blätter, Blüten, Samen sowie die Sprossspitzen und im ersten Jahr, noch bevor die Pflanze in die Höhe schießt, auch die Wurzeln. Diese können – vom Herbst bis zum Frühling – wie Meerrettich als scharfes Gewürz verwendet werden, indem man sie fein raspelt.

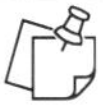

Verwechslungsgefahr:
Da die Knoblauchsrauke mit Ackersenf, Barbarakraut und Hirtentäschel verwandt ist, ähneln sich ihre Blätter. Solange die Rauke noch sehr nah am Boden wächst, kann sie wegen ihrer Blattform auch mit dem Gundermann verwechselt werden. Es besteht jedoch kein Grund zur Sorge, da alle hier genannten „Doppelgänger" genießbar sind.

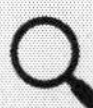

Hinweis:
Knoblauchsrauke ist eines der wenigen Wildkräuter, die nicht getrocknet werden sollten, da sie ansonsten ihr Aroma verlieren würden. Um sie haltbar zu machen, könnten Sie sie allerdings direkt nach dem Sammeln portionsweise einfrieren.

Anwendungsbereiche: Atemwegserkrankungen (Asthma, Bronchitis), Entzündungen (Mund- und Rachenraum), Epilepsie, Erkältungsbeschwerden, Frühjahrsmüdigkeit, Gicht, Hauterkrankungen (Ekzeme), Hüftschmerzen, Husten, Insektenstiche, Kurzatmigkeit, Rheuma, Schlafsucht, Seitenstechen, Skorbut, Verdauungsbeschwerden, Vergiftung, Wundheilung (eitrig, Schürfwunden), Wurmbefall, Zahnfleischbeschwerden.

Anwendungsmöglichkeit: Die frische Knoblauchsrauke wird in Form von Tee, Absud, Kompressen oder Presssaft heilerisch eingesetzt. Ein Tee hilft beispielsweise gegen Kurzatmigkeit.

Eine Kompresse können Sie herstellen, indem Sie eine Handvoll frische Blätter mit einem Nudelholz bearbeiten, bis die ätherischen Öle austreten. Die Blätter werden dann auf die entsprechende Hautpartie (z. B. eitrige Wunden) gelegt. Oder Sie verwenden die so zerdrückten Blätter zur Herstellung einer Tinktur, die Sie entweder innerlich in Form von Tropfen oder äußerlich für Waschungen nutzen können.

Um eine Salbe gegen Hüftschmerzen oder Seitenstechen herzustellen, zerreiben Sie die Blätter und vermischen diese mit etwas Essig, Salz und Ingwer, bis eine breiige Masse entsteht.

Heilwirkungen: antibakteriell, antiseptisch (keimtötend), auswurffördernd, blutreinigend, desinfizierend, entgiftend, entzündungshemmend, harntreibend, schleimlösend, schweißtreibend, verdauungsanregend, wassertreibend, wundheilend und -reinigend.

Melisse (Melissa officinalis)

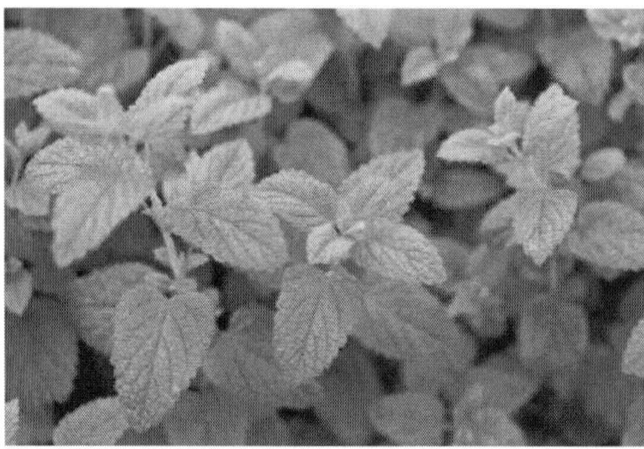

Die Melisse ist auch bekannt als Frauenkraut oder Zitronenmelisse, kommt ursprünglich aus dem Mittelmeerraum und ist mittlerweile in ganz Europa zu finden. Bei diesem Wildkraut handelt es sich um einen Halbstrauch, der bis zu einem Meter hoch wachsen kann. Die Melisse gehört zur Familie der Lippenblütler und gilt als starke Heilpflanze und beliebtes Herzmittel.
Sie bevorzugt einen sonnigen, windgeschützten Standort und mildes Klima und gedeiht am besten in durchlässigem Boden mit genügend Feuchtigkeit.

Die breiten Blätter sind herz- bis eiförmig und kurz zugespitzt. Ihr Rand ist regelmäßig gesägt und sie stehen gegenständig angeordnet an den Stängeln.

Die kleinen, weißen Blüten wachsen in den Blattachseln und sind quirlförmig angeordnet. In seltenen Fällen gibt es auch rosafarbene oder hellbläuliche Blüten. Aus ihnen erwachsen später bräunliche Nussfrüchte.

Die Blütezeit ist im Juli und August.

Die aufrechten Stängel sind leicht behaart, vierkantig und verzweigen sich.

Die Melisse besitzt einen mehrköpfigen Wurzelstock (Rhizom), dessen Wurzeln bis zu 30 cm lang werden können. An ihm befinden sich zahlreiche Ausläufer.

Die Erntezeit für die Blätter ist von Juni bis August. Am besten ist das Aroma jedoch vor der Blüte. Sie sollten die Blätter bei trockener Witterung sammeln und sie möglichst im Schatten trocknen. Verwenden Sie für die Aufbewahrung keinesfalls Metalldosen, sondern am besten ein gut verschließbares Glas. Am wenigsten Aromaverlust haben Sie, wenn Sie die frischen Melissenblätter nach dem Ernten sofort einfrieren.

Charakteristisch für die Melisse ist der zitronenartige Duft, wenn Sie die Blätter zwischen den Fingern zerreiben. Der Geschmack ist frisch und leicht säuerlich.

Verwendet werden können die Blätter, die Blüten und die Stängel.

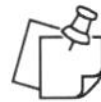

Verwechslungsgefahr:
Wenn die Melisse im Frühjahr aus dem Boden sprießt, erinnert sie an die ebenfalls ungiftige Minze oder Taubnessel. An ihrem Zitrusduft können Sie sie jedoch gut unterscheiden. Zudem hat die Minze rötliche Stängel.

Anwendungsbereiche: Angstzustände, Anspannung, Appetitlosigkeit, Asthma, Augenringe, Blutergüsse, Bronchitis, Cholesterinspiegel, nervöse Einschlafstörungen, Entzündungen, Erkältungsbeschwerden (Fieber, Husten), Frauenleiden (Menstruationsbeschwerden), Fußpilz, Gallenbeschwerden, Geschwüre, Gicht, Gliederschmerzen, grippale Infekte, Herpes- und Lippenbläschen, Herzerkrankungen, Insektenstiche, Ischias, Krämpfe, Magen-Darm-Beschwerden (Sodbrennen), Migräne, Milchstau, Nervosität, Neuralgien, Prellungen, Quetschungen, Reizbarkeit, Rheuma, Schilddrüsenüberfunktion, Schlafstörungen, Schmerzen (Bauch, Hüfte, Kopf, Ohren), Schlafstörungen, Schwellungen, Schwindelgefühl, Stress, Unruhezustände, Verdauungsbeschwerden (Blähungen), Verwirrtheit, Wechseljahresbeschwerden, Wetterfühligkeit, Wundheilung, Zahnschmerzen.

Anwendungsmöglichkeit: Am bekanntesten ist die Zubereitung von Melissentee. Hierfür übergießen Sie 1 EL der Blätter (frisch oder getrocknet) mit 250 ml nicht mehr kochendem Wasser und lassen den Tee für 6–8 Minuten ziehen. Der Tee hat eine beruhigende, krampflösende Wirkung und hilft Ihnen morgens, wenn Sie sich angespannt fühlen. Dann wird er Sie aufmuntern, beleben, erfrischen und stärken. Am Abend können Sie Melissentee vor dem Einschlafen trinken, um besser zur Ruhe zu kommen.

Eingesetzt wird der Tee vor allem bei Herzbeschwerden und Frauenleiden, aber auch bei Anspannungen, Atembeschwerden (z. B. Asthma), Bauchschmerzen (vor allem bei Säuglingen in Verbindung mit Fenchel und Kamille), Erkältungsbeschwerden, Fieber, Kopfschmerzen, Magen- und Verdauungsproblemen sowie bei Nervosität und Reizbarkeit.

Sie können den Melissentee zur Hautreinigung und -pflege auch äußerlich anwenden. Für einen Umschlag können Sie die Kompresse entsprechend mit dem Tee beträufeln und diese dann für 30 Minuten auf die betroffene Hautpartie legen. Dies hilft bei Beulen, Blutergüssen, Geschwüren, Milchstau und Nervenentzündungen.

Eine Tinktur wird ebenfalls aus den Blättern zubereitet und ist für die obengenannten Bereiche anwendbar. Der Tee wird aufgrund seiner wärmenden Eigenschaft allerdings bevorzugt.

Melissenöl kommt, vorwiegend in Form von Cremes, bei Lippenherpes zum Einsatz, hilft aber auch bei Hautreizungen und Juckreiz.

Wenn Sie von Insekten zerstochen wurden, zerreiben Sie einfach ein paar Melissenblätter und tupfen diese dann auf die Stichstelle. Übrigens können Sie die duftenden Blätter auch als Badezusatz für ein Entspannungsbad verwenden. Für einen Aufguss benötigen Sie hier zwei Handvoll Blätter auf 2 Liter Wasser.

Sicher ist Ihnen der Melissengeist bekannt, der oftmals für Gliederschmerzen und rheumatische Beschwerden äußerlich zum Einreiben genutzt wird. Wussten Sie auch, dass Sie Melissengeist zusätzlich bei Lippenbläschen und Zahnschmerzen anwenden können?

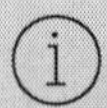

Achtung:
Sollten Sie Probleme mit Ihrer Schilddrüse haben, ist von der Verwendung von Melisse abzusehen, da diese sich dämpfend auf die Funktion auswirken kann.

Heilwirkungen: abschwellend, angstlösend, anregend, antibakteriell, antimikrobiell, antiseptisch, antiviral, appetitanregend, aufmunternd, bakterien- und pilzhemmend, belbend, beruhigend, blähungswidrig, blutdrucksenkend, cholesterinspiegelsenkend, entkrampfend, entspannend, entzündungshemmend, erfrischend, unterstützt die Bildung von Gallenflüssigkeit, Magensaft und Speichel, ist herzstärkend, krampflösend, kühlend, magenberuhigend, menstruationsfördernd, pflegend, reinigend, schlaffördernd, schmerzstillend, schweißtreibend, stimmungsaufhellend, verdauungsfördernd, verhindert die Vermehrung von Herpesbläschen, virushemmend, wundheilend.

Pfefferminze (Mentha piperita)

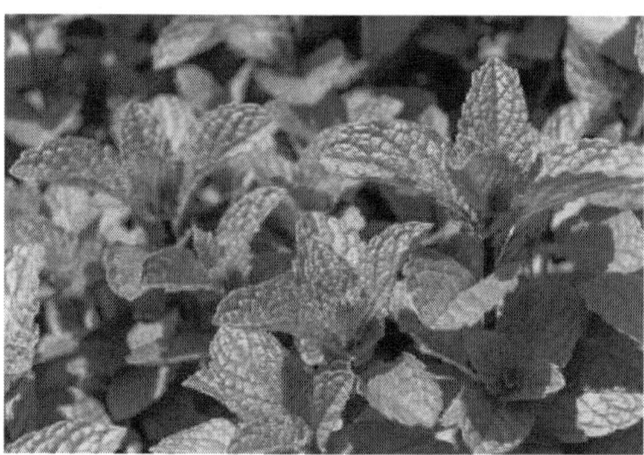

Sie kommt aus Europa und bevorzugt halbschattige, feuchte oder sogar sumpfige Standorte mit leicht kalkhaltigen, nährstoffreichen Böden. Ihre Wuchshöhe kann bis zu 90 cm betragen.

Die Blätter sind länglich bis eiförmig und von der Farbgebung her hell- bis dunkelgrün. Die behaarten Ränder sind gesägt und die Blattnerven auffallend violett. An ihrer Unterseite befinden sich Öldrüsen, die die ätherischen Öle enthalten.

Die Blüten können ebenfalls unterschiedlich gefärbt sein. Hier reicht die Palette von Weiß über Rosa bis hin zu Lila, ihre Lippenblüten stehen in

Scheinähren. Ihre Kelchblätter sind röhrig. Aus den Blüten entwickeln sich eiförmige Klausenfrüchte, die in vier einzelne Nüsschen zerfallen. Sie enthalten reiskornähnliche, bräunliche Samen. Die Blütezeit ist von Juni bis September.

Die aufrechten, rötlichen Stängel der Pfefferminze sind auffallend behaart, viereckig und verzweigt.

Sie verfügt über ein flaches, kriechendes Wurzelsystem, welches zusätzlich unterirdische Ausläufer hat. Ihre Rhizome sind fleischig und die Seitenwurzeln sind faserig. Die Erntezeit ist ab Mai, möglichst vor der Blüte. Am höchsten ist der Aromagehalt in den frühen Morgenstunden, nachdem der Tau abgetrocknet ist.

Typisch an Pfefferminze ist ihr wohlriechender, frischer Duft und der Minzgeschmack. Wissenswert ist auch, dass diese Pflanze Ungeziefer (Ameisen, Kohlweißfliegen und Erdflöhe) im Garten und im Haus (Fliegen) vertreibt.

Verwendet werden können die Blätter.

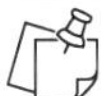

Verwechslungsgefahr:
Die äußerst giftige Poleiminze ist der Pfefferminze optisch zum Verwechseln ähnlich. Erkennbar ist die Poleiminze an ihren lila-violetten Blüten, deren Staubblätter länger sind als die Blüte selbst. Zudem ist der Blütenschlund behaart und deutlich erkennbar. Ihr Minzgeruch ist eher als scharf zu bezeichnen. Sollten Sie trotz dieser Beschreibung unsicher sein, verzichten Sie lieber auf das Sammeln.

Anwendungsbereiche: Angstzustände, Appetitlosigkeit, Atemwegserkrankungen (Katarrh), Brechreiz, Cholera, Entzündungen, Erkältungsbeschwerden (Husten, Schnupfen, verstopfte Nase), Erschöpfungszustände, Geschlechtskrankheiten (Tripper), Geschwüre, Gallen- und Herzbeschwerden (Herzneurose, -schwäche), grippale Infekte, Hexenschuss, Ischias, Koliken, Kopfschmerzen, Krätze, Krämpfe (Gallenblase, Gallenwege, Magen, Darm), Lebererkrankungen, Migräne, Müdigkeit, Mund- und Rachenraum, Nervenschmerzen, Niedergeschlagenheit, Pilzerkrankungen, Reizdarm, Rheuma, Übelkeit, Schlafstörungen, Schmerzen (Bauch, Muskeln, Nerven, Unterleib), Schock, Schwäche, Schwindel, Seekrankheit, Sodbrennen, Streptokokken, Übelkeit, nervöse Unruhezustände, Verdauungsbeschwerden (Blähungen, Durchfall), Verspannungen (Kopf und Nackenmuskulatur), Völlegefühl, Wechseljahresbeschwerden, Wundheilung (Bisse).

Anwendungsmöglichkeit: Pfefferminztee, heiß oder kalt, ist einer der beliebtesten Tees und wird auch als Gesundheitstee sehr geschätzt. Er unterstützt den Heilungsprozess u. a. bei Hals-, Magen-Darm-Beschwerden, Entzündungen, Krämpfe oder Sodbrennen sowie bei Kopfschmerzen und Migräneanfällen, wirkt zudem beruhigend, erfrischend und krampflösend. Zerkleinern Sie einfach ein paar frische oder getrocknete Pfefferminzblätter (1–2 TL) und übergießen Sie sie mit 250 ml kochendem Wasser. Die Ziehzeit beträgt 5–7 Minuten.

Wenn Sie sich abgeschlagen und schwach fühlen, kann eine **Pfefferminzmilch** helfen. Sie benötigen lediglich 1 EL getrocknete Minzblätter, die Sie für 5 Minuten in 250 ml heißer Milch ziehen lassen. Nach dem Abseihen können Sie sie schluckweise genießen.

Das ätherische Pfefferminzöl wird häufig eingesetzt bei Erkältungsbeschwerden (befreit bei Inhalation die Atemwege), Kopfschmerzen (einen Tropfen direkt auf die Schläfen und den Nacken oder auf ein Taschentuch auftragen und sanft einreiben), Gelenk-, Muskel- und Wehenschmerzen, Schlaflosigkeit und Verdauungsstörungen.

Bei Reiseübelkeit oder Seekrankheit trinken Sie frisches Wasser mit ein paar Pfefferminzblättern und einem daumengroßen Stück Ingwer darin.

Wenn Sie unter Ohrenschmerzen leiden, vermengen Sie einige Blätter mit etwas Honig und träufeln es vorsichtig in die Ohren (nicht für Kinder unter 3 Jahren geeignet!).

In einer Studie wurde festgestellt, dass das Pfefferminzöl erfolgreich zur Wundheilung und gegen Pilzerreger eingesetzt werden kann und zudem einem schnelleren Wachstum der Haare dient.

Für einen frischen Atem geben Sie einen Tropfen des Öles in ein Glas Wasser und gurgeln kräftig. Eine solche Mundspülung kann auch eine Alkoholfahne minimieren.

Bei übermäßigem Appetit inhalieren Sie vor den Mahlzeiten das Pfefferminzöl oder trinken eine Tasse Pfefferminztee. Dies hat einen positiven Einfluss auf Ihr Sättigungszentrum. Das Inhalieren des Öles wirkt sich im Übrigen auch positiv auf Ihre geistigen Gehirnfunktionen aus. Gedanken können klarer erfasst werden und die Gehirnleistung erhöht sich, was auch Ihrem Gedächtnis zugutekommt. Träufeln Sie einfach einen Tropfen Öl auf Ihre Zunge oder benutzen Sie eine Duftlampe, welche besonders für Büroräume gut geeignet ist, die Nerven zu beruhigen und um fit zu bleiben.

Reines Pfefferminzöl in Bio-Qualität können Sie, wenn stark verdünnt, auch innerlich einnehmen. Dies fördert die Verdauungstätigkeit und Krämpfe können sich besser lösen.

Selbstverständlich können Sie Pfefferminze auch in Form einer Tinktur (z. B. bei Blähungen), für Kompressen, Umschläge oder Waschungen nutzen. Um Geschlechtskrankheiten oder Hautgeschwüre zu behandeln, können Sie einen Aufguss aus Minzblättern und Essig herstellen.

Verwenden Sie Pfefferminze nicht im Vollbad, da es den Körper zu sehr auskühlt. Lediglich zur Erfrischung, Kräftigung und Reinigung ist ein wohltuendes Fußbad zu empfehlen. Hierfür erstellen Sie aus 250–500 g Pfefferminzblättern und 2–3 Litern Wasser einen Aufguss. Zum Abend hin sollten Sie jedoch darauf verzichten, da Sie ansonsten eventuell nicht leicht in den Schlaf finden.

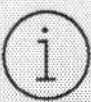

Achtung:
Pfefferminze ist für Kinder unter 3 Jahren nicht geeignet. Es könnte unter Umständen zu Atemlähmungen kommen. Beginnen Sie bei älteren Kindern erst einmal mit 1 Tropfen des ätherischen Öles und steigern Sie die Menge dann langsam.

Erwachsene reagieren bei einer Überdosierung oftmals mit Beschwerden im Magen-Darm-Trakt und Hautreizungen. Vermeiden Sie auch den Kontakt mit Ihren Augen.

Schwangere und stillende Frauen sollten ebenfalls auf die Verwendung von Pfefferminzöl verzichten, da es zu verfrühten Wehen führen könnte bzw. die Milchbildung hemmt.

Heilwirkungen:
anregend, antibakteriell, antimykotisch, antimikrobiell, antiseptisch, antiviral, aphrodisierend, appetitanregend und appetitzügelnd, aufmunternd, auswurffördernd, belebend, beruhigend, blähungstreibend, blutreinigend, desinfizierend, entkrampfend, entzündungshemmend, erfrischend, galletreibend, hemmt die Milchbildung, keimtötend, kräftigend, krampflösend, kühlend, erfrischend, reinigend, schleimlösend, schmerzstillend, stärkend, verdauungsfördernd.

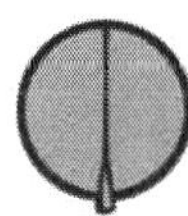

kreisförmig / rund

BRUNNENKRESSE, ECHTE (NASTURTIUM OFFICINALE)

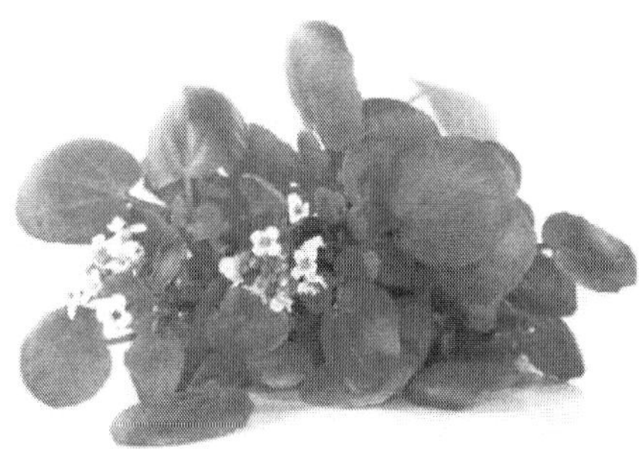

Die Echte Brunnenkresse ist auch bekannt als Bachsenf und in ganz Europa zuhause. Sie wächst häufig an Bächen, Flüssen, Gräben und Seen und kann eine Höhe von bis zu 70 cm erreichen. Da die Pflanze fast das ganze Jahr über gedeiht, gilt sie als wichtiger Vitaminspender.

Ihre dunkelgrünen, immergrünen Blätter sind fleischig, gefiedert, rund und saftig. Ihre Oberfläche ist glänzend. Die kleinen Blüten der Echten Brunnenkresse sind weiß und aus ihnen entwickeln sich kleine Schoten.

Die Blütezeit ist den ganzen Sommer über, allerdings werden die Blätter zunehmend härter und schärfer, daher sollte man bei einer späteren Ernte warten, bis die neuen Blätter austreiben. Auch wenn die Blätter ganzjährig geerntet werden können – das stärkste Aroma haben vor allem die kleineren Blätter, welche vor der Blüte geerntet werden. Nach der Blütezeit ist der Geschmack immer bitterer. Dieses Wildkraut wird normalerweise nur frisch angewendet, da seine Wirkstoffe durch das Trocknen weitestgehend verloren gehen können.

Der zentrale Stängel der Brunnenkresse ist hohl und kantig und kriecht über den Boden. Er bildet überall dünne, weitverzweigte Wurzeln.

Charakteristisch für die Echte Brunnenkresse ist der sehr scharfe Duft und der leicht bittere, scharfe Geschmack. Wenn Sie die Blätter zwischen den Fingern zerreiben, entfalten diese ebenfalls ihr typisches Aroma.

Die Erntezeit ist hauptsächlich im April und Mai, gesammelt werden kann jedoch das ganze Jahr über. Brunnenkresse sollten Sie nur mit Wasser bedeckt aufbewahren und dieses alle zwei Tage erneuern.

Verwendet werden können die Blätter, Blüten, die frischen Stängel und Samen. Die Blüten sind essbar, ihr Geschmack ist jedoch etwas gewöhnungsbedürftig. Die Blüten sollten Sie übrigens unmittelbar vor dem Erblühen ernten und dann auch gleich frisch verwenden oder trocknen, damit die Inhaltsstoffe erhalten bleiben. Die Samen der Brunnenkresse können Sie als Pfefferersatz verwenden. Bitte achten Sie darauf, dieses Wildkraut nicht täglich zu verwenden, da seine scharfen Wirkstoffe Ihre Schleimhäute reizen könnten.

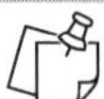

Verwechslungsgefahr:
Das Bittere Schaumkraut kann mit der Brunnenkresse verwechselt werden, was jedoch nicht gefährlich ist, da es ungiftig ist und über ähnliche Eigenschaften und Einsatzmöglichkeiten verfügt wie die Brunnenkresse. Unterscheiden lässt es sich durch seinen mit Mark gefüllten Stängel und dadurch, dass das Schaumkraut violette Staubbeutel besitzt.

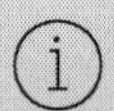

Achtung:
Die Inhaltsstoffe der Echten Brunnenkresse sind teilweise so scharf, dass sie die Schleimhäute reizen können. Daher sollte dieses Kraut möglichst nicht täglich, sondern maximal jeden 2. Tag verwendet werden.

Anwendungsbereiche: Asthma, Blasen- und Nierenbeschwerden (Entzündungen, Steine), Bronchitis, Diabetes, Epilepsie, Erkältungsbeschwerden, Fieber, Gallenblasenerkrankungen, Gelbsucht, Gicht, Halsentzündung, Harnwegserkrankungen, Hauterkrankungen (Akne, Ausschläge, Ekzeme), Husten, Juckreiz, Katarrh, Leber-, Magen- und Nierenleiden, Rheuma, Schilddrüsenerkrankungen (Kropf), Schnittverletzungen, Stoffwechselerkrankungen, Verdauungsstörungen, Vitamin-C-Mangel, Wundheilung (leichte Brandwunden), Wurmbefall, Zahnfleischentzündungen.

Anwendungsmöglichkeit: Kräutertee aus Brunnenkresse reinigt das Blut und reguliert die Leberfunktionen. Zudem wirkt er ausleitend (bei Gicht und Ödemen) und harntreibend und unterstützt die Auflösung von Blasen- und Nierensteinen. Einen frisch gepressten Saft sollten Sie trinken, wenn Sie unter Hautunreinheiten leiden. Wenn Sie Brunnenkresse zerdrücken und den Brei direkt auf (Schnitt-) Wunden legen, schützt er Sie vor Infektionen. Zudem kann sowohl der Brei als auch der Tee oder eine Brunnenkresse-Tinktur Alters-, Pigmentflecken und Sommersprossen verblassen lassen.

Ist Ihre Haut entzündet oder gerissen, hilft eine Abkochung. Hierfür geben Sie eine Handvoll Brunnenkresse in einen Topf mit 1 Liter kaltem Wasser und kochen das Ganze auf, bis die Brunnenkresse weich geworden ist. Lassen Sie die Flüssigkeit abkühlen, seihen Sie sie ab und bewahren Sie die Flüssigkeit in einer Braunglasflasche auf. Diesen Sud verwenden Sie dann zum Reinigen und Waschen betroffener Hautpartien.

Heilwirkungen: abführend, anregend, antibakteriell, aphrodisierend, appetitanregend, blutreinigend, blutzuckersenkend, entzündungshemmend, fördert das Gallensekret, harntreibend, krebsvorbeugend und -hemmend, schleimlösend, verdauungsfördernd, Zähne und Knochen härtend und verlangsamt möglicherweise den Alterungsprozess.

Kapuzinerkresse, Große (Tropaeolum majus)

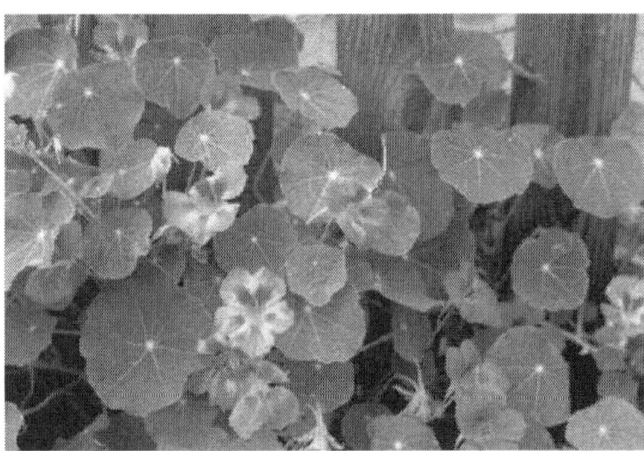

Die Große Kapuzinerkresse ist auch bekannt als Inkakresse oder Kapernblume, kommt ursprünglich aus Peru, kam im späten 17. Jahrhundert nach Europa und ist mittlerweile weltweit heimisch. Diese strahlende

Sommerblume kann auch als Staude wachsen. Kriechend erreicht sie eine Höhe von 30 cm und kletternd kann sie ausufernd ranken und auch bis zu fünf Meter hoch wachsen.

Die Kapuzinerkresse bevorzugt sonnige bis halbschattige Standorte und gedeiht am besten auf feuchtem, lockerem, nährstoffreichem Boden. Da sie schattenverträglich ist, wächst sie darüber hinaus auch an dunkleren Plätzen, wie z. B. unter Bäumen. Als Wildkraut ist sie auch auf Randflächen und in städtischen Brachen anzutreffen.

Die nahezu kreisrunden Blätter sind entweder gefiedert oder tief gelappt, gestielt, glatt, handförmig gespalten und schildförmig. Eine besondere Eigenschaft dieser Kresseblätter ist ihr schmutz- und wasserabweisender Lotus-Effekt. Die Laubblätter stehen in der Regel wechselständig und sind gestielt. Nebenblätter können vorhanden sein.

Die bis zu 5 cm großen Blüten leuchten von Gelb über Orange bis Rot und ihre Form ähnelt der von Trompeten. Sie stehen meistens einzeln in den Blattachsen und verfügen über fünf Kelchblätter. Drei dieser Fruchtblätter sind miteinander verwachsen und bilden einen Nektarsporn, dessen Form an die Kapuzen von Mönchskutten erinnert, daher auch der Name Kapuzinerkresse. Sie bildet Spaltfrüchte aus, welche in drei Nüsschen zerfallen. Die Blütezeit ist von Mai bis September.

Der dünne, runde Stängel ist dunkelgrün und entweder kriechend oder niederliegend. Kletternde Kressen verfügen über berührungsempfindliche Blattstiele, die sich winden.

Manche Arten der Kapuzinerkresse bilden Wurzelknollen.

Die Erntezeit ist von Juni bis Oktober. Während die Blätter und Blüten nach dem Blütenbeginn geerntet und möglichst auch gleich verbraucht werden, werden die Knospen grün gepflückt.

Typisch für die Kapuzinerkresse ist der intensiv würzige, scharfe Geschmack und der aromatische Geruch, der Schädlinge fernhalten soll.

Verwendet werden können die Blätter, die Blüten, die Knospen und die Samen.

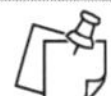

Verwechslungsgefahr:
nicht bekannt

Anwendungsbereiche: Antriebslosigkeit, Atemwegserkrankungen, Bronchitis, leichte Depressionen, Entzündung (Hals, Rachen, Mandeln, Nasennebenhöhlen), Erkältungsbeschwerden (Husten), leichte Erschöpfungszustände, grippale Infekte, Harnwegserkrankungen, Infektionen (Coli-Bakterien, Salmonellen, Staphylokokken), Immunschwäche, Muskelschmerzen, Nierenleiden, Pilze, Schuppen, Tuberkulose, Verstopfung, Viren, Wundheilung.

Anwendungsmöglichkeit: Hauptsächlich wird die Kapuzinerkresse zu heilenden Zwecken frisch verzehrt. Es genügen bereits 30 g frische Blätter und Blüten, die Sie roh essen können (bei getrockneten Pflanzenteilen verflüchtigen sich bedauerlicherweise die heilenden, ätherischen Öle). Sie helfen Ihnen zur

Blutreinigung sowie dabei, grippalen Infekten vorzubeugen und Ihr Immunsystem zu stärken. Allerdings sollten Sie die Einnahme von 40 g pro Tag nicht überschreiten.

Bei Bronchitis, Erkältungen oder Entzündungen der Nieren sollte ein Presssaft getrunken werden. Dazu mischen Sie 1 TL Presssaft mit 1 Glas Wasser. Maximal sollten Sie pro Tag nicht mehr als 100 ml Presssaft zu sich nehmen.

Ein Tee aus diesem Kraut hilft ebenfalls bei Erkältungsbeschwerden. Hierfür zerreiben Sie einige Blätter und geben ca. 2 TL auf 0,5 Liter lauwarmes Wasser. Die Ziehzeit beträgt 10 Minuten.

Das Öl der Kapuzinerkresse blockiert das Wachstum von Bakterien und verschiedenen Pilzen.

Eine Tinktur hilft bei Entzündungen (Mund und Rachen), Erkältung und Husten. Die Tinktur sollte hier mit Wasser verdünnt gegurgelt werden. Die **Kapuzinerkresse-Tinktur** können Sie wie folgt herstellen:

100 g Kapuzinerkresse-Blätter mit ¼ Liter Alkohol (mind. 50 %) in einem Schraubglas ansetzen, im Dunkeln für 10 Tage ziehen lassen und täglich schütteln. Danach absieben und in eine kleine Flasche mit Tropfverschluss abfüllen. Erwachsene können bis zu 30 Tropfen täglich einnehmen. Für Kinder ist die Tinktur nicht geeignet.

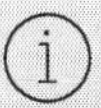

Achtung:
In großen Mengen kann der Verzehr von Kapuzinerkresse Probleme im Magen-Darm-Trakt verursachen.

Heilwirkungen: anregend, antibiotisch, antimykotisch, antiviral, auswurffördernd, blutreinigend, desinfizierend, entwässernd, entzündungshemmend, harntreibend, immunstärkend, menstruationsfördernd, pilztötend, schleimlösend, wundheilend.

Wildkohl, Helgoländer (Brassica oleracea)

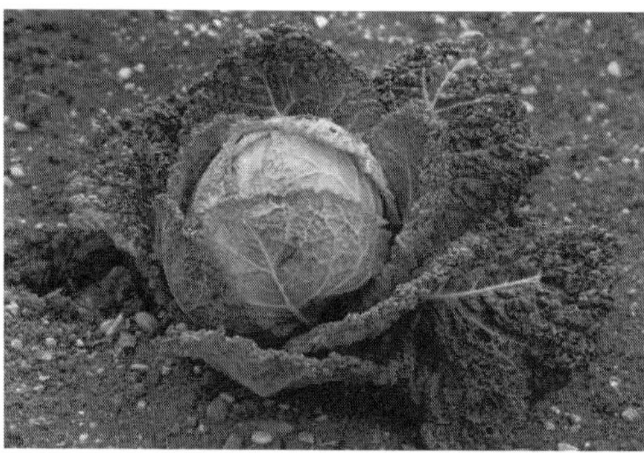

Dieser Wildkohl ist besonders an den europäischen Küsten und auf Helgoland weit verbreitet. Er gilt als Vorfahre des uns heute bekannten Kohls und weiterer ähnlicher Gemüsepflanzen wie Blumenkohl, Brokkoli, Weißkohl und Wirsing.

In seinem ersten Jahr bildet der Wildkohl einen kurzen, kräftigen Stamm, auf dem eine Blattrosette wächst. Der Stamm verholzt dann nach einer gewissen Zeit.

Die Blätter sind von einer wachsartigen Schicht dünn überzogen. Ihr Rand ist glatt und leicht bis kräftig gewellt. Die Farbe der Blätter ist, je nach Standort, unterschiedlich. Wächst der Kohl auf feuchtem Boden, sind die Blätter hell bis kräftig grün. Auf einem trockenen Boden färben sich die Blätter teilweise lila. Zum Winter hin verlangsamt sich das Wachstum der Blätter und sie bekommen eine festere Konsistenz. Sie sind meistens kahl und in Blattstiel und Blattspreite gegliedert. Die Spreite sind in der Regel fiederspaltig, manche jedoch auch ungeteilt. Die oberen Blätter am Stängel sind an der Basis abgerundet.

Im zweiten Frühjahr wachsen dann die ersten jungen, zarten Blätter und ab Mai beginnt ein mächtiger, stark verzweigter Blütenstand, emporzuwachsen, der teilweise über einen Meter hochragen kann. Die feingliedrigen, zahlreichen Kohlblüten haben länglich abgerundete Kronblätter und strahlen in einem satten Gelb. Nach der Samenreife stirbt ein Teil der Pflanze ab, treibt jedoch im unteren Bereich erneut aus.

Der Stängel des Wildkohls ist aufrecht, abstehend sparrig und unverzweigt. An ihm sind die Laubblätter wechselständig angeordnet. Er hat kräftige, tiefreichende verzweigte Wurzeln.

Die Blütezeit ist von Mai bis Juli. Sobald ab August genügend Blätter vorhanden sind, können diese zum Verzehr geerntet werden. Sollten Sie die Pflanze wachsen lassen wollen, müssen Sie ihr Herz stehen lassen.

Die Pflanze hat einen typischen kohlartigen Geruch und Geschmack.

Verwendet werden können die Blätter, die jungen Blütenknospen und Samenschoten sowie der Strunk, wenn er nicht verholzt ist.

Verwechslungsgefahr:
keine bekannt

Anwendungsbereiche: Abschürfungen, Blutarmut (Anämie), Blutkreislauf, Blutungen, Eisenmangel, Entzündungen (Schleimhäute), Hauterkrankungen (Reizungen, Rötungen), Insektenstiche, Juckreiz, Krebs, Magen-Darm-Beschwerden (Geschwüre), Reizdarm, Skorbut, Verdauungsprobleme (Verstopfung), Vitamin-C-Mangel, Wundheilung.

Anwendungsmöglichkeit: Die jungen, frischen Wildkohlblätter werden entweder roh als Salat verzehrt oder Sie können sie für 15–20 Minuten schmoren oder schonend dampfgaren. Die Blattstiele können Sie wie Spargel verwenden und die Blütenknospen wie Brokkoli. Außer Salz und Pfeffer passen Currypulver und Koriander als Gewürz.

Die Inhaltsstoffe des Kohls unterstützen die Entschlackung des Körpers, sie weichen das Verdaute auf und helfen so bei Verstopfung. Die antiseptische Wirkung begünstigt die Reparatur der Schleimhäute im Magen und im Darm.

Bei Hauterkrankungen werden die Blätter zerquetscht und auf die betroffenen Körperpartien gelegt.

Heilwirkungen: antiseptisch, blutstillend, entschlackend, entzündungshemmend, erfrischend, juckreizstillend, krebshemmend, reinigend, reparierend, stuhlgangfördernd, weichmachend, wundheilend.

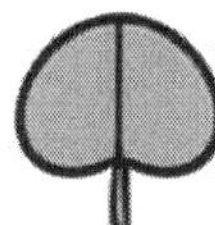

nierenförmig

Frauenmantel (Alchemilla xanthochlora)

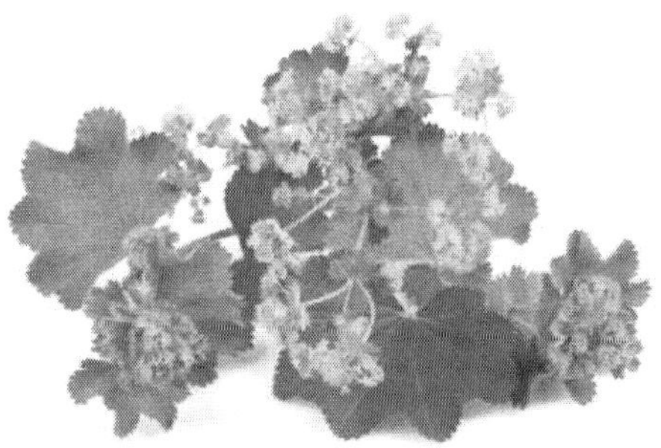

Der Frauenmantel gehört zu den Rosengewächsen und bevorzugt nährstoffreiche Böden, feuchte Wiesen und lichte Wälder. Ist der Standort optimal, bildet er oftmals einen ganzen Teppich. Jede dieser zarten Pflanzen entwickelt mehrere Stängel, aus denen Blätter erwachsen. Diese sind gelappt, trichter- und nierenförmig oder auch rundlich. Sie weisen 7 bis 11 Lappen auf und ihre Ränder sind gezähnt. Sie erinnern an ein Sägeblatt.

Aus einigen Blättern entspringen Stängel, an welchen ab Mai kleine, zartgelbe Blüten in Form von Trugdolden wachsen. Der Geschmack ist mild und erinnert an Kohlrabi.

Die Blütezeit ist von Mai bis August. Die Ernte der Blätter kann sogar schon einen Monat früher, im April, beginnen. Ein charakteristisches Merkmal für den Frauenmantel: Die Blätter sind derart beschaffen, dass sich der Morgentau dort gern niederlässt.

Verwendet werden die Blätter und Blüten.

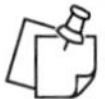

Verwechslungsgefahr:
Der Silbermantel, auch als Alpen-Frauenmantel bekannt, ähnelt dieser Pflanze. Er ist nicht giftig, sondern hat ebenfalls seinen medizinischen Nutzen.

Anwendungsbereiche: Appetitlosigkeit, Arterienverkalkung, Asthma, Blutarmut, Blutungen (Periode, Zahnfleisch), Diabetes, Ekzeme, Entzündungen (Bindehaut, Eierstöcke, Hals, Rachen), Erkältung, Fieber, Frauenleiden (Menstruationsbeschwerden, Prämenstruelles Syndrom (PMS), Unterleibsschmerzen, Wechseljahresbeschwerden, Weißfluss), Hauterkrankungen (Akne, Furunkel, Geschwüre), Gicht, Halsschmerzen, Herzschwäche, Infektionen (vaginal), Insektenstiche, Leberleiden, Kopfschmerzen, Magen-Darm-Beschwerden, Nachtschweiß, Nierenschwäche, Ödeme, Rheuma, Schilddrüse, Schlafstörungen, Schnupfen, Schwellungen, trockene Haut, Verdauungsprobleme (Blähungen, Durchfall), Wundheilung (Eiterungen).

Anwendungsmöglichkeit: Besonders bei den sogenannten Frauenleiden findet der Frauenmanteltee innerliche wie äußerliche Anwendung. So kann er auch für Auflagen (z. B. bei Schnittwunden) Sitzbäder oder Waschungen (bei Hautbeschwerden) verwendet werden.

Ein Absud hilft als Gurgelmittel bei Halsschmerzen, Geschwüren im Mund, Scheidenspülungen und gegen Zahnfleischbluten.

Eine Tinktur können Sie zur Behandlung bei Menstruationsbeschwerden (Regelschmerzen, unregelmäßige Blutungen, Wechseljahresbeschwerden) nutzen.

Wenn Sie Frauenmantel als Zusatz in Ihr Badewasser geben, so kann es die Muskulatur stärken, auch bei Kleinkindern (ab 3 Jahren).

Heilwirkungen: adstringierend, antioxidativ, ausgleichend, beruhigend, blutbildend, blutreinigend, blutstillend, geburtserleichternd, geburtsfördernd, harntreibend, krampflösend, Muttermilch fördernd, regulierend, reinigend (Uterus), tonisierend (stärkend), verdauungsfördernd, wundheilend.

Achtung:
Verwenden Sie Frauenmantel nicht während der Schwangerschaft, da es eine wehenfördernde Wirkung besitzt.

WIESENKLEE, ROTER (TRIFOLIUM PRATENSE)

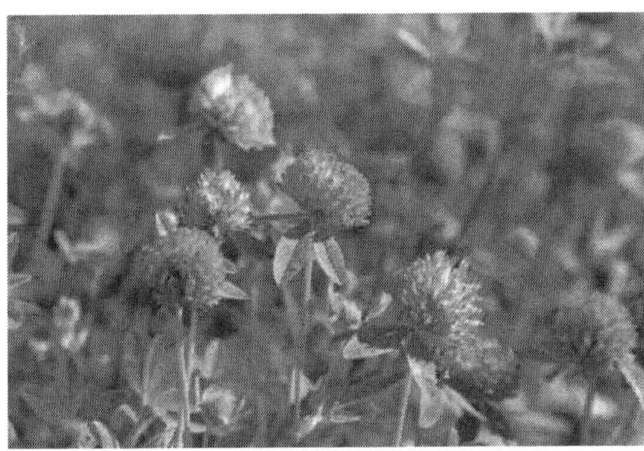

Der Rote Wiesenklee ist auch als Rotklee oder Honigklee bekannt und sowohl in Europa als auch in Asien heimisch. Er gehört zu den Hülsenfrüchtlern und erlangt in der Regel eine Höhe von bis zu 30 cm.

Der Rotklee bevorzugt halbschattige bis sonnige Standorte und einen durchlässigen, mäßig feuchten, nährstoffreichen Boden. Zu finden ist er vor allem auf Wiesen, in Waldlichtungen und an Feld- und Wegrändern. Er ist sowohl für Nutzvieh als auch für Bienen, Hummeln und Schmetterlinge eine wichtige Nahrungsquelle.

Die Blätter sind herz- oder nierenförmig, fein behaart, haben einen eher glatten Blattrand und sind hauptsächlich in Dreiergruppen angeordnet. In der Mitte der Laubblätter befinden sich oftmals helle Flecke oder Maserungen.

Die rosa- oder violettfarbenen, runden Blütenköpfe besitzen zahlreiche, längliche Einzelblüten sowie fünf miteinander verwachsene Kelchblätter und sitzen endständig auf den Stielen. Aus den Blüten erwachsen bräunliche Hülsenfrüchte. Die Blütezeit ist von April bis Oktober.

Der leicht kantige Stängel ist behaart und zeitweise rötlich gefärbt.

Der Wiesenklee ist ein Tiefwurzler und bildet bis zu 2 Meter lange Pfahlwurzeln aus.

Die Erntezeit ist von Mai bis September.

Das Besondere dieser Pflanze ist, dass in Ausnahmefällen auch vierblättriger Klee gefunden werden kann, dieser gilt als Glückssymbol.

Verwendet werden können die Blätter, die Blüten und Keimlinge.

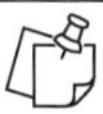

Verwechslungsgefahr:
Diese besteht lediglich mit dem Weißen Klee (Trifolium repens), der jedoch ähnlich wie der Rotklee verwendet werden kann.

Anwendungsbereiche: Appetitlosigkeit, Augenleiden, Blutreinigung, Bronchitis, erhöhter Cholesterinspiegel, depressive Verstimmungen, Entzündungen (Brust, Darm, Magen- und Mundschleimhäute, Zahnfleisch), Erkältungsbeschwerden (Halsschmerzen, Husten), Frauenleiden (Hitzewallungen, Hormonschwankungen, Klimakterium, Krämpfe, Lymphomerkrankungen, Menopause, Menstruationsbeschwerden, Östrogenmangel, Scheidentrockenheit, Weißfluss), Gereiztheit, Gicht, Herz- und Kreislauferkrankungen (vorsorglich), Insektenstiche, Juckreiz, Krebs (Brust, Eierstöcke, Gebärmutter, Prostata), Leberbeschwerden (Schwäche), Magen-Darm-Beschwerden (Schmerzen), Osteoporose (Knochenschwund), Prostatabeschwerden, Rheuma, Schlafstörungen, Verdauungsstörungen (Durchfall, Verstopfung), Wechseljahresbeschwerden, Wundheilung, Wurmbefall, Zahnfleischbluten.

Anwendungsmöglichkeit: Rotklee wird in Form von Tee, Bädern, Ölauszügen und Tinkturen angewendet. Innerlich dient er der Blutreinigung und hilft vor allem bei Frauenleiden, Darmleiden, Erkältungsbeschwerden und zur Vorsorge gegen Herz- und Kreislauferkrankungen. Für den Tee nehmen Sie 2 TL getrocknete oder 2 EL frische Blüten und übergießen diese mit 250 ml kochendem Wasser. Die Ziehzeit beträgt 10 Minuten.

Bei Gelenkbeschwerden, Hautproblemen und Rheuma hilft eine Rotklee-Tinktur sowohl innerlich als auch äußerlich.

Äußerlich können Sie den Tee für Umschläge zur Wundbehandlung verwenden oder bei Zahnfleischentzündungen damit gurgeln. Ein Aufguss aus frischen Blüten und Blättern dient für Sitzbäder. Im Übrigen ist Rotklee eine kostbare Eiweißquelle.

Heilwirkungen: antioxidativ, antikarzinogen (krebsmindernd), appetitfördernd, aufmunternd, ausgleichend, blutfettsenkend, blutreinigend, cholesterinsenkend, cytostatisch (hemmt das Zellwachstum), entzündungshemmend, erweichend, harntreibend, Hautkrebs vorbeugend, hautpflegend, hormonspiegelausgleichend, juckreizstillend, krampflösend, regelt den Menstruationszyklus, milchbildend, östrogenartig, stärkend, stimulierend, wundheilend, zellschützend.

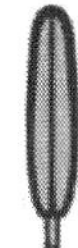

linealisch

Kamille, Echte (Matricaria chamomilla)

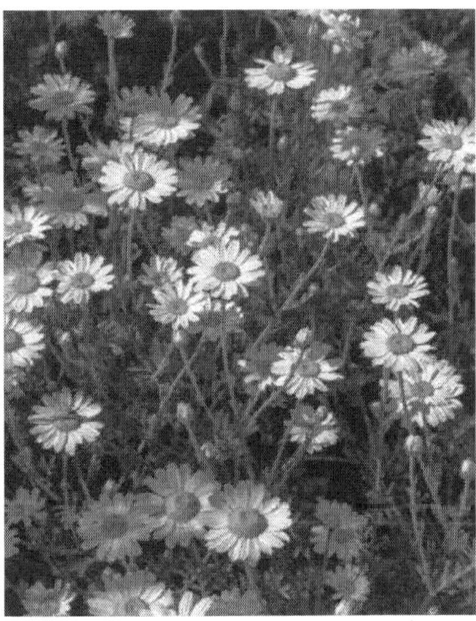

Die Kamille kommt ursprünglich aus Ost- und Südeuropa und ist mittlerweile in ganz Europa zu Hause. Das wichtigste Anbaugebiet ist Frankreich. Das Kraut gehört zu der Familie der Korbblütler und kann eine Höhe von bis zu 50 cm erreichen.

Kamille liebt die Nähe von Getreide, wächst auf Äckern und Ödland und bevorzugt nährstoffreichen Lehm- oder Tonboden.

Die grüngelben Blätter stehen sich wechselseitig gegenüber, sind zwei- bis dreifach gefiedert und verästelt. Ihre Zipfel sind schmal linealisch und haben eine Stachelspitze.

Die goldgelben Blüten sind fünfzähnige Röhrenblüten, an denen weiße Zungenblüten sitzen. Der Boden der Blüte ist stark nach oben gewölbt. Bis zu 30 längliche Hüllblätter stehen einreihig und haben einen hellen Rand. Die Blütezeit ist in warmen Gebieten bereits ab Mai, ansonsten von Juni bis September.

Die aufrechten, runden Stängel sind kahl und stark verzweigt.

Die verhältnismäßig dünnen Wurzeln sind gelblich bis bräunlich gefärbt.

Die Erntezeit ist von Mai bis Juli. Das Sammeln sollte etwa drei bis fünf Tage nach der vollständigen Öffnung der Blüte und möglichst bei Sonnenschein erfolgen. Auf diese Weise stellen Sie sicher, dass die Kamille den höchsten Anteil an ätherischen Ölen in sich trägt. Auffallend ist der prägnante, unverwechselbare Duft, über den alle Pflanzenteile verfügen.

Verwendet werden können die Blüten und das Kraut.

Verwechslungsgefahr:
Tatsächlich gibt es einige Kamille-Arten, wie die Hundskamille *(ANTHEMIS)*, die giftig sind und mit der Echten Kamille verwechselt werden könnten. Zu erkennen ist die Echte Kamille an dem stark gewölbten, hohlen Blütenboden. Zudem hat nur sie den ausgeprägten Kamillengeruch in allen Pflanzenteilen, Sie müssen lediglich daran reiben. Weniger spektakulär ist eine Verwechslung mit dem Gänseblümchen, nur ist dieses im Wuchs deutlich kleiner.

Anwendungsbereiche: Allergien, Asthma, Bauchschmerzen, Blasenbeschwerden, Entzündungen (Mundschleimhaut, Nebenhöhlen), Erkältungsbeschwerden (Husten), Fieber, Geschwüre, Gicht, Grippe, Gürtelrose, Hämorrhoiden (Afterjucken), Halsschmerzen, Hauterkrankungen (Ekzeme, Furunkel), Hexenschuss, Ischias, Juckreiz, Kopfschmerzen, Lymphknoten-Schwellungen, Magen-Darm-Beschwerden, Nervenschmerzen, Nervosität, Neuralgien, Nierenschwäche, Reizdarm, Reizmagen, Rheuma, Schlaflosigkeit, Schnupfen, Sodbrennen, Stress, Unterleibsbeschwerden, Verdauungsbeschwerden (Blähungen, Durchfall), Verkrampfungen, Verstopfung, Weißfluss, Wundheilung, Zahnfleischentzündung.

Anwendungsmöglichkeit: Kamille wird in der Regel als Heiltee aufgesetzt und entweder getrunken oder als Gurgelwasser oder Sitzbad verwendet. Sie können Kamille jedoch auch als Absud oder als Tinktur mit einem sauberen Tuch oder Wattebausch auf die betroffenen Hautpartien auftragen bzw. diese einreiben. Bei grippalen Infekten, Hautunreinheiten und verschlossenen Nebenhöhlen können Sie Kamille auch inhalieren. Hierfür erhitzen Sie die frische Kamille (oder Teebeutel) in einem großen Topf und stellen diesen auf einer hitzebeständigen Unterlage auf den Tisch. Nun setzen Sie sich davor, beugen sich darüber und legen ein großes Handtuch über Ihren Kopf und das Gefäß, sodass kein Dampf entweichen kann. Inhalieren Sie nun den heilsamen Dampf für ca. 10–15 Minuten. Danach trocknen Sie Ihren Kopf bitte gründlich wieder ab.

Durch ihre Inhaltsstoffe kann Kamille auch besonders bei entzündlichen Prozessen eingesetzt werden. Des Weiteren kann sie den Blutzuckerspiegel regulieren und den Glycinspiegel erhöhen, was sich beruhigend auf Ihre Muskeln und Nerven auswirkt.

Heilwirkungen: antibakteriell, austrocknend, beruhigend, blutreinigend, blähungswidrig, entzündungshemmend, harntreibend, krampflösend, menstruationsfördernd, muttermilchfördernd, schmerzlindernd, schweißtreibend, tonisierend, wundheilend.

Achtung:
Bitte geben Sie Kamille niemals in die Augen, da ihre kleinen Härchen diese stark reizen könnten. Die Härchen sind dermaßen fein, dass auch ein vorheriges Abseihen hier nicht helfen kann.

pfeilförmig

SAUERAMPFER, WIESEN- (RUMEX ACETOSA)

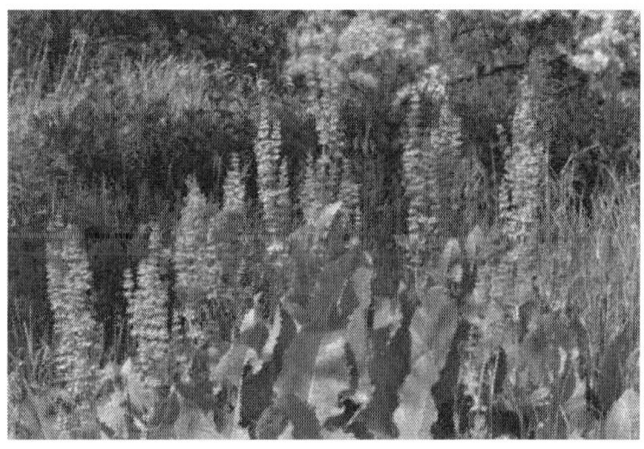

Der Wiesen-Sauerampfer ist auch bekannt als „Sauerlump", gehört zu der Familie der Knöterichgewächse und wächst bis zu einer Höhe von einem Meter heran. In Mittel- und Westeuropa ist dieses Wildkraut weit verbreitet, es bevorzugt einen sonnigen bis halbschattigen Standort und einen leicht feuchten, humosen, nährstoffreichen Boden. Er ist vorwiegend an Wegränder, auf Wiesen und an Uferböschungen zu finden und kann eine Wuchshöhe von bis zu einem Meter erreichen.

Seine rot-grünen Blätter sind gestielt, glatt und pfeilförmig. Die rötliche Farbe variiert, je nachdem, wie viel Oxalsäure in den Blättern enthalten ist. Auffällig ist die markante Blattaderung, die an Fischgräten erinnern kann.

Zu Beginn wächst der Sauerampfer in Form einer Rosette heran und trägt dicke, längliche Blätter. Erst später befinden sich die spitz nach oben zulaufenden Blätter dann an den nahezu vierkantigen Stängeln. Er hat einen braunen oder auch bräunlich-schwarzen Wurzelstock und verfügt über ein Rhizom. Dieses ist direkt an der Sprossachse angeschlossen und wirkt als eine Art Überdauerungsorgan.

Die Blütezeit ist zwischen Mai und September. Dann bildet der Sauerampfer kleine, unscheinbare, rötliche Blüten aus, die an einer Rispe heranwachsen. Später bilden sich dort kleine, schwarz-braune Nussfrüchte, die mit kleinen Flügeln besetzt sind.

Geerntet werden kann von Mai bis August. Hier sind die großen Blätter vorzuziehen, da diese ihren typisch säuerlichen Geschmack dann besonders entfaltet haben.

Verwendet werden können die Blätter, Blüten, Samen und Wurzeln. Allerdings sollten Menschen mit Nierenleiden oder Rheuma das Wildkraut nicht verzehren.

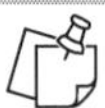

Verwechslungsgefahr:
Durch die ähnlich gefärbten und geformten Blätter kann der giftige Aronstab mit dem Sauerampfer verwechselt werden. Der Unterschied ist an den verschiedenen Blütenständen zu erkennen, denn die Blüten des Aronstabs wachsen eher in Bodennähe, die des Sauerampfers ragen dagegen in die Höhe.

Anwendungsbereiche: Appetitlosigkeit, Arteriosklerose (Arterienverkalkung), Atemwegserkrankungen, Blutarmut, Blutkreislauf (niedriger oder hoher Blutdruck), Erkältungsbeschwerden (Husten), Fieber, Frauenbeschwerden, Frühjahrsmüdigkeit, Gelbsucht, Geschwüre, Hauterkrankungen (Akne, Ausschläge, eitrige Beulen, Furunkel, Pickel, Schwellungen, Sonnenbrand, Unreinheiten), Herzbeschwerden (Herz-Kreislauf-System, Infarkt, Schlaganfall), Immunsystem, Insektenstiche, Juckreiz, Krebs, Knochen, Kreislaufbeschwerden, Leber- und Nierenleiden, Magen-Darm-Beschwerden, Schmerzen (Ohren, Zahn), Sehschwäche, Skorbut, Unterleibsbeschwerden (Krämpfe, Schmerzen), Verdauungsstörungen (Bauchkrämpfe, Blähungen, Durchfall, Verstopfung), leichte Vergiftungen, Vitamin-C-Mangel, Wundheilung, Wurmbefall (Eingeweide).

Anwendungsmöglichkeit: Sowohl die frischen Blätter als auch die getrockneten Samen können für die Zubereitung von Sauerampfertee verwendet werden. Dieser Tee dient der Blutreinigung, lindert Hautbeschwerden, fördert die Verdauung und wirkt vitalisierend. Hierfür übergießen Sie 1 EL des frischen Krautes (oder 1 TL getr. Samen) mit 250 ml nicht mehr kochendem Wasser (max. 80 Grad). Die Ziehzeit beträgt ca. 7 Minuten. Diesen Tee können Sie auch für eine Frühjahrskur nutzen, die jedoch nicht länger als eine Woche durchgeführt werden sollte. Aber auch ungekocht wirkt Sauerampfer der Frühjahrsmüdigkeit entgegen, da er über einen hohen Vitamin-C-Gehalt verfügt und blutreinigend sowie entschlackend wirkt. Zudem stärkt Sauerampfer Ihr Immunsystem.

Sowohl ein Teeaufguss als auch frische Blätter oder Presssaft können bei Hautausschlägen, -reizungen oder -unreinheiten als Kompressen verwendet werden.

Eine Sauerampfer-Tinktur wirkt leicht abführend, entwässernd sowie schleimfördernd und unterstützt bei Erkältungsbeschwerden.

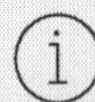

Achtung:
Sauerampfer sollten Sie nicht zu oft bzw. zu lange verwenden, da er reich an giftiger Oxalsäure ist. In kleineren Mengen ist der Verzehr allerdings harmlos. Beim Kochen von Sauerampfer sollten Sie weder Aluminium- noch Gusseisen-Geschirr verwenden, da dieses mit der Oxalsäure reagiert und dem Kraut einen metallischen Geschmack verleiht.

Heilwirkungen: abführend, adstringierend, antibakteriell, antioxidativ, appetitanregend, belebend, blutbildend, blutdruckregulierend, blutreinigend, durchblutungsfördernd, durststillend, entgiftend, entschlackend, entwässernd, entzündungshemmend, erfrischend, fiebersenkend, harntreibend, herz- und immunstärkend, knochenstärkend, schleimfördernd, verdauungsfördernd, verlangsamt das Altern, wassertreibend.

ZAUNWINDE, ECHTE (CALYSTEGIA SEPIUM)

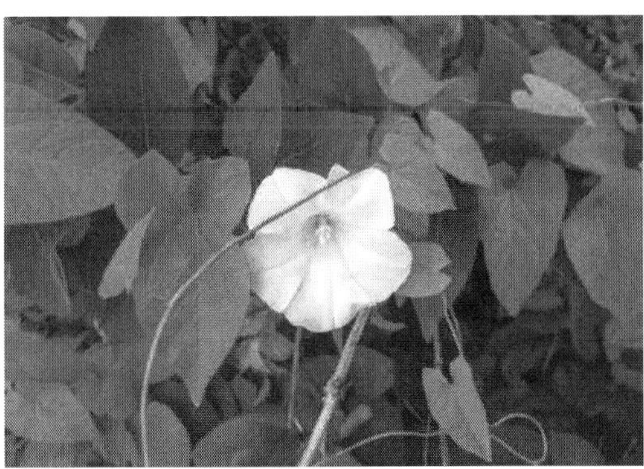

Die Echte Zaunwinde ist auch bekannt als Ufer-Zaunwinde und in der Regel in gemäßigten bis subtropischen Gebieten weltweit anzutreffen. Bei ihr handelt es sich um eine krautige, linkswindende Pflanze aus der Familie der Windengewächse, die sowohl am Boden entlangwachsen oder aber rankenartig, aufrecht hochwachsen kann und dann eine Länge oder Höhe von bis zu mehreren Metern erreicht.

Sie wächst in gemäßigten Zonen auf feuchtem, nährstoffreichem Boden und ist vor allem auf Äckern und Lichtungen, bei Gebüschen, an Ufern, Wald- und Wegrändern oder Zäunen zu finden.

Die grünen Blätter sind gestielt oder sitzend, pfeil- oder speerförmig und wachsen wechselständig am Stängel. In seltenen Fällen gleicht ihre Form auch Füßen.

Die großen, oft schneeweißen Blüten erinnern an Trichter und können bis zu sechs cm lang werden. Eher selten sind sie auch einmal blassgelb oder pink gefärbt. Sie öffnen sich bei trockenem Wetter und können auch in der Nacht blühen. Erst bei Feuchtigkeit schließen sie sich wieder. Die Blütenstände bestehen aus einzelnen, unbehaarten Blüten und sitzen in den Achseln der Laubblätter. Aus ihnen erwachsen später kugelförmige Kapselfrüchte, welche je vier Samen enthalten. Die Oberfläche der Samen ist entweder glatt oder fein warzig. Die Blütezeit ist von Juni bis September, maximal bis Oktober.

Die Triebe winden sich gern in die Höhe, wenn sie Halt finden, und nehmen anderen Pflanzen dadurch gelegentlich die Lebenskraft.

Die Zaunwinde bildet tief reichende Rhizome, die an der Basis mitunter verholzen können. Es steckt so viel Energie in ihnen, dass schon ein kleines Stück Wurzel ausreicht, um daraus erneut Triebe wachsen zu lassen.

Die Erntezeit der Blüten ist von Juni bis September, und zwar nur so lange, wie die Blüten geöffnet sind, während die Blätter den ganzen Sommer über gesammelt werden können.

Wurzeln sollten Sie im Frühjahr und im Herbst ausgraben.

Ein typisches Merkmal für die Echte Zaunwinde sind die fünf Kronblätter, die zu einem großen Trichter zusammenwachsen.

Verwendet werden können die Blätter, die Blüten und die Wurzeln.

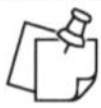

Verwechslungsgefahr:
Die ebenfalls essbare Ackerwinde ähnelt der Zaunwinde, ihre Blüten sind jedoch wesentlich kleiner und in der Regel zartrosa oder bläulich gefärbt.

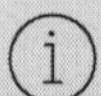

Achtung:
Die Echte Zaunwinde ist schwach giftig und kann bei Überempfindlichkeit Durchfall, Magenbeschwerden oder Übelkeit hervorrufen.

Anwendungsbereiche: Bauchschmerzen, offene Beine, Entzündungen (Füße), Fieber, Gallenschwäche, Geschwüre, Harnwegsleiden, Leberleiden, Magen-Darm-Erkrankungen, Menstruationsbeschwerden, Tumore, Verdauungsprobleme (Blähungen, Verstopfung), Wundheilung (Spinnenbisse).

Anwendungsmöglichkeit: Die Zaunwinde findet ihre Anwendung hauptsächlich in Form von Tinkturen und Umschlägen, in reduziertem Maße auch als Tee. Der Tee wird vor allem als Abführmittel genutzt sowie gegen Bauchschmerzen, Blähungen, Menstruationsbeschwerden und Verstopfung. Hierfür übergießen Sie wahlweise 1 EL frische oder getrocknete Blätter oder 1 TL Wurzelstücke mit 250 ml kochendem Wasser. Die Ziehzeit beträgt jeweils 10 Minuten.

Die Blütentinktur wird eingesetzt für Umschläge bei offenen Beinen, Entzündungen und Geschwüren.

Der Pflanzensaft mildert die Beschwerden bei Spinnenbissen sowie schlecht verheilenden Wunden.

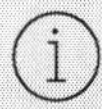

Achtung:
Alle Pflanzenteile sind leicht giftig, daher sollten diese nur in geringen Maßen eingenommen werden.

Heilwirkungen: abführend, antiangiogen, erweichend, fiebersenkend, gallenflussanregend, harntreibend, lindernd, schmerzlindernd, schweißtreibend, wundheilend.

Allgemeine Sicherheitshinweise

Obschon Sie bereits bei jedem erwähnten Wildkraut entsprechende Hinweise erhalten haben, wenn es beispielsweise darum ging, die genannte Pflanze nicht mit einem möglicherweise giftigen Doppelgänger zu verwechseln, gibt es beim Sammeln und Verzehren von Wildkräutern zusätzlich noch weitere Dinge, die nicht außer Acht gelassen werden sollten, um unerwünschte Nebenwirkungen zu vermeiden. Der folgende Abschnitt zeigt unter anderem auf, wie Sie potenzielle Fehler vermeiden, Risiken erkennen und wie Sie sich zudem vor giftigen Pflanzen schützen können.

Nachfolgend finden Sie die häufigsten Fehler, die beim Sammeln von heimischen Wildkräutern auftreten können:

- **Hände weg von unbekannten Wildkräutern – Safety first!** – Sie sollten nur Pflanzen ernten, verarbeiten und verzehren, die Sie mit Sicherheit bestimmen können. Beachten Sie hierzu bitte auch die Doppelgänger der im Vorfeld erwähnten Wildkräuter-Porträts. Nicht alle sind giftig oder ungenießbar, doch viele können unangenehme Nebenwirkungen hervorrufen. Am besten führen Sie diesen Ratgeber beim Sammeln mit sich oder installieren sich sicherheitshalber eine Pflanzenbestimmungs-App auf Ihrem Smartphone. Eine der derzeit meistgenutzten Apps können Sie bei Bedarf über den nachstehenden QR-Code schnell abrufen und installieren:

https://www.plantura.garden/app/

- **Meiden Sie schadstoffbelastete Standorte** – Sammeln Sie Wildkräuter nur an sauberen Plätzen, an denen sich keine stark befahrenen Straßen und auch keine Gassiwege für Hunde befinden. Auch mit Pestizid gedüngte Flächen wie Acker und Parks sollten Sie meiden.
- **Naturschutz geht vor** – Bitte begnügen Sie sich mit Wildkräutern, bei denen das Pflücken auf öffentlichen Flächen generell erlaubt ist. Lassen Sie bedrohte Wildkräuter stehen. Hier dürfen weder die ganzen Pflanzen noch Blätter oder Blüten entfernt werden. Welche Pflanzen zu den streng geschützten Arten gehören, finden Sie in dem Kapitel „Ökologische Aspekte des Sammelns von Wildkräutern". Ansonsten können Sie sich auch kurz vorher im Internet erkundigen, ob sich aufgrund der Kräuter- und Pflanzensaison die jeweiligen Gesetze geändert haben.
- **Sammeln Sie in Maßen** – Es ist keinem damit gedient, wenn Sie willkürlich gleich einen ganzen Korb voll mit einem Wildkraut ernten. Gehen Sie daher bitte achtsam mit der Natur um und verzichten Sie darauf, Unmengen zu sammeln. Nur so haben diese Wildkräuter eine Chance, dass sich ihre Bestände auch wieder erholen können. Begnügen Sie sich daher mit der Menge an Kräutern, die Sie auch tatsächlich selbst verzehren oder weiterverarbeiten können. In Deutschland gilt die „Handstraußregel" des Bundesnaturschutzgesetzes. Falls nicht unbedingt erforderlich, lassen Sie die Wurzeln beim Pflücken der Wildkräuter in der Erde, damit diese nachwachsen oder zumindest den Tieren als Nahrung dienen können.
- **Die richtige Lagerung ist das A und O** – Bereits während des Sammelns sollten Sie darauf achten, dass die Kräuter ausreichend Platz und Luft bekommen, um mögliche Druckstellen oder ein Schwitzen zu vermeiden. Ein Weidenkorb oder eine offene Papiertüte ist beispielsweise für einen luftdurchlässigen Transport sehr geeignet. Achten Sie bitte auch darauf, dass Sie die Kräuter mit einem scharfen Messer oder, besser noch, einer scharfen Schere abschneiden.
- **Wildkräuter über den Handel beziehen** – Sollte es Ihnen nicht möglich sein, die von Ihnen gewünschten Kräuter selbst zu sammeln, können Sie selbstverständlich auf einen Einkauf im Supermarkt oder im Online-Handel zurückgreifen, da diese mittlerweile eine Vielzahl an Wildkräutern anbieten. Achten Sie jedoch auf qualitativ hochwertige Ware und Bio-Qualität.
- **Schwangere und stillende Frauen** – Bitte sprechen Sie vor der Einnahme von Wildkräutern mit dem Arzt Ihres Vertrauens.

Um auf alle Eventualitäten vorbereitet zu sein, finden Sie hier zusätzlich einen QR-Code, den Sie mit einem Smartphone kurz einscannen und dann nutzen können.

ACHTUNG:
Bei Vergiftungserscheinungen sollten Sie sich sofort an einen Notarzt wenden, um lebensbedrohliche Situationen sofort fachkundig behandeln lassen zu können.
Giftnotrufzentralen in Deutschland:

https://www.dastelefonbuch.de/Notruf/Giftnotruf

Die Pflanzenallrounder: Heimische Kräuter im eigenen Garten

Nachdem Sie nun einiges über unterschiedliche Pflanzenporträts erfahren haben, dient Ihnen dieses Kapitel dazu, zu erfahren, wie Sie auf einfache Weise heilende Wildkräuter anbauen können. Hierbei wurde das Augenmerk vor allem darauf gerichtet, dass das Procedere leicht ist, die Pflanzen als anspruchslos, ausdauernd sowie pflegeleicht gelten und Sie diese Kräuter sowohl in der Küche als auch für den medizinischen Bereich anwenden können – ein richtiges „Safe Bet" (sichere Sache), also. Die einzelnen Informationen dazu finden Sie in dem jeweiligen Pflanzenporträt im vorangegangenen Kapitel.

So könnte Ihr Safe-Bet-Beet aussehen:

Barbarakraut (Winterkresse)

Aussaatzeit / Pflanzung: ab März bis in den Oktober direkt ins Freiland, ein Vorziehen im Haus ist möglich, aber nicht notwendig. Barbarakraut ist ein Lichtkeimer: Das Saatgut muss zum Keimen im Abstand von 15 cm auf der Erde liegen und wird dann leicht angedrückt. Gießen Sie die Saat nach dem Verteilen kräftig an, ohne dabei die Samen fortzuspülen.

Vermehrung: durch Samen

Standort: halbschattig bis sonnig (je sonniger der Platz, desto bitterer die Blätter)

Boden: ausreichend feucht, lehmig, nährstoffreich, stickstoffhaltig; am besten Anzuchterde in die obersten 10 cm einarbeiten

Pflege: Eventuell sollten Sie Jungpflanzen ausdünnen (entfernen), wenn diese zu eng im Beet stehen. Halten Sie die Erde während der Keimphase feucht. Die ausgewachsenen Pflanzen brauchen Sie dann später nur noch bei längerer Trockenheit gießen. Gedüngt werden sollte das Barbarakraut erst im 2. Jahr im Frühling. Hierfür empfiehlt sich ein organischer Langzeitdünger.

Zusatzinfos: zweijährig, winterhart. Sollten Sie das Kraut im Gewächshaus anbauen, können Sie das ganze Jahr über die verschiedenen Pflanzenteile ernten.

Beifuß, Einjähriger

Aussaatzeit / Pflanzung: Sie können entweder zeitig im Frühjahr (ab März) die Samen in Ihrem Wohnraum vorkultivieren und nach der Keimung (ca. 4 Wochen bzw. wenn der Keimling 5 cm hoch ist) im späteren Frühjahr auspflanzen oder ab April (nach dem Frost) die Saat direkt ins Beet setzen. Achten Sie darauf, die Pflanzen in einem Abstand von mindestens 50 cm zu setzen, da sie sehr hoch wachsen und Platz benötigen. Auch hier sind die Samen Lichtkeimer.

Vermehrung: durch Samen

Standort: vollsonnig bis halbschattig

Boden: durchlässig, nährstoffarm, trocken, warm

Pflege: Beifuß muss nur wenig gegossen werden. Sobald sich ein starkes Wurzelsystem gebildet hat, können Sie ganz auf das Gießen verzichten.

Zusatzinfos: Sollten Sie keine Selbstverbreitung des Krautes wünschen, ist es notwendig, die blühenden Zweige vor der Samenbildung zu schneiden.

Liebstöckel (Maggikraut)

Aussaatzeit / Pflanzung: im Frühling (ab Ende März) oder im Spätsommer im Frühbeet oder bereits ab Februar in einer Schale im Haus vorziehen. Im Beet dann im Abstand von je 50 cm einsetzen, da die Pflanze sehr ausladend ist. Evtl. begnügen Sie sich aber auch nur mit einer.

Vermehrung: durch Samen; allerdings können Sie das Kraut auch über Teilung vermehren, indem Sie von einer bestehenden Pflanze die Wurzeln teilen und einpflanzen

Standort: sonnig bis halbschattig, wobei sonnige Südlage bevorzugt wird

Boden: eher feucht, leicht kalkhaltig, nährstoffreich

Pflege: Liebstöckel sollte regelmäßig gegossen werden, damit die Erde immer mäßig feucht bleibt und die Wurzeln niemals austrocknen, Staunässe sollten Sie allerdings vermeiden. Düngen Sie das Kraut im Herbst mit Kompost oder einem organischen Langzeitdünger, damit es ausreichend Nährstoffe erhält. Da Liebstöckel stark in die Höhe wächst, sollten Sie ihn mit Stäben oder einem stabilen Gitter stützen.

Zusatzinfos: ausdauernd, sehr winterfest bis zu -15 Grad; das Laub wird am Ende der Vegetationsperiode welken, treibt dann aber im nächsten Frühjahr wieder aus.

Luzerne (Alfalfa)

Aussaatzeit / Pflanzung: ab März bis spätestens August direkt ins Freiland

Vermehrung: durch Samen, diese werden breit ausgeworfen (nicht in Reihen gesät) und dann eingeharkt – jedoch nicht tiefer als 1 cm. Im Anschluss wird der Boden festgetreten oder mit einer Gartenwalze bearbeitet und gut gewässert. Gegebenenfalls sollten Sie die Saatkörner die ersten Wochen zum Schutz vor hungrigen Vögeln abdecken.

Standort: sonnig, warm

Boden: kalkhaltig, mager, tiefgründig locker, trocken

Pflege: Zu Beginn sollten Sie für eine gleichmäßig feuchte Erde sorgen, bis die Samen aufgegangen sind.

Zusatzinfos: Luzerne verträgt keine Staunässe. Da sie ein Tiefwurzler ist, sollten Sie die Erde vor der Aussaat gut umgraben und etwas Kompost daruntermischen. Kommt es zu einem Neuaustrieb, sollten Sie diesen ebenfalls gut wässern, wenn die Temperatur über längerer Zeit zu trocken ist. Ansonsten sind die langen Wurzeln selbst in der Lage, die Pflanze gut mit Wasser zu versorgen.

Pfefferminze

Aussaatzeit / Pflanzung: ab März / April ins Frühbeet

Vermehrung: durch Samen (Lichtkeimer), diese nur flach mit Erde bedecken und feucht halten (Keimdauer 15–20 Tage) oder durch Wurzelteilung. Halten Sie zwischen den einzelnen Pflanzen einen Abstand von ca. 40 cm ein.

Standort: halbschattig bis sonnig (keine direkte Sonne!), windgeschützte Lage

Boden: feucht, leicht kalkhaltig, nährstoffreich – gedeiht besonders gut in Moorböden

Pflege: Minze kann zwar 2–3 Tage ohne Wasser auskommen, bevorzugt aber ein regelmäßiges Gießen, da sie recht durstig ist. Im ersten Jahr benötigt die Pflanze keinen Dünger, wenn der Boden mit Kompost versorgt ist. Die Folgejahre braucht sie jedoch zusätzlich Dünger, der bestenfalls kontinuierlich Nährstoffe abgibt.

Zusatzinfos: Um die Blattbildung anzuregen, sollten Sie die Blüten regelmäßig entfernen. Da die Wurzeln der Minze sich schnell ausbreiten, sollten Sie die Ausläufer im Herbst entweder ausstechen oder Ihr Beet mit Dachziegeln (20 cm tief) umranden.

Ringelblume

Aussaatzeit / Pflanzung: April bis Mai ins Freiland, die Keimung erfolgt meist nach den Eisheiligen

Vermehrung: durch Samen, diese werden ca. 2 cm mit Erde bedeckt und dann gut angegossen (Keimung meist schon nach einer Woche). Sollten die Keimlinge ca. 15 cm groß sein und zu dicht stehen, dünnen Sie sie am besten aus, damit die verbleibenden Pflanzen besser wachsen und viele Seitentriebe bilden können. Ein Abstand von 25 x 25 cm ist optimal.

Standort: vollsonnig bis halbschattig

Boden: tiefgründiger Lehmboden, etwas mit Sand vermischt

Pflege: regelmäßig jäten (Unkraut entfernen) und gießen, die Ringelblume verträgt jedoch keine Staunässe

Zusatzinfos: Wenn Sie die Blüten nach dem Verblühen abschneiden, können sich immer wieder neue Blüten bilden. Da diese Pflanze einjährig ist, sollten Sie sie jedes Jahr neu aussäen. Dafür lassen Sie im Spätsommer ein paar der verblühten Blütenstände stehen, damit sich die Samen bilden. Nachdem sich die Samen braun gefärbt haben, können Sie sie ernten und für das Folgejahr aufbewahren.

Thymian

Aussaatzeit / Pflanzung: von April bis Juni

Vermehrung: durch Samen direkt ins Freiland, jedoch die Jungpflanzen vor Frost schützen! Auch der Echte Thymian ist ein Lichtkeimer, sodass die Samen nur leicht in den Boden gedrückt werden sollten.

Standort: vollsonnig, Süd-Südwest-Seite im Garten oder in einer Kräuterspirale ganz oben

Boden: eher nährstoffarm, gut wasserdurchlässig

Pflege: An sehr heißen Tagen sollte die Pflanze gegossen werden, ansonsten hält Thymian längeren Trockenperioden stand und muss nicht oft gegossen werden. Eine zusätzliche Düngung ist im ersten Jahr nicht erforderlich, im Folgejahr ist dann am besten Kompost, organischer Kräuterdünger oder Pferdedung geeignet.

Zusatzinfos: Die mehrjährige Pflanze ist frosthart bzw. winterhart und muss im Winter nicht ins Haus geholt werden. Sie kann auch als duftender Rasenersatz genutzt werden und dabei noch unliebsame Schnecken fernhalten. Der untere Bereich verholzt nach einiger Zeit, treibt aber im Folgejahr wieder neu aus.

Heilwirkungen und medizinische Anwendungen

In den aufgelisteten Pflanzenporträts wurden Sie bereits umfassend über die möglichen Anwendungsbereiche, Einsatzmöglichkeiten und Heilwirkungen eines jeden Wildkrautes informiert. Damit Sie über eine schnelle Suchfunktion verfügen, wurde für Sie in diesem Kapitel eine alphabetische Tabelle zusammengestellt, die Ihnen die verbreitetsten Beschwerden aufzeigt und Beispiele anführt, mit welchen der Wildkräuter Sie Linderung oder bestenfalls Heilung erfahren können.

Medizinische Anwendungen von A–Z

Beschwerden / Krankheiten	Beispiele	Welche Wildkräuter eingesetzt werden können
Appetitlosigkeit	Übelkeit	Ackersenf, Acker-Skabiose, Alant, Bärlauch, Barbarakraut, Beifuß, Berberitze, Brennnessel, Dost, Ehrenpreis, Fenchel, Frauenmantel, Gänseblümchen, Galgant, Gundermann, Hirtentäschel, Isländisches Moos, Johanniskraut, Kletten-Labkraut, Kornblume, Liebstöckel, Löwenzahn, Melisse, Odermennig, Olivenkraut, Petersilie, Pfefferminze, Rosmarin, Sauerampfer, Schafgarbe, Spitzwegerich, Thymian, Wegwarte, Wermut, Wiesenklee, Ysop
Atemwegserkrankungen	Angina pectoris, Asthma, Atemnot, Bronchitis, COPD, Erkältung, grippale Infekte, Halsschmerzen, Heiserkeit, Husten, Katarrh, Keuchhusten, Kurzatmigkeit, Lungenentzündung, Mandelent-	Ackerschachtelhalm, Ackersenf, Acker-Skabiose, Alant, Arnika, Bärenklau, Bärlauch, Beinwell, Brunnenkresse, Dost, Ehrenpreis, Fenchel, Frauenmantel, Gänsefuß, Goldrute, Gundermann, Habichtskraut, Herzgespann, Hirtentäschel, Isländisches Moos, Johanniskraut, Kamille, Knoblauchsrauke, Königskerze, Liebstöckel, Löwenzahn, Melisse, Nachtkerze, Odermennig, Olivenkraut, Petersilie, Pfefferminze,

	zündung, Rachenkatarrh, Reizhusten, Verschleimungen	Ringelblume, Rosmarin, Sauerampfer, Schöllkraut, Spitzwegerich, Taubnessel, Thymian, Vogelmiere, Wermut, Wiesenklee, Wiesen-Schaumkraut, Ysop, Ziest
Augenbeschwerden	Augenentzündung, Bindehautentzündung, Sehschwäche, Grauer Star	Berberitze, Fenchel, Gundermann, Habichtskraut, Hirtentäschel, Kerbel, Kornblume, Luzerne, Melisse, Nachtkerze, Ringelblume, Sauerampfer, Schafgarbe, Schöllkraut, Spitzwegerich, Vogelmiere, Wegwarte, Wermut, Wiesenklee, Ysop
Bewegungsapparat	Bänder- oder Sehnenbeschwerden, Quetschungen, Verrenkungen, Verstauchungen	Ackerschachtelhalm, Beinwell, Vogelmiere
Blutarmut (Anämie)	Eisenmangel, fahle Haut, verminderte Leistungs- und Konzentrationsfähigkeit	Alant, Franzosenkraut, Johanniskraut, Odermennig, Vogelmiere, Wegwarte, Wermut, Wiesen-Schaumkraut, Wildkohl
Blutkreislauferkrankungen	Verstopfte Adern, Arterienverkalkung, Arteriosklerose (Ablagerungen), Blutergüsse, Blutgefäßerkrankungen, Blutgerinnsel, Durchblutungsstörungen, Krampfadern, Nasenbluten, offenes Bein, Venenentzündung	Ackerschachtelhalm, Arnika, Bärenklau, Bärlauch, Beifuß, Beinwell, Fenchel, Franzosenkraut, Frauenmantel, Hirtentäschel, Johanniskraut, Kerbel, Löwenzahn, Melisse, Nachtkerze, Petersilie, Portulak, Ringelblume, Rosmarin, Sauerampfer, Schafgarbe, Schöllkraut, Spitzwegerich, Taubnessel, Waldmeister, Wegwarte, Wermut, Wiesenklee, Wildkohl, Zaunwinde, Ziest
Diabetes	erhöhte Blutzuckerwerte, Zuckerkrankheit	Brennnessel, Brunnenkresse, Frauenmantel, Goldrute, Klette, Nachtkerze, Portulak, Schafgarbe, Wegwarte, Wiesen-Schaumkraut, Wilde Möhre

Entzündungen	Blase, Darmschleimhaut, Hals, Gastritis, Gelenke, Katarrh, Kehlkopf, Knochenhaut, Lunge, Mund- und Rachenraum, Nebenhöhlen, Ohren, Rippenfellentzündung, Schleimbeutel, Schleimhäute, Stimmbänder	Ackerschachtelhalm, Acker-Skabiose, Alant, Arnika, Bärenklau, Beifuß, Beinwell, Berberitze, Dost, Ehrenpreis, Fenchel, Frauenmantel, Gänsefuß, Galgant, Giersch, Gundermann, Habichtskraut, Isländisches Moos, Johanniskraut, Kamille, Kapuzinerkresse, Kletten-Labkraut, Kornblume, Liebstöckel, Mädesüß, Melisse, Nachtkerze, Odermennig, Olivenkraut, Petersilie, Pfefferminze, Portulak, Ringelblume, Rosmarin, Schafgarbe, Schöllkraut, Spitzwegerich, Taubnessel, Thymian, Vogelmiere, Wermut, Wiesenklee, Wildkohl, Ysop, Zaunwinde, Ziest
Erkältungsbeschwerden	Halsschmerzen, Heiserkeit, Husten, Krampfhusten, Reizhusten, Schnupfen, Verschleimungen	Ackerschachtelhalm, Acker-Skabiose, Alant, Arnika, Bärenklau, Bärlauch, Barbarakraut, Beifuß, Bertram, Brennnessel, Brunnenkresse, Fenchel, Frauenmantel, Gänseblümchen, Gundermann, Habichtskraut, Hirtentäschel, Isländisches Moos, Kamille, Kapuzinerkresse, Kerbel, Knoblauchsrauke, Königskerze, Kornblume, Liebstöckel, Löwenzahn, Mädesüß, Melisse, Nachtkerze, Odermennig, Pfefferminze, Portulak, Ringelblume, Sauerampfer, Schafgarbe, Schöllkraut, Spitzwegerich, Taubnessel, Thymian, Vogelmiere, Wiesenklee, Ysop, Ziest
Essstörungen	Adipositas (Übergewicht), Appetitlosigkeit, Fettsucht	Beifuß, Spitzwegerich
Fieber	erhöhte Temperatur, Malaria	Arnika, Berberitze, Brunnenkresse, Fenchel, Frauenmantel, Galgant, Hirtentäschel, Johanniskraut, Kamille, Kerbel, Königskerze, Korn-

		blume, Löwenzahn, Mädesüß, Petersilie, Portulak, Spitzwegerich, Taubnessel, Wermut, Zaunwinde
Frauenleiden	Bauchkrämpfe, Hitzewallungen, Hormonschwankungen, Klimakterium, Menstruationsbeschwerden, Menopause, Prämenstruales Syndrom (PMS), Reizbarkeit, Unterleibskrämpfe, Uterusschmerzen (Gebärmutter), Wechseljahresbeschwerden	Ackerschachtelhalm, Alant, Beifuß, Berberitze, Dost, Fenchel, Gänseblümchen, Gänsefuß, Galgant, Habichtskraut, Herzgespann, Hirtentäschel, Johanniskraut, Kamille, Klette, Königskerze, Kornblume, Liebstöckel, Löwenzahn, Luzerne, Melisse, Nachtkerze, Petersilie, Pfefferminze, Ringelblume, Rosmarin, Sauerampfer, Schafgarbe, Schöllkraut, Spitzwegerich, Taubnessel, Thymian, Waldmeister, Wermut, Wiesenklee, Wilde Möhre, Ysop, Zaunwinde, Ziest
Gallenerkrankungen	Gallensteine, Kolik	Alant, Bärenklau, Barbarakraut, Beifuß, Berberitze, Brunnenkresse, Dost, Gundermann, Kerbel, Klette, Kornblume, Löwenzahn, Melisse, Odermennig, Olivenkraut, Pfefferminze, Schafgarbe, Schöllkraut, Waldmeister, Wegwarte, Wermut, Wiesen-Schaumkraut, Wilde Möhre, Zaunwinde
Gelenkbeschwerden	Arthrose, Arthritis, Gicht, Rheuma	Ackerschachtelhalm, Ackersenf, Arnika, Bärlauch, Beinwell, Bertram, Brennnessel, Brunnenkresse, Ehrenpreis, Frauenmantel, Gänseblümchen, Gänsefuß, Giersch, Goldrute, Hirtentäschel, Johanniskraut, Kamille, Klette, Knoblauchsrauke, Kornblume, Liebstöckel, Löwenzahn, Luzerne, Mädesüß, Melisse, Nachtkerze, Odermennig, Petersilie, Pfefferminze, Ringelblume, Rosmarin, Schafgarbe, Schöllkraut, Spitzwegerich, Thymian, Vogel-

		miere, Wegwarte, Wermut, Wiesenklee, Wiesen-Schaumkraut, Ysop, Ziest
Geschlechtskrankheiten	Chlamydien, Genitalherpes, Genitalwarze, Gonorrhoe, Syphilis, Tripper	Klette, Pfefferminze
Geschwüre	Aphten (Mundgeschwüre), Magen	Acker-Skabiose, Alant, Arnika, Fenchel, Vogelmiere, Zaunwinde, Ziest
Grippale Infekte	tränende Augen, Halskratzen, Halsschmerzen, Heiserkeit, Husten, Kopfschmerzen, Müdigkeit, verstopfte Nase, Niesen, Schnupfen, Schwäche	Ackersenf, Alant, Bärenklau, Ehrenpreis, Fenchel, Galgant, Gundermann, Habichtskraut, Kamille, Kapuzinerkresse, Königskerze, Mädesüß, Melisse, Pfefferminze, Thymian, Vogelmiere, Ysop
Haarprobleme	Haarausfall, Schuppen	Acker-Skabiose, Klette, Olivenkraut, Rosmarin, Schafgarbe
Hämorrhoiden	Afterjucken	Ackerschachtelhalm, Beifuß, Ehrenpreis, Giersch, Hirtentäschel, Johanniskraut, Kamille, Königskerze, Löwenzahn, Luzerne, Portulak, Ringelblume, Rosmarin, Schafgarbe, Spitzwegerich, Taubnessel, Vogelmiere, Wegwarte
Harnwegserkrankungen	Blasenentzündung, schwache Blase, Grind (Schorf), Infektionen, Inkontinenz, Kolik, Nierenleiden, Nierenschwäche, Nierensteine, Reizblase	Ackerschachtelhalm, Acker-Skabiose, Alant, Barbarakraut, Brennnessel, Brunnenkresse, Fenchel, Gänseblümchen, Gänsefuß, Giersch, Goldrute, Gundermann, Hirtentäschel, Isländisches Moos, Johanniskraut, Kamille, Kapuzinerkresse, Klette, Kletten-Labkraut, Kornblume, Liebstöckel, Löwenzahn, Luzerne, Mädesüß, Nachtkerze, Odermennig, Olivenkraut, Petersilie, Spitzwegerich, Taubnessel, Thymian, Vogelmiere, Waldmeister, Zaunwinde

Hauterkrankungen	Akne, Bindegewebsschwäche, Cellulite, Ekzeme, Erfrierungen, Flechten, Frostbeulen, Furunkel, Gesichtsrose, Grind, Gürtelrose, Hühneraugen, Juckreiz, Krätze, Lippenherpes, Mitesser, Nesselsucht, Neurodermitis, Pickel, Quaddeln, Rötungen, Schnittwunden, Schürfwunden, Schuppenflechte, Schwielen, Sonnenbrand, Warzen, entzündete Wunden	Ackerschachtelhalm, Acker-Skabiose, Alant, Arnika, Bärenklau, Bärlauch, Barbarakraut, Beinwell, Berberitze, Bertram, Brennnessel, Brunnenkresse, Dost, Ehrenpreis, Fenchel, Frauenmantel, Gänseblümchen, Gänsefuß, Goldrute, Gundermann, Herzgespann, Hirtentäschel, Isländisches Moos, Johanniskraut, Kamille, Kerbel, Klette, Kletten-Labkraut, Knoblauchsrauke, Königskerze, Kornblume, Liebstöckel, Löwenzahn, Luzerne, Mädesüß, Melisse, Nachtkerze, Odermennig, Olivenkraut, Petersilie, Pfefferminze, Ringelblume, Rosmarin, Sauerampfer, Schafgarbe, Schöllkraut, Spitzwegerich, Taubnessel, Thymian, Vogelmiere, Waldmeister, Wegwarte, Wermut, Wiesen-Schaumkraut, Wilde Möhre, Wildkohl, Ysop
Herz-Kreislauf-Erkrankungen	Blutarmut, Bluthochdruck, Blutdruck zu niedrig, Herzschwäche, Ohnmacht, Kreislaufprobleme, Schwächeanfälle, Schwindelgefühl	Alant, Arnika, Bärlauch, Beifuß, Berberitze, Bertram, Brennnessel, Fenchel, Frauenmantel, Galgant, Giersch, Habichtskraut, Herzgespann, Hirtentäschel, Kerbel, Liebstöckel, Löwenzahn, Luzerne, Melisse, Pfefferminze, Ringelblume, Rosmarin, Sauerampfer, Schafgarbe, Thymian, Vogelmiere, Waldmeister, Wiesenklee, Ysop, Ziest
Immunsystem-Erkrankungen	Allergien, Immunschwäche, erhöhte Infektanfälligkeit, wiederkehrendes Fieber	Kamille, Barbarakraut, Galgant, Kapuzinerkresse, Königskerze, Löwenzahn, Nachtkerze, Sauerampfer, Schafgarbe, Schöllkraut, Spitzwegerich, Wermut, Wiesen-Schaumkraut
Infektionskrankheiten	Augen, Cholera, Coli-Bakterien, Fieber, Mandelent-	Acker-Skabiose, Alant, Beifuß, Berberitze, Franzosenkraut, Frauenmantel, Galgant, Gundermann, Hirtentäschel, Kapuzinerkresse, Klette,

	zündungen, Masern, Pest, Salmonellen, Schüttelfrost, Schwindsucht, Staphylokokken, Streptokokken, Typhus, Viren	Olivenkraut, Pfefferminze, Ringelblume, Vogelmiere, Wermut
Insektenstiche	Bienenstiche, Mückenstiche	Alant, Arnika, Beinwell, Spitzwegerich, Frauenmantel, Gänsefuß, Giersch, Goldrute, Johanniskraut, Knoblauchsrauke, Kornblume, Löwenzahn, Melisse, Olivenkraut, Petersilie, Ringelblume, Sauerampfer, Spitzwegerich, Taubnessel, Vogelmiere, Wiesenklee, Wildkohl, Ysop
Knochengerüst	Knochenbruch, Knochenschwund (Osteoporose)	Ackerschachtelhalm, Beinwell, Sauerampfer, Wiesenklee
Leberleiden	Funktionsstörung, Gelbsucht, Leberschwäche	Beifuß, Berberitze, Bertram, Brunnenkresse, Fenchel, Franzosenkraut, Frauenmantel, Gänseblümchen, Gundermann, Habichtskraut, Johanniskraut, Kerbel, Klette, Kornblume, Liebstöckel, Löwenzahn, Mädesüß, Nachtkerze, Odermennig, Petersilie, Pfefferminze, Ringelblume, Sauerampfer, Schafgarbe, Schöllkraut, Spitzwegerich, Thymian, Vogelmiere, Waldmeister, Wegwarte, Wermut, Wiesenklee, Wiesen-Schaumkraut, Zaunwinde
Lungenerkrankungen	COPD, Lungenentzündungen, Lungenschwäche, Tuberkulose (Schwindsucht)	Acker-Skabiose, Alant, Beinwell, Bertram, Dost, Gundermann, Hirtentäschel, Taubnessel, Kapuzinerkresse, Königskerze, Liebstöckel, Löwenzahn, Ringelblume, Spitzwegerich, Taubnessel, Thymian, Vogelmiere

Lymphsystemerkrankungen	Lymphknoten, Milz, Ödeme (Wassersucht), Schwellungen	Ackerschachtelhalm, Berberitze, Frauenmantel, Gänseblümchen, Goldrute, Habichtskraut, Herzgespann, Kamille, Kerbel, Kletten-Labkraut, Kornblume, Liebstöckel, Löwenzahn, Mädesüß, Odermennig, Petersilie, Schafgarbe, Schöllkraut, Spitzwegerich, Vogelmiere, Waldmeister, Wermut, Wiesen-Schaumkraut, Ysop
Magen-Darm-Beschwerden	Bauchspeicheldrüse (Pankreas), Brechreiz, Gastritis, Geschwüre, Magenkrämpfe, nervöser Magen, Morbus Crohn, Sodbrennen, Übelkeit, Völlegefühl	Acker-Skabiose, Alant, Arnika, Bärlauch, Barbarakraut, Beifuß, Beinwell, Berberitze, Bertram, Brennnessel, Brunnenkresse, Dost, Ehrenpreis, Fenchel, Franzosenkraut, Gänseblümchen, Gänsefuß, Galgant, Giersch, Goldrute, Gundermann, Herzgespann, Hirtentäschel, Isländisches Moos, Johanniskraut, Kamille, Klette, Kletten-Labkraut, Königskerze, Kornblume, Liebstöckel, Löwenzahn, Luzerne, Mädesüß, Melisse, Nachtkerze, Odermennig, Olivenkraut, Petersilie, Pfefferminze, Portulak, Ringelblume, Rosmarin, Sauerampfer, Schafgarbe, Schöllkraut, Spitzwegerich, Taubnessel, Thymian, Waldmeister, Wermut, Wiesenklee, Wilde Möhre, Wildkohl, Ysop, Zaunwinde, Ziest
Milzerkrankungen	Riss, Vergrößerung	Fenchel, Schöllkraut, Wegwarte, Wermut
Muskel-, Sehnen-, Bänderleiden	Krämpfe, Muskelkater, Schmerzen, Spasmus, Verkrampfungen, Wadenkrämpfe, Zerrungen	Alant, Arnika, Bärlauch, Beifuß, Beinwell, Ehrenpreis, Fenchel, Gänseblümchen, Galgant, Giersch, Habichtskraut, Hirtentäschel, Johanniskraut, Kamille, Liebstöckel, Löwenzahn, Luzerne, Mädesüß, Melisse, Nachtkerze, Pfefferminze, Ringelblume, Rosmarin, Schafgarbe,

		Schöllkraut, Spitzwegerich, Thymian, Waldmeister, Wermut, Wiesen-Schaumkraut, Ziest
Nervensystem	Alpträume, Epilepsie, Lähmungserscheinungen, Nervenleiden, Nervenschwäche, Nervosität, Schlafstörungen, nervöse Unruhe, Zuckungen	Beifuß, Bertram, Dost, Herzgespann, Isländisches Moos, Johanniskraut, Kamille, Königskerze, Knoblauchsrauke, Liebstöckel, Mädesüß, Melisse, Nachtkerze, Odermennig, Pfefferminze, Portulak, Spitzwegerich, Taubnessel, Thymian, Vogelmiere, Waldmeister, Wermut, Ysop, Ziest
Nesselsucht		Schöllkraut
Neurologische Erkrankungen	Ischias, Migräne, Multiple Sklerose (Autoimmunerkrankung)	Acker-Skabiose, Berberitze, Fenchel, Giersch, Mädesüß, Melisse, Nachtkerze, Schafgarbe
Neuralgien	Nervenschmerz	Arnika, Johanniskraut, Kamille, Melisse, Rosmarin, Schafgarbe, Schöllkraut, Ziest
Nieren- und Blasen-Beschwerden	Kolik, Nierenschwäche, Nierensteine	Ackerschachtelhalm, Brennnessel, Brunnenkresse, Fenchel, Frauenmantel, Gänseblümchen, Goldrute, Gundermann, Herzgespann, Isländisches Moos, Kamille, Kerbel, Kletten-Labkraut, Kornblume, Liebstöckel, Löwenzahn, Luzerne, Mädesüß, Odermennig, Petersilie, Sauerampfer, Schafgarbe, Spitzwegerich, Thymian, Vogelmiere, Waldmeister, Wilde Möhre
Ohrenbeschwerden	HNO, Ohrensausen, Tinnitus	Gundermann, Hirtentäschel, Kletten-Labkraut, Liebstöckel, Petersilie, Sauerampfer, Wermut, Ziest
Osteoporose	Knochenschwund	Wiesenklee
Parasitäre Erkrankungen	Krätze, Milben, Wurmbefall	Acker-Skabiose, Alant, Bärlauch, Gänsefuß, Knoblauchsrauke, Liebstöckel, Olivenkraut, Portulak, Sauerampfer, Schafgarbe, Schöllkraut, Thymian, Wermut, Wiesenklee,

		Wiesen-Schaumkraut, Wilde Möhre, Ysop
Pilzerkrankungen	Candida, Fußpilz, Mundfäule, Nagelpilz, Soor	Ehrenpreis, Kornblume, Luzerne, Melisse, Odermennig, Olivenkraut, Pfefferminze, Ringelblume, Spitzwegerich
Prostatabeschwerden	Schwellung	Goldrute, Taubnessel, Wiesenklee
Psychische Beschwerden	Abmagerung, Angstzustände, Antriebslosigkeit, Depressionen, Frühjahrsmüdigkeit, chronische Gedächtnisschwäche, Hyperaktivität, Hypochondrie, Konzentrationsschwäche, ständige Müdigkeit, Leistungsschwäche, Panikattacken, Schlafstörungen, Stimmungsschwankungen, Unruhe, Verwirrtheit	Ackersenf, Alant, Bärlauch, Barbarakraut, Berberitze, Bertram, Brennnessel, Fenchel, Franzosenkraut, Frauenmantel, Galgant, Herzgespann, Isländisches Moos, Johanniskraut, Kamille, Kapuzinerkresse, Kerbel, Kletten-Labkraut, Knoblauchsrauke, Kornblume, Liebstöckel, Löwenzahn, Luzerne, Melisse, Nachtkerze, Odermennig, Petersilie, Pfefferminze, Ringelblume, Rosmarin, Schöllkraut, Spitzwegerich, Thymian, Waldmeister, Wegwarte, Wermut, Wiesenklee, Wilde Möhre, Ysop, Ziest
Reise- / Seekrankheit	Schwindel, Übelkeit	Arnika, Wermut
Rückenbeschwerden	Hexenschuss, Ischias	Odermennig, Pfefferminze, Rosmarin,
Schilddrüse	Kropf, Überfunktion, Unterfunktion	Brunnenkresse, Frauenmantel, Herzgespann, Melisse, Petersilie,
Schmerzen	Bauch, Brust, Gelenke, Glieder, Herz, Hexenschuss, Kopf, Magen, Nacken, Narben, Nerven (Neu-	Ackersenf, Acker-Skabiose, Alant, Arnika, Bärlauch, Beifuß, Beinwell, Bertram, Dost, Fenchel, Frauenmantel, Gänseblümchen, Galgant, Gundermann, Hirtentäschel, Johanniskraut, Kamille, Kerbel, Knob-

	ralgie), Ohren, Seitenstechen, Spannungskopfschmerzen	lauchsrauke, Königskerze, Kornblume, Liebstöckel, Löwenzahn, Mädesüß, Melisse, Nachtkerze, Olivenkraut, Petersilie, Pfefferminze, Portulak, Ringelblume, Rosmarin, Sauerampfer, Schafgarbe, Schöllkraut, Thymian, Vogelmiere, Waldmeister, Wegwarte, Wermut, Wiesen-Schaumkraut, Zaunwinde, Ziest
Stimmungsschwankungen	Depressionen, Unlust	Johanniskraut
Stoffwechselerkrankungen	Adipositas (Übergewicht), hohe Cholesterinwerte, Gicht, Schilddrüsenunterfunktion bzw. -überfunktion	Ackerschachtelhalm, Ackersenf, Alant, Arnika, Bärenklau, Bärlauch, Beinwell, Brennnessel, Brunnenkresse, Ehrenpreis, Fenchel, Frauenmantel, Gänseblümchen, Giersch, Goldrute, Gundermann, Hirtentäschel, Johanniskraut, Kamille, Kerbel, Klette, Kletten-Labkraut, Königskerze, Kornblume, Liebstöckel, Löwenzahn, Luzerne, Mädesüß, Melisse, Nachtkerze, Petersilie, Ringelblume, Rosmarin, Schöllkraut, Taubnessel, Thymian, Vogelmiere, Wegwarte, Wermut, Wiesenklee, Wiesen-Schaumkraut, Ziest
Übergewicht (Adipositas)	Esssucht, Fettleibigkeit, Fettsucht, Gewichtszunahme	Giersch
Verdauungsbeschwerden	Blähungen, Blasenschwäche, Durchfall, Verstopfung	Ackersenf, Acker-Skabiose, Alant, Arnika, Bärenklau, Bärlauch, Barbarakraut, Beifuß, Beinwell, Berberitze, Bertram, Brennnessel, Brunnenkresse, Dost, Ehrenpreis, Fenchel, Franzosenkraut, Frauenmantel, Gänseblümchen, Gänsefuß, Galgant, Giersch, Goldrute, Gundermann, Habichtskraut, Herzgespann, Hirtentäschel, Isländi-

		sches Moos, Johanniskraut, Kamille, Kerbel, Kletten-Labkraut, Knoblauchsrauke, Kornblume, Liebstöckel, Löwenzahn, Luzerne, Mädesüß, Melisse, Nachtkerze, Odermennig, Olivenkraut, Petersilie, Pfefferminze, Portulak, Ringelblume, Rosmarin, Sauerampfer, Schafgarbe, Schöllkraut, Spitzwegerich, Taubnessel, Thymian, Vogelmiere, Waldmeister, Wegwarte, Wermut, Wiesenklee, Wiesen-Schaumkraut, Wilde Möhre, Wildkohl, Ysop, Zaunwinde, Ziest
Vergiftungen	Alkohol, Blei, Nikotin, Schlangenbisse	Gundermann, Kletten-Labkraut, Liebstöckel, Olivenkraut, Ringelblume, Sauerampfer, Wegwarte, Wermut
Verletzungen, stumpfe	Gehirnerschütterung, Prellungen, Quetschungen, Schwellungen, Sehnenzerrungen, Verrenkungen, Verstauchungen, Zerrungen	Arnika, Bärenklau, Beinwell, Gänseblümchen, Hirtentäschel, Johanniskraut, Kornblume, Melisse, Nachtkerze, Ringelblume, Schafgarbe, Spitzwegerich, Thymian, Vogelmiere, Waldmeister, Wermut, Wilde Möhre, Wildkohl, Ysop
Vitamin-Mangel	Haarausfall, Müdigkeit, Skorbut	Barbarakraut, Brunnenkresse, Giersch, Gundermann, Hirtentäschel, Knoblauchsrauke, Petersilie, Portulak, Sauerampfer, Scharbockskraut, Wermut, Wiesen-Schaumkraut, Wildkohl
Wundheilung	Bisswunden, Blutungen, Verbrennungen, eitrige, offene oder schlecht heilende Wunden, Schnittwunden, Schürfwunden	Ackerschachtelhalm, Alant, Arnika, Bärenklau, Bärlauch, Barbarakraut, Beinwell, Brunnenkresse, Dost, Ehrenpreis, Fenchel, Franzosenkraut, Frauenmantel, Gänseblümchen, Gänsefuß, Giersch, Goldrute, Gundermann, Habichtskraut, Hirtentäschel, Isländisches Moos, Johanniskraut, Kamille, Klette, Kletten-Labkraut, Knoblauchsrauke,

		Königskerze, Kornblume, Liebstöckel, Löwenzahn, Melisse, Odermennig, Olivenkraut, Pfefferminze, Ringelblume, Sauerampfer, Schafgarbe, Spitzwegerich, Taubnessel, Thymian, Vogelmiere, Waldmeister, Wegwarte, Wermut, Wiesenklee, Wilde Möhre, Wildkohl, Ysop, Zaunwinde, Ziest
Zahnbeschwerden	Zahnfleischbluten, Zahnschmerzen	Berberitze, Bertram, Brunnenkresse, Ehrenpreis, Fenchel, Frauenmantel, Gänsefuß, Goldrute, Johanniskraut, Kamille, Knoblauchsrauke, Löwenzahn, Luzerne, Melisse, Petersilie, Portulak, Sauerampfer, Schafgarbe, Spitzwegerich, Wiesenklee

Hinweis:
Die Liste könnte beliebig fortgesetzt werden und erhebt daher keinen Anspruch auf Vollständigkeit.

Der Wildkräuter-Rezepte-Guide

Nachdem Sie die heilerischen Fähigkeiten der Wildkräuter kennenlernen durften, lassen Sie sich nun auf eine kleine kulinarische Reise entführen und lernen Sie im folgenden Kapitel einfach und schnell zubereitete Rezepte kennen, die nicht nur ausgesprochen köstlich, sondern zudem auch noch sehr gesund sind.

Frische Salate

Raffinierter Wildkräuter-Salat

Zutaten für 4 kleine Portionen:

ca. 200 g Wildkräuter – ein Mix aus Portulak, Löwenzahn, Brennnesseln, Barbarakraut, Bärlauch (wahlweise Knoblauchsrauke) und Gänseblümchen
1 Rolle Ziegenkäse (oder eine Scheibe griech. Feta)
8 Scheiben Baguette (oder ein anderes Brot Ihrer Wahl)
3 EL Essig (z. B. Himbeeressig)
4 TL Honig
2 EL Sirup (Holunderblütensirup o. Ä.)
1 EL Mandeln, gerieben
2 EL Olivenöl
Etwas Salz und Pfeffer
eine Handvoll Walnüsse zum Dekorieren

Zubereitung:

1. Heizen Sie den Backofen auf 180 Grad (Ober-/Unterhitze) vor.

2. Schneiden Sie das Baguette sowie die Rolle Ziegenkäse in 8 gleiche Scheiben (ca. 1 cm dick) und belegen Sie das Brot mit dem Käse.

3. Beträufeln Sie den Käse jeweils mit ½ TL Honig und überbacken Sie das Käsebrot für ca. 10 Minuten. Der Käse sollte leicht gratiniert sein und etwas zerlaufen.

4. Währenddessen waschen Sie den Salat und verteilen ihn auf vier Teller.

5. Den Himbeeressig, den Sirup, die Mandeln, das Öl sowie Salz und Pfeffer verrühren Sie zu einer Vinaigrette und geben diese über den Salat.

6. Jeder Salatteller wird mit je zwei fertig gebackenen Ziegenkäse-Broten belegt und mit frisch gemahlenem Pfeffer bestreut. Dann können Sie den Salat noch mit den Walnüssen dekorieren und sofort servieren.

Wirkung:

- vertreibt die Frühjahrsmüdigkeit
- hebt die Stimmung

- sorgt für eine gute Verdauung
- unterstützt den Prozess bei gewünschter Gewichtsreduktion

Die schlanke Falafel-Bowl

Zutaten für 2 Portionen:

200 g Kichererbsen
1 Zehe Knoblauch (oder ½ TL Knoblauchpulver)
1 Zwiebel
½ Bund Koriander
½ Bund Petersilie
1 TL Kreuzkümmel, gemahlen
1 TL Salz
ca. 1 EL Flohsamenschalen
etwas Cayennepfeffer
etwas Kokosöl für die Pfanne

Zubereitung für die Falafel:

1. Das nachfolgende Rezept braucht zwar ein paar Tage Vorbereitung, doch der Aufwand lohnt sich. Weichen Sie die Kichererbsen für ca. 3 Tage in Wasser ein und lassen Sie sie vorkeimen. Das Wasser sollten Sie mindestens zweimal täglich erneuern. Die Einweichzeit ist beendet, wenn sich die ersten Keimspitzen zeigen.
2. Pressen Sie den Knoblauch und schneiden Sie die Zwiebel in kleine Würfel.
3. Hacken Sie das Koriander- und Petersiliengrün ganz fein.
4. Geben Sie alle Zutaten (bis auf die Flohsamenschalen und das Öl) in einen leistungsfähigen Standmixer und pürieren Sie alles zu einer feinen, homogenen Masse.
5. Fügen Sie so viel Flohsamenschalen hinzu, bis der Kichererbsenbrei gut formbar ist.
6. Formen Sie mit den Händen kleine Kugeln und braten Sie sie in einer Pfanne mit dem Kokosöl an, bis sie eine goldgelbe Farbe bekommen. Zwischendurch sollten Sie die Kugeln immer einmal wieder wenden.
7. Stellen Sie die fertigen Falafel kurz beiseite (oder zum Warmhalten bei 50 Grad in den Ofen) und widmen Sie sich nun dem Dip und dem eigentlichen Salat.

Tahin-Dip:

50 ml Wasser
3–4 EL Tahin (Sesampaste)
1 Zehe Knoblauch
1 Prise Salz (Himalaya-)
1 Zitrone (Saft)

Zubereitung:

Geben Sie alle Zutaten in einen Standmixer und pürieren Sie alles gut durch. Fertig ist der Dip!

Zutaten für die Salat-Bowl:

100 g Cocktailtomaten
Je ca. 150 g Rotkraut und Weißkraut, in dünne Scheiben geschnitten
ca. 150 g Weißkraut, in dünne Scheiben geschnitten
1 Salatgurke (oder wahlweise 1 Zucchini), in Scheiben geschnitten
2 Möhren, in Stifte geschnitten
1 Handvoll Sprossen Ihrer Wahl
1 Zitrone, geviertelt

Zubereitung:

Geben Sie alle klein geschnittenen Zutaten dekorativ in zwei große Salatschüsseln, richten Sie die Falafelbällchen darauf an und dekorieren Sie die Schalen mit einem Schnitz Zitrone. Die Tahin-Sauce richten Sie separat in kleinen Schüsseln zum Dippen an.

Wirkung:

- positive Wirkung auf die schlanke Linie
- Vorbeugung bei Heißhungerattacken
- Bekämpfung von Krankheitserregern
- Linderung von Magen-Darm-Beschwerden
- Linderung von Entzündungen
- verdauungs- und durchblutungsfördernd
- langanhaltende Sättigung

Wilder Blümchen-Salat

Zutaten für 4 Portionen:

2 Handvoll Wildkräuter (Giersch, Löwenzahn, Salbei)
2 Handvoll Wildkräuter-Blüten*
verschiedene Blattsalate nach Ihrem Geschmack (wie Eisberg- oder Feldsalat etc.)
1 Apfel
1 Bund Radieschen

*Geeignet sind hier z. B. Gänseblümchen, Gundermann- und Löwenzahnblüten, (Horn-) Veilchen, Schlüsselblumen oder gezupfte Schnittlauchblüten.

Zutaten für das **Senfdressing**:

150 ml Wasser
2 EL Apfelessig (wahlweise Zitronensaft)
2 EL Olivenöl (oder ein anderes Pflanzenöl)
1 EL Apfelsenf
1 EL Dattelpaste
1 Handvoll Walnüsse
etwas Salz und Pfeffer

Zubereitung:

1. Waschen und zupfen bzw. schneiden Sie den Blattsalat und die Wildkräuter in feine Streifen.

2. Schneiden Sie den Apfel (nach dem Entkernen) und die Radieschen in feine Scheiben.

3. Richten Sie den Salat in einer großen Schüssel an.

4. Hacken Sie die Nüsse in kleinere Stücke.

5. Die Zutaten für das Dressing geben Sie in ein Schüttelglas oder einen Standmixer und vermengen alles gründlich.

6. Zum Schluss geben Sie das fertige Dressing sowie die Nüsse und die Blüten über den Salat. Um Ihre Salate generell noch etwas abwechslungsreicher zu machen, finden Sie nachfolgend zwei weitere Rezepte für gesunde Salatdressings.

Wirkung:

- positive Wirkung auf die Verdauung
- fördert die Produktion der Magensäfte
- Linderung von Halsschmerzen und löst Verschleimungen

Mango-Cashew-Dressing

50 ml Wasser
50 g Mango, getrocknet (mit dem Einweichwasser)
25 g Cashewkerne
½ Zitrone (Saft) oder wahlweise Apfelessig
etwas Salz und Cayennepfeffer

Zubereitung:

1. Weichen Sie zunächst die getrocknete Mango in Wasser ein (Einweichwasser aufbewahren).

2. Auch die Cashewkerne werden für mindestens 2 Stunden in Wasser eingeweicht. Hier gießen Sie im Anschluss das Einweichwasser fort und spülen die Kerne nochmals gut ab.

3. Geben Sie alle Zutaten in einen Standmixer zum Pürieren, schmecken Sie das Dressing noch einmal ab und geben Sie es dann über den angerichteten Salat.

Tomaten-Cashew-Dressing

4 Cocktailtomaten
25 g Cashewkerne
½ Zitrone (Saft)
1 St. Medjool-Dattel
etwas Salz und frisch gemahlener Pfeffer

Zubereitung:

1. Weichen Sie die Cashewkerne für mindestens 2 Stunden in Wasser ein, gießen Sie im Anschluss das Einweichwasser fort und spülen Sie die Kerne nochmals gut ab.
2. Geben Sie alle Zutaten in einen Standmixer zum Pürieren, schmecken Sie das Dressing noch einmal ab und geben Sie es dann über den angerichteten Salat.

Gesunde Tipps:
Verwenden Sie zum Süßen statt dem herkömmlichen Zucker besser Honig, Ahorn- oder Dattelsirup.

Frisch gepresster Orangensaft macht das Dressing lieblicher. Geben Sie das Dressing immer erst kurz vor dem Servieren über Ihren Salat, damit dieser nicht zusammenfällt und Sie ihn knackig genießen können.

Nährende Suppen

Bärlauchsuppe

Zutaten für 4 Portionen:

ca. 200 g frische Bärlauchblätter
5 kleine Kartoffeln
2 Zwiebeln
50 ml (Soja-) Sahne
ca. 500 ml Gemüsebrühe
etwas frischer Zitronensaft
etwas Pflanzenöl zum Anbraten
eine Prise Salz
Pfeffer nach Geschmack, bedenken Sie jedoch, dass Bärlauch eine gewisse Eigenschärfe besitzt

Zubereitung:

1. Bärlauchblätter und Kartoffeln waschen und in kleine Stücke schneiden.
2. Zwiebeln würfeln und im Topf mit etwas Öl anschwitzen.
3. Die Zwiebeln mit der Brühe aufgießen und den Bärlauch sowie die Kartoffeln hinzugeben.
4. Lassen Sie die Suppe kochen, bis die Kartoffeln gar sind (Gabelprobe).
5. Pürieren Sie die Suppe mit einem Pürierstab, geben Sie die Sahne hinzu und schmecken Sie alles mit Salz (und Pfeffer) sowie dem Zitronensaft ab. Zum Abschluss kann die Suppe mit einem Bärlauch-Blatt oder einer Knospe dekoriert werden.
6. Diese Suppe ist besonders geeignet, wenn Sie (z. B. durch Ablagerungen) Probleme mit den Blutgefäßen haben, Ihr Blutdruck oder Ihr Cholesterinspiegel erhöht ist oder Sie einfach präventiv etwas gegen einen möglichen Herzinfarkt oder Schlaganfall vornehmen möchten.

Wirkung:

- reinigt das Blut und fördert die Durchblutung
- senkt den Cholesterinspiegel
- regt den Stoffwechsel an
- fördert den Appetit
- wirkt stärkend, insbesondere nach einer längeren Krankheit

Grüne-Neune-Suppe (rohvegan)

Zutaten für 4 Portionen:

500 ml Wasser
1 großer Kohlrabi
1 Salatgurke
2 EL Mandelmus
1 Prise Muskatnuss
etwas Salz und frisch gemahlener Pfeffer
je 1 Handvoll der 9 Wildkräuter (Brennnesseln, Gänseblümchen, Giersch, Löwenzahn, Scharbockskraut*, Spitzwegerich, Taubnessel, Vogelmiere und Wiesenlabkraut)

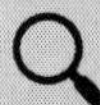

Hinweis:
Das *Scharbockskraut sollten Sie generell nur in kleinen Mengen zu sich nehmen, da es ausgesprochen reich an Vitamin C ist. Ab dem Zeitpunkt der Blüte sollte das Kraut gar nicht mehr verzehrt werden.

Zubereitung:

1. Schälen Sie den Kohlrabi und die Gurke, geben Sie von beiden jeweils ¾ der Menge zusammen mit dem Wasser und dem Mandelmus in einen Mixer und pürieren Sie alles gut durch.

2. Sobald die kalte Suppe sämig ist, schmecken Sie sie mit Muskatnuss sowie Salz und Pfeffer ab. Schneiden Sie die restlichen ¼ der Gurke und des Kohlrabis in feine Scheibchen und heben Sie sie unter.

3. Zum Schluss waschen Sie Ihre Wildkräuter, trocknen sie sorgfältig und schneiden diese in feine Streifen. Lediglich die Gänseblümchen sollten intakt bleiben. Rühren Sie nun auch die Kräuter in die Suppe ein und dekorieren Sie sie mit den Blüten.

Wirkung:

- Linderung von Entzündungen
- Linderung von Erkältungssymptomen
- regt den Harnfluss an
- unterstützt die Galle, Leber sowie den Magen-Darm-Trakt
- reduziert rheumatische Gelenkbeschwerden

Basensuppe (nach Hildegard von Bingen)

Zutaten für 6 Portionen:

1.500 ml Wasser, kochend
1 Zwiebel
1 Kohlrabi
1 Fenchelknolle
½ Sellerieknolle
2–3Möhren
jeweils 1 Prise Bertram, Galgant, Quendel und Ysop
jeweils 1 Bund Liebstöckel, glatte Petersilie und Schnittlauch, klein gehackt
1 ELButter (oder hochwertige Pflanzenmargarine)
absichtlich: kein Salz und kein Pfeffer!

Zubereitung:

1. Schneiden Sie die Zwiebel in kleine Würfel und die Möhren in nicht zu dünne Scheiben.

2. Das restliche Gemüse (Kohlrabi, Fenchel und Sellerie – oder anderes Gemüse der Saison) schneiden Sie in daumengroße Stücke.

3. Nun zerlassen Sie die Butter in einem großen Topf und braten die Zwiebelwürfel darin an.

4. Danach geben Sie das restliche, kleingeschnittene Gemüse hinzu und lassen es mit anschmoren.

5. Jetzt würzen Sie alles mit den o. g. Gewürzen und fügen auch die klein gehackten Kräuter hinzu.

6. Übergießen Sie das Gemüse mit 1,5 Liter kochendem Wasser, lassen Sie alles kurz aufkochen und bei kleiner Flamme ca. 25 Minuten weiter köcheln. Fertig ist die Basensuppe!

7. Falls Sie ein kleines Extra wünschen, können Sie zum Schluss noch ein paar frische Maultaschen in die Suppe geben und mitziehen lassen.

Wirkung:

- wirkt einer Übersäuerung entgegen
- lindert Gichtbeschwerden
- lindert rheumatische Beschwerden
- fördert die Verdauung
- unterstützt die Entgiftung des gesamten Körpers

Würzige Pestos

Bärlauch-Pesto

Zutaten für 3 Portionen:

ca. 200 g frische Bärlauchblätter
25 g Pinienkerne (oder wahlweise Haselnüsse bzw. Walnüsse)
25 g Parmesankäse
ca. 1 TL Salz (vorzugsweise Himalayasalz oder Meersalz)
ca. 1 Prise weißer Pfeffer
150–250 ml Olivenöl (je nach Konsistenz)

Zubereitung:

1. Bärlauchblätter waschen, trocknen und klein schneiden.

2. Pinienkerne ohne Zugabe von Fett in der Pfanne leicht anrösten.

3. Parmesankäse fein reiben und alles in eine Küchenmaschine geben. Ein Stabmixer funktioniert selbstverständlich ebenso, das Gefäß sollte nur hoch genug sein.

4. Nach und nach Olivenöl hinzugeben und alles fein pürieren, bis die Masse sämig ist. Ist Ihnen das Pesto zu dickflüssig, geben Sie einfach noch etwas Olivenöl hinein. Ist die Masse zu flüssig, fügen Sie noch einige Blätter und/oder Käse hinzu. Zum Schluss schmecken Sie das Bärlauch-Pesto mit Salz und Pfeffer ab.

5. Wenn Sie das Pesto in saubere, ausgekochte Gläser füllen, bedecken Sie es noch mit einem Schuss Olivenöl.

Tipp:
Dieses Bärlauch-Pesto hält sich mindestens zwei Wochen im Kühlschrank. Falls Sie das Pesto länger lagern möchten, sollten Sie den Parmesankäse und die Pinienkerne vorerst nicht dazugeben. Auf diese Weise ist das Pesto gekühlt bis zu einem Jahr haltbar.

Wirkung:

- fördert die Durchblutung und die Senkung des Blutdrucks
- reinigt das Blut
- senkt den Cholesterinspiegel
- regt den Stoffwechsel an
- fördert den Appetit
- wirkt stärkend, insbesondere nach einer längeren Krankheit
- zur Vorbeugung von arteriellen Erkrankungen
- vorbeugend gegen Herzinfarkt und Schlaganfall

Dreierlei-Wildkräuter-Pesto

Zutaten für 2–3 Portionen:

je 50 g Löwenzahn, Giersch und Sauerampfer
25 g Walnusskerne
25 g Sonnenblumenkerne
2 EL Parmesankäse, gerieben
2 TL Zitronensaft
125 ml Olivenöl (oder ein gutes Bio-Öl Ihrer Wahl)
ca. 1 TL Salz
ca. ½ TL frisch gemahlener Pfeffer

Zubereitung:

1. Waschen Sie die drei Kräuter und trocknen Sie sie gründlich ab, dann zerkleinern Sie sie.

2. Füllen Sie die Kräuter zusammen mit den Sonnenblumen- und Walnusskernen, dem Zitronensaft und dem Parmesan in einen Standmixer und geben Sie nach und nach das Öl hinzu, bis eine sämige Masse entsteht.

3. Würzen Sie am Ende das Pesto mit Salz und Pfeffer.

4. Denken Sie daran, das Pesto nach dem Abfüllen in ein Glas noch mit etwas Öl zu bedecken, bevor Sie es verschließen und kühl lagern.

Wirkung:

- stärkt das Immunsystem

- unterstützt die Gallen- und Leberfunktionen
- hilft bei der Auflösung und Ausscheidung von Nierensteinen
- lindert rheumatische Beschwerden
- reguliert die Verdauung
- trägt zur Entsäuerung und Entwässerung bei
- Linderung von Entzündungen
- bekämpft Bakterien und Pilze
- wirkt blutbildend, entgiftend, harntreibend und kräftigend

Olivenkraut-Pesto – für Pasta oder Bruschetta

Zutaten für 3–4 Portionen:

1 Bund Olivenkraut
2 Zehen Knoblauch
3 EL Mandeln
4 EL Parmesankäse, gerieben
1 TL Zitronenabrieb (einer Bio-Zitrone oder ggf. weglassen)
ca. 125 ml Olivenöl
etwas Salz und frisch gemahlener, weißer Pfeffer
ein paarOliven zur Dekoration

Zubereitung:

1. Zunächst waschen Sie das Olivenkraut und trocknen es gründlich auf einem Küchenpapier ab.

2. Pflücken Sie das Kraut von den Ästchen und hacken Sie es fein, damit sich die ätherischen Öle besser entfalten können.

3. Wenn Sie mögen, können Sie die Mandeln vor dem Weiterverarbeiten in einer Pfanne ohne Öl kurz anrösten. Das gibt zusätzlich ein raffiniertes Aroma.

4. Schälen Sie den Knoblauch und geben Sie alle Zutaten inklusive Parmesan und Zitronenabrieb in einen Standmixer und fügen Sie das Öl Schritt für Schritt hinzu, bis eine geschmeidige Masse entsteht. Zum Schluss schmecken Sie das Pesto mit Salz und Pfeffer ab. Nun ist Ihr Olivenkraut-Pesto fertig und Sie können es als Appetizer auf frisch geröstetem Brot als „ein Bruschetta ganz besonderer Art" reichen. Es schmeckt aber auch hervorragend zu Fisch-, Fleisch- und Nudelgerichten.

5. Haltbar ist das Pesto, mit Olivenöl bedeckt und gut verschlossen, etwa 3 Wochen, wobei die Erfahrung Ihnen zeigen wird, dass so viel guter Geschmack sich meist nicht allzu lange hält.

Wirkung:

- regt den Appetit an
- wirkt entgiftend und entschlackend

- fördert und erleichtert die (Fett-) Verdauung
- lindert Entzündungen
- regt die Sekretion von Gallen- und Magensäften an
- lindert Krämpfe im Unterleib

GRÜNE ZAUBERTRÄNKE

Brombeerblätter-Trank

Zutaten für ca. 0,5 Liter:

15 g Brombeerblätter
9 g Bertrampulver
2 g Ysoppulver
5 g Oregano
100 g Honig
500 ml Wein

Zubereitung:

1. Geben Sie – bis auf den Honig – alle Zutaten in einen Topf und kochen Sie diese auf. (Die hier genannten Kräuter können übrigens frisch oder getrocknet sein.)

2. Wenn der Trank 5 Minuten lang gekocht hat, geben Sie den Honig dazu und kochen das Ganze für weitere 5 Minuten.

3. Danach seihen Sie die Flüssigkeit ab und bewahren sie in Braunglasflaschen an einem kühlen Ort auf. Bei gesundheitlichem Bedarf trinken Sie 3 x täglich 1 Likörglas (Kinder ab 6 Jahren 1 Esslöffel) nach dem Essen. Dieser Trank wird auch von Kindern gern getrunken, da er herrlich süffig schmeckt. Laut Hildegard von Bingen ist dies angeblich das beste Mittel, um eine Bronchitis, Husten, Lungenbeschwerden oder eine Verschleimung aufzulösen. Das Getränk ist aber auch bei Stoffwechselstörungen sehr zu empfehlen.

Wirkung:

- lindert Bronchien- und Lungenbeschwerden
- fördert das Abhusten und mindert Verschleimungen
- stärkt das Herz und den Kreislauf
- fördert den Appetit und die Gallensekretion
- beruhigt den Magen-Darm-Trakt und fördert die Verdauung
- lindert rheumatische Beschwerden
- wirkt beruhigend und zugleich stimulierend auf das Nervensystem
- fördert einen ausgewogenen Schlaf

Herzwein (nicht für Kinder geeignet)

Zutaten für ½ Liter:

500 ml Bio-Wein (vorzugsweise roter, allerdings auch weißer möglich)
ca. 50 g Bio-Honig
(es darf auch etwas mehr sein)
ca. 5–7 Stängel Petersilie
1 EL Weinessig

Zubereitung:

1. Zerkleinern Sie die Petersilie grob und geben Sie sie zusammen mit dem Wein und dem Essig in einen Edelstahltopf.

2. Sobald der Wein zu kochen beginnt, reduzieren Sie die Temperatur (halbe Flamme) und lassen alles für 5 Minuten simmern.

3. Fügen Sie erst jetzt den Honig hinzu, drehen Sie die Temperatur wieder hoch, damit alles kurz aufkocht, danach schalten Sie den Herd aus und lassen das Ganze für weitere 5 Minuten auf dem Herd stehen. In dieser Zeit sollten Sie den Wein auf jeden Fall ab und zu umrühren, damit der Honig nicht am Topfboden ansetzt und karamellisiert.

4. Der Honig bewirkt in Verbindung mit den anderen Zutaten, dass sogenannte Herzglykoside freigesetzt werden, die dann die positive Wirkung auf Ihr Herz haben.

5. Nehmen Sie den Topf nun von der Kochplatte und lassen Sie den Inhalt mit geschlossenem Deckel für eine Stunde ziehen und abkühlen.

6. Nun gießen Sie alles durch ein feines Sieb oder Tuch ab, fangen den Wein in einem sterilen Behälter auf und füllen ihn anschließend in eine sterile (Wein-) Flasche um, die Sie gut verschließen. Bewahren Sie den Herzwein dunkel und kühl auf.

Der Herzwein sollte für 3–6 Wochen wie folgt eingenommen werden:

Minimum	20 Tropfen pro Tag
Maximum	3 x täglich 20 ml (1 Schnapsglas) nach jeder Mahlzeit

Hinweis:
Sie sollten den Wein keinesfalls direkt aus der Flasche trinken, da der Inhalt ansonsten nicht mehr steril ist und somit auch nicht heilend wirken kann. Sollte der Inhalt aus unerfindlichen Gründen zu schimmeln anfangen, schütten Sie den Wein unbedingt weg und setzen Sie einen neuen an.

Das obige Rezept reicht für ca. 8 Tage. In dieser Zeit können Sie prüfen, ob Ihnen der Herzwein bekommt und die gewünschte Wirkung erzielt. Ist dem nicht so, so beenden Sie die Herzwein-Kur.

Tipp:
Sollte Ihr Augenmerk auf der Entwässerung liegen, so können Sie dem Rezept noch 20 g klein gehackte Petersilienwurzeln (Petroselinum tuberosum) hinzufügen.

Wirkung:

- lindert Herzbeschwerden
- stärkt das Herz und belebt den Kreislauf
- senkt zu hohen Blutdruck
- wirkt blutreinigend und entgiftend
- lindert Harnwegsbeschwerden
- fördert die Verdauung
- wirkt entwässernd, belebend und verdauungsfördernd

Grüner Smoothie für Einsteiger

Zutaten für 2 Portionen:

1 Handvoll Spinat
1 Handvoll Kräuter (Beifuß, Frauenmantel und Hirtentäschel)
4 Blätter Minze (oder wahlweise Basilikum)
1 Prise Galgant
1 reifer Apfel
1 reife Banane
1 reife Kiwi (zur Dekoration)
1 TL Olivenöl
ca. 250 ml Wasser

Zubereitung:

1. Geben Sie zunächst den Spinat und die Wildkräuter in den Hochleistungsmixer.
2. Schneiden Sie das Obst etwas klein und geben Sie es, zusammen mit einem Schuss Öl und dem Wasser, ebenfalls in den Mixer.
3. Wenn vorhanden, stellen Sie das Smoothie-Programm ein oder lassen den Mixer langsam hochfahren und dann auf höchster Stufe laufen, bis ein sämiger Brei entsteht. Fertig ist Ihr grüner Smoothie in Rohkostqualität!

Wirkung:

- steigert die Gesundheit und das Wohlbefinden
- hilft bei Menstruationsbeschwerden und in den Wechseljahren
- wirkt appetitanregend

- fördert die Durchblutung und die Verdauung

Obwohl grüne Smoothies mit zu den gesündesten Getränken zählen, gibt es doch ab und zu Menschen, die sich nach dem Verzehr nicht so wohl fühlen wie erhofft und Verdauungsprobleme bekommen. Dies kann mehrere Gründe haben, die nun näher beleuchtet werden, damit Sie nicht in die gleiche „Falle“ tappen.

Tipp – Folgende Dinge sollten Sie bei dem Konsum von Smoothies generell beachten:

► Grüne Smoothies sollten nur auf nüchternen Magen getrunken werden, also ca. eine halbe Stunde vor dem Essen bzw. frühestens zwei Stunden, nachdem Sie gegessen haben.

► Verarbeiten Sie nur Kräuter und Salate, von denen Sie wissen, dass Sie sie vertragen.

► Mixen Sie zunächst nicht mehr als zwei Obstsorten dazu (besonders bei empfindlichem Magen).

► Geben Sie immer etwas Olivenöl (oder wahlweise Avocado-, Kokosnuss- oder Leinsamenöl) in Ihre Smoothies, das fördert die Verdauung und verbessert die Aufnahme der fettlöslichen Nährstoffe durch Ihren Körper.

► Verwenden Sie am besten gefiltertes, handwarmes Wasser.

► Mixen Sie Ihren Smoothie nicht zu dünn, sonst laufen Sie schnell Gefahr, ihn in einem Zug zu trinken. „Kauen“ Sie den Smoothie, damit Ihr Speichel ihn besser vorverdauen kann.

► Verwenden Sie möglichst einen Hochleistungsmixer, umso feiner wird Ihr Smoothie und desto verträglicher ist er dann auch für Sie.

Rote-Bete-Drink

Zutaten für 1 Portion:

ca. 150 g Rote Bete
2 Möhren
1 Knolle Fenchel (und das Fenchelgrün)
1 Handvoll Wildkräuter (Bärlauch, Ehrenpreis und Luzerne)
3 Stängel Petersilie
1 Prise Galgant
1 TL Olivenöl
ggf. einige Eiswürfel

Zubereitung:

1. Waschen und schälen Sie die Rote Bete (vorzugsweise mit Handschuhen, da ihr Saft stark färbt). Dann schneiden Sie sie in grobe Stücke.

2. Schälen Sie die Möhren und vierteln Sie sie der Länge nach.

3. Als Nächstes putzen Sie den Fenchel und schneiden ihn in daumendicke Stifte. Dann zerkleinern Sie die Wildkräuter, geben 1 TL Olivenöl hinzu und 1 Prise Galgant sowie drei Stängel zerkleinerte Petersilie.

4. Das Fenchelgrün wird separat gewaschen und trocken getupft.

5. Die Rote Bete, die Möhren- und die Fenchelstücke geben Sie nun nach und nach in den Entsafter und lassen diesen den Rest der Arbeit für Sie tun. In Kürze ist Ihr Rote-Bete-Drink fertig und Sie können ihn in ein Longdrink-Glas geben, mit dem Fenchelgrün dekorieren und nach Bedarf mit Eiswürfeln servieren.

Wirkung:

- wirkt stärkend bei Blutarmut und bei Erschöpfungszuständen
- stärkt das Immunsystem
- wirkt entschlackend und krampflösend
- gilt als zuverlässige Entgiftungskur für die Leber

Wohltuende Tees

Allgemeine Hinweise

Damit Ihnen der Tee nicht nur guttut, sondern auch mundet, gibt es einige Hinweise für die optimale Zubereitung zu beachten. Bei all den Teesorten gibt es unterschiedliche Faktoren zu beachten, da sich mit dem Aufguss von kochendem Wasser die Aromen nicht entfalten können und sowohl der Geschmack als auch die Heilwirkungen reduziert oder gar vernichtet werden können.

Das Aufkochen bei ca. 100 Grad ist notwendig, um mögliche Keime im Wasser abzutöten. Viele grüne und weiße Tees entfalten ihr Aroma allerdings am besten bei ca. 80 Grad. Um nun nicht gezwungenermaßen bei jeder Tee-Zeremonie ein Temperaturmessgerät nutzen zu müssen, gibt es folgende Faustregel:

- Kochendes Wasser entspricht ca. 100 Grad
- Nach 1 Minute Wartezeit – 80 Grad
- Nach 3 Minuten Wartezeit – 70 Grad

Wenn Sie wissen, welche Temperatur der jeweilige Tee benötigt, und diese Zeitspannen beachten, können Sie auch das volle Tee-Aroma genießen. Für Schwarztee ist kochendes Wasser zum Überbrühen perfekt.

Auch die Ziehzeit ist wichtig für die richtige Zubereitung:

- Je mehr Blätter Sie nutzen, desto kürzer darf der Tee ziehen.
- Je heißer das Wasser ist, umso kürzer sollte die Ziehzeit sein.
- Grüner Tee und weißer Tee haben in der Regel eine Ziehzeit von 2–3 Minuten.
- Wenn Sie möglichst wenig Koffein wünschen, sollten Sie den Tee statt 3 besser 5 Minuten ziehen lassen. Auf diese Weise verflüchtigt sich das Koffein. Probieren Sie es einfach aus und machen Sie Ihre eigenen Geschmackserfahrungen!

Fencheltee (auch für Kleinkinder geeignet)

Zutaten:

2 TL Fenchelsamen
250 ml Wasser

Zubereitung:

1. Bringen Sie das Wasser zum Kochen und lassen Sie es ein wenig abkühlen (bis ca. 80 Grad).
2. In der Zwischenzeit geben Sie die Fenchelsamen in einen Mörser und zerstoßen diese sanft, damit die ätherischen, heilenden Öle besser austreten können. Dann geben Sie den Fenchel in ein Teesieb und gießen das heiße Wasser darüber.
3. Nach einer Ziehzeit von etwa 5–8 Minuten ist Ihr Fencheltee trinkfertig.

Wirkung:

- fördert den Auswurf bei starken Verschleimungen
- wirkt stärkend bei gesundheitlicher Abgeschlagenheit
- lindert Bauchschmerzen, Blähungen und Unwohlsein
- beruhigt den Hustenreiz und lindert Halsschmerzen (auch als Gurgelmittel)
- wirkt entzündungshemmend (vor allem bei den Schleimhäuten)
- und wirkt entkrampfend (besonders bei Magenbeschwerden)
- fördert die Verdauung

Tipp
Sollten Sie mit Verdauungsstörungen zu tun haben, ist folgende Teemischung zu empfehlen: Anis – Fenchel – Kümmel. Mischen Sie einfach die gleiche Menge an Anis-, Kümmel- und Fenchelsamen und zerstoßen Sie sie im Mörser. Die Zubereitung (80 Grad) und Ziehzeit (5–8 Minuten) sind mit dem Fencheltee identisch.

Ungesüßt sind beide Tees sogar für Säuglinge geeignet, wenn diese über Blähungen oder Koliken klagen. (Bei Kindern unter 3 Jahren sollten Sie jedoch keinen Honig verwenden!) Die Mischung Anis – Fenchel – Kümmel gilt als milchbildend für stillende Mütter.

Berberitzen-Tee (nicht für Kinder geeignet)

Da die Wurzel als leicht giftig gilt und die Nieren reizen kann, sollten Sie den Tee nicht zu hoch dosieren.

Zubereitung:

Sie benötigen 1 TL der zerkleinerten Wurzel auf eine Tasse nicht mehr kochendes Wasser (ca. 80 Grad), 8–10 Min. Ziehzeit, dann abseihen und über den Tag verteilt trinken, jedoch nur über einen kurzen Zeitraum (maximal 2 Wochen). Sollten Sie unter Gallensteinen leiden, verlängern Sie die Ziehzeit auf 15 Minuten.

Übrigens: Wenn Sie im Spätsommer Berberitzen-Beeren sammeln, können Sie diese ebenfalls als Tee ausbrühen. Die Früchte enthalten viel Vitamin C, lassen Erkältungsbeschwerden schneller abklingen und stärken Ihr Immunsystem. Bei dem **Berberitzen-Beeren-Tee** sollten Sie jedoch eine Wassertemperatur von max. 80 Grad verwenden und eine Ziehzeit von ungefähr 10 Minuten nutzen.

Wirkung:

- wirkt lindernd bei Erkrankungen der Atemwege (als Gurgelmittel)
- fördert die Leberfunktionen und die Verdauung (wirkt abführend)
- reinigt das Blut und fördert die Durchblutung
- beruhigt das Herz und stärkt den Kreislauf
- senkt entzündliches Fieber und zu hohen Blutdruck
- wirkt appetitanregend und krampflösend
- fördert das Auflösen von Gallensteinen
- leitet Schwermetalle aus dem Körper

Galgant-Tee (für Kinder ab 6 Jahren geeignet)

Zubereitung:

1. Hierfür schneiden Sie ein daumengroßes Stück der frischen oder getrockneten Wurzel in kleine Stücke (wahlweise 1 TL gemahlenes Galgantpulver) und übergießen sie mit kochendem Wasser.
2. Die Ziehzeit beträgt 10 Minuten. Der Tee (maximal 3 Tassen pro Tag) sollte in kleinen Schlückchen lauwarm getrunken werden. Für Kinder ist der Tee ab 6 Jahren geeignet. Bei Fieber ist der Tee besonders zu empfehlen, da Galgant wärmend wirkt, produziert der Körper weniger Hitze und das Fieber kann sinken.

Wirkung:

- wirkt fiebersenkend und entzündungshemmend
- regt den Appetit an
- wirkt belebend
- stärkt das Immunsystem
- hilft bei Erschöpfung und Stimmungsschwankungen
- lindert Gliederschmerzen
- unterstützt Entschlackungskuren
- wirkt entkrampfend und fördert die Verdauung

Über die Vielfalt von Wildkräutern

Es liegt immer ein wenig Melancholie in der Luft, wenn ein solches Werk sein Ende findet ...

In den vergangenen Tagen haben Sie etwas über die Historie der Wildkräuter erfahren dürfen und die Welt der Wildkräuter kennengelernt. Mit umfassenden Pflanzenporträts wurden Ihnen die wichtigsten Heilkräuter vorgestellt – inklusive eines großen Blatt-Erkennungsguides.

Zudem wurde Ihnen von A bis Z aufgezeigt, welche medizinischen Anwendungsmöglichkeiten die Pflanzen bieten und wie Sie sie in einem eigenen Beet sicher anbauen können.

Den krönenden Abschluss bildeten all die schmackhaften und spannenden Wildkräuter-Rezepte, die selbstverständlich – jedes für sich – auch einen gesundheitsfördernden Hintergrund haben.

Während Sie sich achtsam all diese Informationen rund um die heilspendenden Wildkräuter und -pflanzen angeeignet haben, haben Sie – ganz nebenbei – Ihre Verbindung zur Natur noch ein bewundernswertes Stück weiter vertieft, und dies ist wohl das größte Geschenk, das Sie sich selbst machen konnten. Mögen Sie allumfassende Gesundheit, Achtsamkeit und Glück stets begleiten.

Glossar botanischer Begriffe

adstringierend – zusammenziehend

Absud – auch bekannt als Dekokt, ist ein wässriger Extrakt, der durch das Abkochen von Kräutern und Pflanzen gewonnen wird

Achäne – eine einsamige Schließfrucht (Sonderform einer Nussfrucht), die sich aus einem unterständigen Fruchtknoten herausbildet

Allium – hierzu zählen Lauchpflanzen wie Bärlauch, Knoblauch und Zwiebeln; weltweit gibt es schätzungsweise 900 verschiedene Sorten. Viele von ihnen sind Speise- und Würzpflanzen

Angina pectoris – anfallsartige, starke Schmerzen in der Herzgegend, die z. B. unter Stresseinwirkungen oder bei körperlicher Anstrengung auftreten können.

antiangiogen – gegen die Gefäßbildung richtend, reduziert das Wachstum von Tumoren

antimikrobiell – oder auch antimykotisch – gegen Pilze, Viren und Bakterien wirkend

antiseptisch – desinfizierend, keimreduzierend bzw. -tötend

Apiol – ein wichtiger Bestandteil ätherischer Öle, der kontraktionsfördernd wirkt

Blattrosette – eine kreisförmige Anordnung der Blätter am Boden

Blattspreite – der flächige Hauptteil eines Blattes, welcher oberhalb des Stängels sitzt; hier findet hauptsächlich die Photosynthese und Transpiration statt

Blütenschlund – wird der Übergangsbereich genannt, der zwischen den freien Blütenspitzen, der Blütenröhre und dem Blütensaum liegt.

Bodendecker – flach wachsende, niedrige Pflanzen, die den Boden komplett bedecken

Braunwurzgewächse – ursprünglich bekannt als Rachenblütler (Scrophulariaceae), bilden diverse sekundäre Pflanzenstoffe aus, um ihre Fraßfeinde abwehren zu können; sie zählen zu den Lippenblütlerartigen (Lamiales)

buchtig – Die Bezeichnung buchtig gibt an, dass bei einer Pflanze die Blattabschnitte abgerundet sind und abgerundete Einschnitte zwischen ihnen liegen (z. B. buchtig-fiederlappig: Eiche).

Deckelkapsel – auch als Pyxidium bekannt, ist ein pflanzliches Gefäß, das einen Deckel besitzt, der die Samenkammern der eigentlichen Kapselfrucht bedeckt und somit schützt

Dekokt – Durch Ab- bzw. Auskochen von Pflanzenteilen werden u. a. deren Wirkstoffe aus den Pflanzen gezogen.

Doldenblütler – sind krautige Pflanzen, die über mehrfach geteilte Blätter verfügen und oftmals vielstrahlige Dolden (Doppeldolden) als Blütenstand aufweisen. Sie werden in der Regel direkt aus Samen herangezogen. Doldenblütler besitzen einen hohen Gehalt an ätherischen Ölen, weshalb die Bienen sie auch sehr schätzen. Sie haben vielseitige Verwendungsmöglichkeiten: Sie können sowohl zum Kochen als auch in der Medizin eingesetzt werden.

doldentraubig – bezeichnet den Blütenstand der Traube, wenn Blütenstiele teilweise verkürzt sind und deshalb die oberen Blüten eng beieinanderstehen.

Drüsenhaare – sind haarähnliche Strukturen auf den Oberflächen von Pflanzen, die unterschiedliche Funktionen ausüben. Sie verfügen über ein verdicktes Köpfchen, in dem eine Flüssigkeit eingeschlossen ist (meistens ätherische Öle). Bei Berührung können diese Köpfchen zum Beispiel aufplatzen und ein intensiver Duft wird freigesetzt. Dieser dient zur Abwehr von Fraßfeinden. Manche geben auch einfach nur eine spezielle Flüssigkeit ab, an der Insekten kleben bleiben.

einjährig, zweijährig, mehrjährig – Wie in der Welt der Fauna leben auch die Pflanzen unterschiedlich lang. Die Angabe „ein-, zwei- oder mehrjährig" bezieht sich jedoch auf die Anzahl der durchlaufenden Vegetationsperioden und nicht, wie vielleicht vermutet, auf ein Kalenderjahr. Obwohl ein- bzw. zweijährige Pflanzen als kurzlebig angesehen werden, bilden sie doch meistens neues Saatgut aus, das leicht wieder ausgesät werden kann und dann neu erblüht.

elliptisch – in Form einer Ellipse (speziell geschlossene, ovale Kurven)

fertil – fruchtbar, fortpflanzungsfähig

fiederspaltig – Die Blattnerven zweigen sich entlang einer Mittelader auf verschiedenen Höhen zur Seite hinab. Fiederspaltige Blätter verfügen über Einschnitte zwischen den Nerven, die bis zu einem Drittel der Blattseite ausmachen können.

Flechten – eine symbiotische Lebensgemeinschaft zwischen einem Pilz (Mykobiont) oder einer Alge und einem oder mehreren Partnern, mit denen er bzw. sie Photosynthese betreibt; eine Flechte trägt den botanischen Namen „Liche"

Fraßschutz – ist eine Form der pflanzlichen Abwehr, um Tierfraß zu vermeiden.

Geißblattgewächse – Zu ihnen zählen Sträucher und Schlingpflanzen, die verholzen können. In der Regel sind ihre Blätter kreuzgegenständig angeordnet und in Blattspreite und Blattstiel gegliedert. Ihre Blüten sind fünfzählig und der Blütenkelch sowie die Krone sind miteinander verwachsen. Sie tragen nach der Fruchtreife entweder Beeren- oder Steinfrüchte.

gekielt – mit einem schmalen, kielförmigen Wulst versehen

gelappt – Blätterform – die Blätter sind durch spitze Einschnitte geteilt

Griffel – auch bekannt als Stylus, befindet sich in der Blüte und ist ein Teil des Fruchtblattes (oder Stempels); er trägt die Narbe

Halbstrauch – eine ausdauernde Pflanze, die im unteren Bereich verholzt und in ihren Eigenschaften zwischen einem Kraut und einem Strauch steht

Hemikryptophyten – sind Pflanzen, deren Überdauerungsknospen sich oberhalb des Bodens befinden. Normalerweise sind sie durch Erde, Laub oder Schnee schützend bedeckt.

Hybridisierung – Gleiche Pflanzenarten mischen sich untereinander, ihre typischen Merkmale verschmelzen.

Interkostalfelder – sind jene Felder der Blattspreite, die von Leitbündeln umschlossen sind.

Kardengewächse – sind eine Unterform der Geißblattgewächse. Hierbei handelt es sich um ausdauernde, krautige Pflanzen, die über gegenständige Laubblätter verfügen, welche in der Regel ungeteilt sind. Nebenblätter besitzen sie keine.

Katarrh – eine Entzündung der Schleimhaut der Atmungsorgane

Klausenfrucht – eine Form der sogenannten Bruch- oder Zerfallfrucht; die Frucht zerfällt zur Reife in einsamige Teilfrüchte, die sogenannten Klausen

Korbblütler – (botanischer Name: Asteraceae) sind krautartige Pflanzen, deren Einzelblüten auf einem korbförmigen Boden dicht beieinanderstehen und von einer Hülle umgeben sind. **Achtung**: Empfindsame Menschen können allergisch auf Korbblütler reagieren.

Knöterichgewächse – sind langlebige Kettersträucher oder Stauden, die sehr robust sind. Sie gehören zu der Familie der nelkenartigen, bedecktsamigen Pflanzen. Erkennbar sind sie an ihren dreieckigen Früchten, die auch als Nüsschen bezeichnet werden. Der botanische Name lautet „Polygonaceae".

Kreuzblütler – sind Pflanzen, deren Blüten in Trauben heranwachsen. Ihre Früchte sind in der Regel als Schoten ausgebildet. Sie enthalten viele wichtige Mineralstoffe und Vitamine und gelten als sehr gesund und nährstoffreich. Kreuzblütler sind bekannt dafür, dass sie sogenannte Senföle enthalten, welche als Heilmittel gegen zahlreiche Beschwerden eingesetzt werden können. Der botanische Name lautet Brassicaceae oder Cruciferae.

kreuzständig – Die Blätter einer Pflanze sind so am Stängel angewachsen, dass sich jeweils zwei von ihnen einander gegenüberstehen. Die Blätter, die sich darüber oder darunter befinden, sind im rechten Winkel dazu angeordnet.

Kronröhren – sind auch bekannt als Corollentuben und das Ergebnis zu unterschiedlichen Zeitpunkten stattfindender Wachstumsprozesse.

lanzettlich – lanzenförmig, spitz zulaufend

Lichtkeimer – sind Pflanzen, deren Samen für die Keimung zusätzlich Licht benötigen. Die Saat wird auf der Erde ausgebracht und nicht bedeckt.

Lippenblütler – haben ihren Namen wegen der typischen Blütenform, die jeweils wie eine Ober- und eine Unterlippe aussieht. Typisch ist auch die vierkantige, oftmals hohle Sprossachse. Die Blätter sind oft gegenständig daran angeordnet. Nebenblätter sind nicht vorhanden. Die Stängel sind in der Regel vierkantig.

Flechte – eine Symbiose aus Pilz und Alge

Nelkengewächse – sind meist krautige Pflanzen, deren Laubblätter gegenständig und ganzrandig sind und eine typisch gabelige Verzweigung aufweisen. Die Blüten sind zwittrig und die Früchte sind in der Regel sogenannte Kapselfrüchte.

Neophyt – durch den Menschen ins Land eingeschleppte Pflanze

Ödem – auch als Wasseransammlung oder Wassersucht bezeichnet, tritt auf, wenn Lymphflüssigkeit sich außerhalb der Zellen im Gewebe ansammelt und der betroffene Körperteil anschwillt; besonders häufig kommen Ödeme an den Fußknöcheln vor

Papillen – Erhebungen auf der Oberfläche von Pflanzen (z. B. den Blättern) oder Pilzen

Pappus – ist das komplette borsten- oder haarartige Gebilde an der Spitze von Früchten. Das Wort kommt aus dem Griechischen (pappos) und bedeutet so viel wie Bart. Ein anderer Begriff für Pappus ist „Federkelch", Flugschirmchen" oder „Haarkelch".

Pfahlwurzeln – sind kräftige Hauptwurzeln, die sich aus einer Keimwurzel entwickelt haben. Sie wachsen vertikal nach unten und können teilweise verdickt sein (wie beispielsweise bei den Möhren). Von ihnen gehen die Seitenwurzeln ab.

Pulvini – sind die verdickten Stellen in den Stielen oder an der Basis der Pflanzenblätter. Sie fungieren als Gelenke.

Quirl – ist auch bekannt als „Wirtel" und eine spezielle Anordnung der Blätter, bei der mehrere Blätter an einem Knoten sitzen. Ihre Seitenäste sind in der Regel auch wirtelig.

radiär – ausstrahlend oder auch strahlenförmig

Rhizom – unterirdisch verdickte Sprossachse oder Wurzelgeflecht

Röhrenblüten – sind auch als Scheibenblüten bekannt. Sie sind die Bezeichnung für radiäre Einzelblüten von Korbblütlern, die in den Köpfchen dicht nebeneinanderstehen.

Rosengewächse – Zu ihnen zählen eine Vielzahl von Obstbäumen und Ziersträuchern. Typisch für diese Gewächse sind die Blüten mit ihren fünf Kelch- und Kronblättern.

Scheinähre – ist der Begriff für einen gedrängt rispigen Blütenstand, der das Aussehen einer Ähre hat.

Scheinblüte – ein blütenartiges Gebilde

Scheinquirl – ist ein zusammengesetzter Blütenstand, bei dem sich zwei Halbquirle gegenständig gegenüberstehen und teilweise berühren. Aus diesem Grund hat es den Anschein, dass es sich um einen echten Quirl handelt.

sparrig – seitwärts abstehend

Sporangium – auch bekannt als Sporenbehälter, ist die Bildungsstätte von Sporen bei Algen, Pilzen und Pflanzen

Sprossachse – ist eine weitere Bezeichnung für den Stängel oder Halm, der die Blätter und Blüten trägt. Sie ist die Verbindung zwischen den Blättern und den Wurzeln und transportiert sowohl Nährstoffe als auch Wasser zu den Grundorganen der jeweiligen Pflanze.

Staubblätter – ist auch bekannt als Stamen und jenes Organ, das die Pollen erzeugt. Sie bestehen jeweils aus einem Staubfaden, dem sogenannten „Filament", und dem darauf befindlichen Staubbeutel, der den botanischen Namen „Anthere" trägt.

Sukkulenten – sind sogenannte Fettpflanzen, die über Wasserspeichergewebe in ihren Blättern, der Sprossachse und den Wurzeln verfügen.

Taraxacin – wird aus der Löwenzahnwurzel und dem milchigen Saft des Löwenzahnstängels gewonnen. Hierbei handelt es sich um einen Bitterstoff, den Sie – in geringen Mengen – unbedenklich als Verdauungshelfer nutzen können. Bei übermäßiger Einnahme kann es jedoch zu Hautreizungen, Unverträglichkeiten und leichten Vergiftungserscheinungen kommen.

Tinktur – ist ein flüssiger Auszug aus meist pflanzlichen Stoffen, der mit Hilfe eines Extraktionsmittels (Trägersubstanz), wie z. B. Alkohol, hergestellt wird, um die Inhaltsstoffe der Pflanze zu konservieren und zu konzentrieren.

tonisierend – kräftigend, stärkend

Trichome – sind Pflanzenhaare bzw. haarähnliche Strukturen, die sich auf der Oberfläche der Pflanze befinden. Sie haben unterschiedliche Funktionen: Zum einen schützen sie die Oberfläche des Blattes vor Austrocknung, die durch starke Verdunstung durch möglichen Wind hervorgerufen werden kann. Weiter dienen sie als Fraßschutz (durch Insekten oder Schnecken). Zum anderen schützen diese Härchen auch vor zu starker Sonneneinstrahlung (z. B. bei Kakteen).

Trugdolden – sind Scheindolden. Sie haben einen kugel- bis schirmförmigen Blütenstand. Aus ihrer Blüte entspringen mehrere Nebenachsen, die sich – wie die Hauptachse – ebenfalls verzweigen können.

Überdauerungsknospen – sind auch bekannt als Erneuerungsknospen, mit denen ungünstige Jahreszeiten, wie beispielsweise Kälte- oder Trockenperioden, aber auch Schäden (wie z. B. durch Feuer oder Verbiss) überdauert werden. Sie sichern das Überleben einer Pflanze.

wechselständig – in einem speziellen Winkel gegeneinander versetzt

Wegerichgewächse – tragen meist lanzettliche Blätter, die als eine Art Rosette angeordnet sind. Die Ähren sind entweder kugelig oder langgestreckt. Ihre Blüten sind eher klein und unauffällig. Ihre Blütenstände sind sehr unterschiedlich, sie können entweder offen oder geschlossen sein. In der Regel sind es krautige Pflanzen, die sich durch tiefe Wurzeln auszeichnen. Typische Inhaltsstoffe sind u. a. Schleimstoffe mit antibakterieller Wirkung.

Zeigerpflanzen – auch bekannt als Indikatorpflanzen, sind Pflanzen, die nur über eine geringe Toleranz gegenüber Veränderungen ihrer Lebensbedingungen verfügen. Aus diesem Grund geben sie Hinweise zu ihrem Standort, wie beispielsweise zur Beschaffenheit des Bodens (feucht, stickstoffhaltig etc.) und den dort vorherrschenden klimatischen Bedingungen (sonnig, warm etc.).

Zerfallfrucht – ist eine Frucht, die nach ihrer Reifung in mehrere Teile zerfällt, die in der Regel je einen Samen enthalten.

Zungenblüten – sind auch als Strahlenblüten bekannt. Hierbei handelt es sich um Einzelblüten, die in einem Blütenkörbchen sitzen, wie beispielsweise das Gänseblümchen.

zweizeilig – sind die Blätter zweizeilig angeordnet, so befindet sich nur jeweils ein Blatt am Knoten, die Blätter stehen abwechselnd links und rechts im 180-Grad-Winkel.

zwittrig – Die Pflanze ist doppelgeschlechtig. Dies bedeutet, dass sie sowohl männliche als auch weibliche Geschlechtsausprägungen aufweist. Die Blüte besitzt demnach sowohl Staubblätter ♂ als auch Fruchtblätter ♀.

Index

R

Raps (Brassica napus)
Rentierflechte, Echte (Cladonia rangiferina)
Ringelblume (Calendula officinalis)
Rotklee (Trifolium pratense, Fabaceae) – auch bekannt als Wiesenklee

S

Sauerampfer (Rumex acetosa)
Schafgarbe (Achillea millefolium)
Schierling, Gefleckter *(CONIUM MACULATUM)*
Schaumkraut, Bitteres (Cardamine amara)
Schaumkraut, Wiesen- (Cardamine pratensis)
Schöllkraut (Chelidonium majus)
Spitzwegerich (Plantago lanceolata)

T

Taubnessel, Purpurrote (Lamium purpureum)
Taubnessel, Weiße (Lamium album)
Thymian, Wilder (Thymus) – auch bekannt als Quendel

V

Vogelmiere, Stern- (Stellaria media)

W

Wald-Geißbart (Aruncus dioicus)
Waldmeister (Galium odoratum)
Wasserschierling (Cicuta virosa)
Wegwarte (Cichorium intybus)
Weißdorn (Crataegus)
Wiesenklee, Roter (Trifolium pratense)
Wiesen-Labkraut (Galium mollugo)
Wiesenpippau (Crepis biennis)
Wilde Möhre (Daucus carota) – auch bekannt als Karotte
Wildkohl, Helgoländer (Brassica oleracea)

Y

Ysop (Hyssopus officinalis)

Z

Zaunwinde (Calystegia sepium)
Ziest, Heil- (Betonica officinalis)

Literaturverzeichnis

- Fleischhauer, S. G., Guthmann, J. & Spiegelberger, R. (2015). Essbare Wildpflanzen Ausgabe: 200 Arten bestimmen und verwenden.
- Hildegardis, B. & Portmann, M. L. (2005). Heilkraft der Natur - „Physica“: das Buch von dem inneren Wesen der verschiedenen Naturen der Geschöpfe; erste vollständige, wortgetreue und textkritische Übersetzung, bei der alle Handschriften berücksichtigt sind. Beltz Verlag.